Cone Beam CT를 이용한 치과치료

Cone Beam CT를 이용한 치과치료

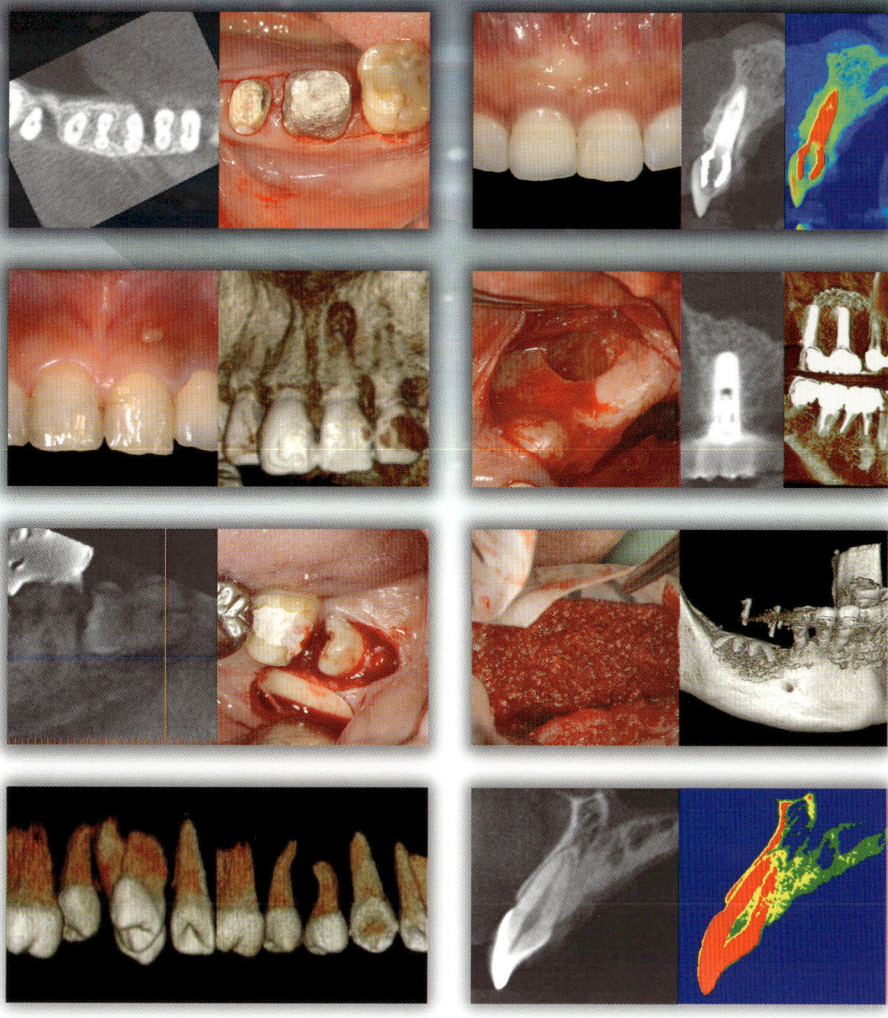

[감 수]
糸瀬正通
山道信之

[저 자]
水上哲也
安東俊夫
葛西秀夫
荒木秀文
泥谷高博
金成雅彦
島田昌明
吉村理恵
林　美穂
柳　智哉

[역 자]
허 민 석

dh 대한나래출판사

집필자 일람

● 감수
糸瀨正通 (후쿠오카현·치과 이토세마사미치의원)
山道信之 (후쿠오카현·야마미치치과의원)

● 저자
水上哲也 (후쿠오카현·미즈카미치과클리닉)
安東俊夫 (후쿠오카현·안도치과의원)
葛西秀夫 (후쿠오카현·가사이치과의원)
荒木秀文 (후쿠오카현·아라키치과의원)
泥谷高博 (후쿠오카현·히지야치과의원)
金成雅彦 (야마구치현·크리스탈치과)
島田昌明 (야마구치현·시마다치과의원)
吉村理惠 (후쿠오카현·요시무라치과의원)
林 美穗 (후쿠오카현·치과 하야시미호의원)
柳 智哉 (홋카이도현·타키카와치과의원)

● 콘빔CT영상 판독 협력
吉浦一紀 (큐슈대학대학원 치학연구원 구강악안면병태학강좌 구강영상정보과학분야·교수)

● 증례 제공 및 협력
小山浩一郎 (나가사키현·오야마 치과 나카도오리진료소)
梶原浩喜 (후쿠오카현·가지와라 치과 소아치과의원)
神田 亨 (나가사키현·간다치과)
園田哲也 (후쿠오카현·소노다치과의원)
土肥博幸 (나가사키현·도히치과클리닉)
原田武洋 (후쿠오카현·야마미치치과의원)
平井友成 (후쿠오카현·히라이치과클리닉)
村岡卓也 (후쿠오카현·무라오카치과의원)
柳川淳子 (후쿠오카현·치과·하야시미호의원)
山口康介 (사가현·고스케치과용클리닉)
吉浦由貴子 (후쿠오카현·치과 이토세마사미치의원)
吉松繁人 (후쿠오카현·요시마츠치과의원)

DaehanNarae Publishing, Inc.

#903 IS Biz Tower
147 Sungsu 2-ro
Sungdong-gu
SEOUL 133-120, KOREA
TEL: +82-2-922-7080
FAX: +82-2-922-0841
E-mail: nrpub@naver.com
Website: www.dhpub.com

Title of the original Japanese language edition:
ATLASで学ぶ 歯科用コーンビームCT診断のポイント64
柳 智哉 他

Translated into Korean by DaehanNarae Publishing, Inc.

ISBN 978-89-5741-395-1

Printed in Korea

서문

최근 들어 컴퓨터 소프트웨어의 발전과 함께 치과용 콘빔 CT(cone beam computed tomography)는 화질과 해상도가 향상되었으며, 진단에 매우 중요한 요소가 되었다.

The Quintessence지 2010년 7월에서 12월, 총 6회에 걸쳐 "CT가 없으면 진단이 불가능하다"는 제목의 연재를 한 적이 있다. 콘빔CT의 영상 진단에 관해 "독자에게 현실적으로 도움이 되는 조언을 하고 싶다"는 생각에서 연재를 시작했고 당초 예상보다 큰 반향을 불러 일으켰다. 그리하여 본서에서는 당시 지면의 제약으로 해설할 수 없었던 내용을 대대적으로 첨가 및 수정함과 동시에 임상에서 콘빔CT의 활용을 쉽게 이해할 수 있도록 ATLAS 형식으로 구성하였다. 본서의 저자들은 동일한 기종의 콘빔 CT(PreVista, 일본메디컬머티어리얼주식회사)를 사용하여 규격성을 통일시켜 집필할 수 있었다. PreVista 장비의 특징은 ① 높은 해상도, ② 짧은 촬영 시간, ③ 적은 피폭량, ④ 최소의 금속에 의한 인공 음영, ⑤ 좁은 설치 면적, ⑥ 저렴한 유지비 등을 들 수 있다. 한편 연조직의 대조도가 낮고, 골밀도의 CT값이 의과용 MD CT값과 같은 정량성이 없다는 단점이 있다.

치과 임상의 검사·진단은 치료 우선 순위의 결정, 장기적으로 안정적인 예후 관찰을 위한 치료 계획, 술식 선택 등 모든 과정의 근간을 이룬다. 이차원의 치과용 파노라마방사선사진을 이용한 검사와 오랜 경험과 감각에 의지해 진료하던 필자가 콘빔CT를 이용하여 각종 증례를 검토한 후로 "CT는 명의보다 낫다"는 어느 동료의 농담이 반드시 틀린 것은 아니라는 생각이 들었다. 현재 콘빔CT영상을 적절하게 진단해 임상을 보다 안전하고 정확하게 실천하는 것이 환자를 위한 배려라고 확신하다. 콘빔CT를 이미 도입해 활용하고 계신 분 중에는 이전의 검사·진단이 얼마나 불확실한 것이었는지 통감하는 분도 많을 것이다.

최근에는 의과처럼 치과에서 CT를 촬영하여 정확하게 검사·진단하는 것에 대해 검사 비용과 방사선 피폭량의 문제가 있지만 대부분의 환자가 동의한다. 많은 증례는 이차원의 구내방사선사진으로 충분히 검사·진단할 수 있지만, 여기에 CT 영상의 삼차원적 검사·진단을 추가하면 보다 확실하게 치료의 난이도, 위험성, 예후 등을 추측할 수 있다. 콘빔CT는 임플란트 치료에만 사용하는 검사·진단 기기가 아니라 치과 의료 전반의 검사·진단에 반드시 필요하다. 촬영할 때에 치과의사는 의료 전문가로서 방사선 피폭량을 고려한 후 촬영 영역·횟수를 결정해야 할 것이다. 또한 콘빔CT는 2010년 12월 6월부터 일부 보험(난치성 근첨성 치주염, 치근분지부 병변이 있는 중등도 이상의 치주염, 하악관과 접촉할 우려가 있는 하악 지치의 발치, 악골의 낭성병소, 변형성 악관절증 등)에 적용되기 시작해 촬영빈도가 증가하고 있으며 치과 경영에 미치는 경제 효과는 틀림없이 상승할 것이다. 치과 의료가 분기점에 서있는 현재 환자·술자 모두에게 안전이라는 혜택을 제공하는 콘빔CT의 도입을 더 이상 늦출 수 없다.

본서를 통해 콘빔CT를 활용해 정확하게 검사·진단할 수 있기를 바란다.

2011년 8월 어느 좋은 날

糸瀬正通 (Itose Masamichi)

역자 서문

과거 치과 영역에서는 주로 구내방사선촬영을 이용하여 진단이 이루어졌으나 점차 파노라마방사선촬영이 치과의 기본 진단 도구로 사용되고 있으며, 콘빔CT가 치과 영역에서 진단 및 치료에 적용되면서 치료 영역이 크게 확장되고 있다. 치과 진료에 콘빔CT의 유용성은 두말 할 나위가 없으며 구강악안면 영역의 폭넓은 범위에서 정확한 진단을 가능하게 하는 훌륭한 장비이다. 콘빔CT의 도입으로 환자의 해부학적 형태와 구강 상태를 정확히 진단할 수 있게 되어 환자에 대한 가장 적절한 진료가 가능하게 되었다. 콘빔CT의 활용 범위는 치과 영역에서 무궁무진하며 적절히 이용한다면 치의학 발전에 크게 기여할 수 있을 것이라고 기대된다.

반면, 콘빔CT를 사용할 때에는 환자에 대한 방사선 노출량이 증가한다는 사실을 늘 염두에 두고 있어야 한다. 치과의사는 의료인으로서 자신이 진료하는 환자에 대한 방사선 피폭뿐 아니라 우리나라 국민 전체에 대한 방사선 피폭량에 대하여 늘 염려하여야 한다. ALARA의 원칙에 입각하여 자신의 환자에게 콘빔CT를 이용한 진단이 필수불가결한 것인지 충분히 검토한 후에 시행해야 하며 환자에게 방사선 피폭이라는 피해를 감수하고 촬영을 시행하였다면 이에 대한 정확한 판독 및 진단이 반드시 시행되어야 한다. 술자가 관심을 가진 부위뿐 아니라 촬영한 전 영역에서 환자가 가지고 있는 질환이 있는지 종합적인 평가가 이루어져야 한다.

방사선 검사는 진단에 적절한 영상을 획득하는 것뿐 아니라 정확한 판독을 필요로 한다. 방사선학을 전공한 교수로서 콘빔CT에 대한 교육이 부족한 우리나라의 현실을 고려할 때 콘빔CT영상의 정확한 판독을 강조하는 것은 어려운 일이지만 모든 방사선촬영은 정확한 판독을 전제로 시행되어야 한다는 기본적인 원칙은 변하지 않는 진실이다.

본 서적을 번역하는 과정에서 국내 임상가를 위하여 나름 의역하려고 노력하였으나, 일본에서 사용하는 용어와 차이가 있고 본서 집필자의 의도를 고려하다 보니 문맥이 다소 어색한 부분도 있고 우리나라의 진료 환경에 적합하지 않은 내용도 있으며 최신 개념이 바뀐 부분도 있었다. 향후 우리나라의 치과의사들을 위한 적절한 교재가 편찬되어야 할 필요성을 느끼지만 본서가 콘빔CT의 장비 및 영상학적 특성, 판독의 원리를 소개함으로써 기본 개념과 임상적 유용성을 소개하기에는 적합한 내용을 담고 있기에 콘빔CT를 활용하는 국내 임상가들을 위하여 유용한 정보가 되기를 희망한다.

2015년 8월

허 민 석

CONTENTS

CONTENTS

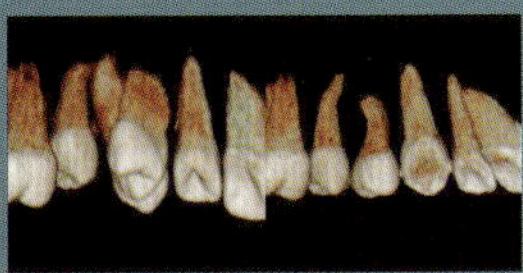

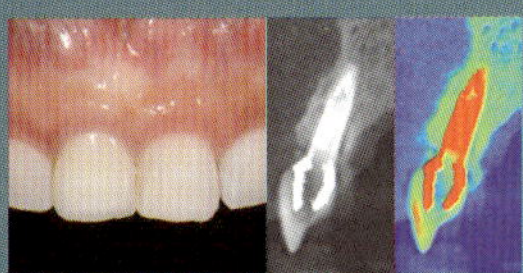

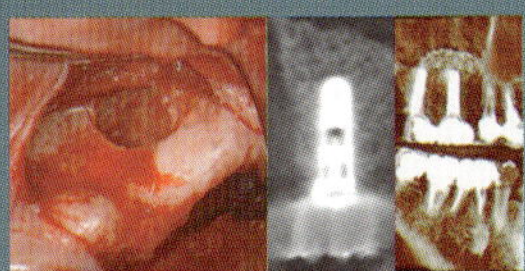

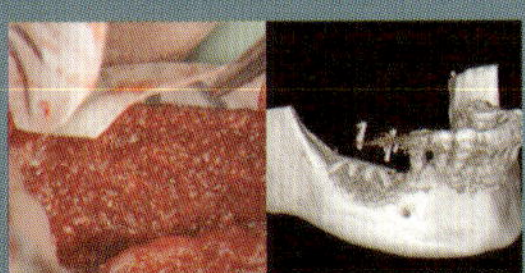

제1장 콘빔CT란?

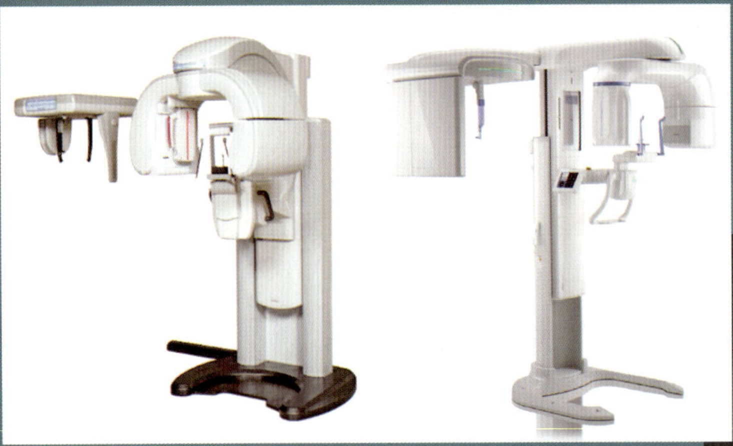

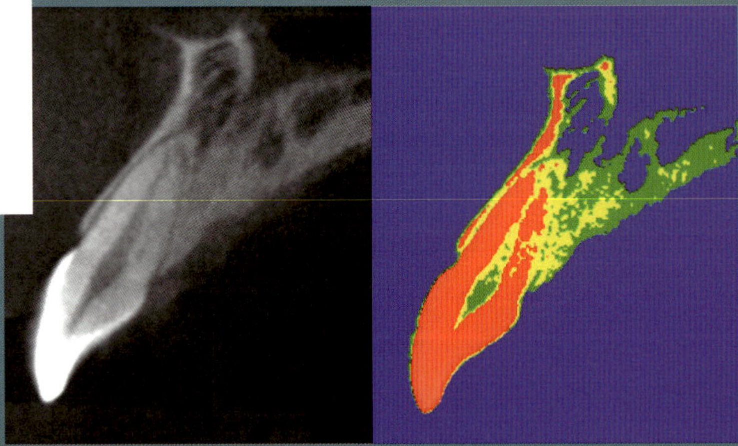

1.1 콘빔CT의 이해

콘빔CT가 치과 진료에 가져온 변화

해설 **柳 智哉 (Yanagi Tomochika)**

치과용 콘빔CT 개발의 역사

1971년 Hounsfield가 전산화단층촬영장치(computed tomography; CT)를 개발한 이래 40여 년의 세월이 흘렀다. 1980년대에 제3세대 고해상도 CT가 개발된 후 두경부 영역으로 임상 응용이 확대되었고, 1990년대 후반부터 체축 방향에 대해 multi-row로 검출기를 배치한 다중검출기CT(multi detector CT; MDCT)가 개발되어 짧은 시간에 고해상도의 영상을 얻을 수 있게 되었다. 그 무렵부터 치과 영역에도 임플란트 치료의 술전 검사에 CT를 응용하기 시작했다.

또한 치과용 콘빔CT의 이론은 콘 형태의 방사선속을 이용하는 CT 기술의 하나로 존재하였는데, 큰 크기의 방사선 검출기가 개발되지 않았고 촬영 범위가 넓을수록 산란선에 의한 영상 잡음이 증가하는 어려움 때문에 실제적인 개발에는 이르지 못했다. 그러나 치과 영역에 응용하면 촬영 영역이 넓지 않아도 되므로 방사선 검출기의 크기를 제한할 수 있고 그에 따라 산란선도 감소한다. 게다가 경조직을 대상으로 촬영하므로 선량 범위도 제한할 수 있다. 1986년에 토요후쿠(豊福)[1]는 콘 형태의 방사선속을 치과의료에 응용하는 유용성을 시사하는 실험 내용을 발표했고, 1997년에는 Mozzo[2]가 영상증배관(imaging intensifier)을 이용한 콘빔CT를 개발하였다.

최근에는 전 세계의 다양한 업체에서 콘빔CT를 소개하고 있다. 콘빔CT의 보급과 함께 치과의사의 진료 체계는 기존의 이차원 영상뿐만 아니라 삼차원 영상을 치과치료에 이용하는 방향으로 변화하고 있다. 미래의 치과의사에게는 콘빔CT의 기초지식을 이해하고 임상에 활용할 수 있는 기술이 요구된다.

피폭량이 적고 안전한 콘빔CT

콘빔CT의 특징

콘빔CT는 의과용 CT에 비해 피폭량이 적고 공간 해상도가 높다고 알려져 있다. 팬빔의 방사선속을 사용하는 의과용 CT와는 달리 콘빔(그림 1)을 사용하는 콘빔CT는 촬영 영역을 작은 조사야 범위로 제한한다(그림 2). 또한 촬영 대상이 경조직으로 적은 방사선량으로도 촬영이 가능하여 환자에 대한 피폭량을 줄일 수 있다. 주로 경조직을 다루는 치과 진료에서 경조직의 추출 능력이 뛰어난 콘빔CT의 유용성은 표 1과 같다.

표 1. 의과용 CT와 치과용 콘빔CT의 성능 비교(참고문헌 3에서 인용)

	의과용 CT	치과용 CT
연조직 표현	○	△
경조직의 표현	○	◎
대조 해상도	○	△
공간 해상도	○ 0.3mm×0.3mm×0.3mm	◎ 0.1mm×0.1mm×0.1mm
촬영 시간	◎	○ or △
피폭량	많다	적다 (단 조사 영역이 넓은 경우 피폭량에 차이가 거의 없다)
장치의 크기	크다	작다

콘빔CT의 특징

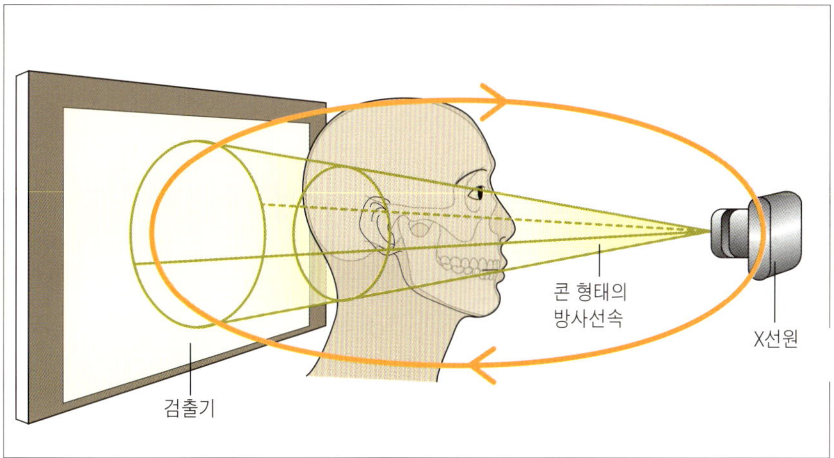

그림 1. 콘빔CT는 의과용 CT 팬빔(fan beam)과 달리 cone 형태의 방사선속을 사용한다.

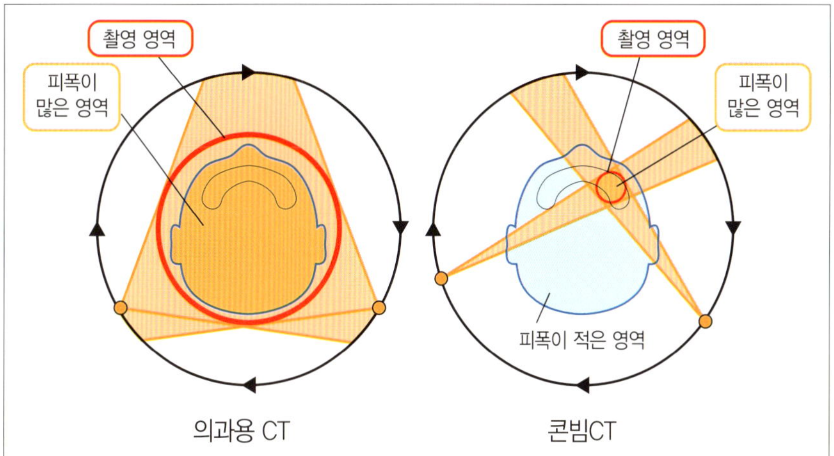

그림 2. 방사선속의 조사야가 좁으므로 촬영 영역을 국소 부위로 제한해 피폭량이 적다.

표 2. 구강 영역의 장기(臟器) 흡수선량과 유효선량(참고문헌 4에서 인용)

		치과용 CT (A장비) (80KV, 5mA, 6cm)	치과용 CT (B장비) (120KV, 15mA, implant mode)	Multi-slice CT (120KV, 100mA, 77mm 상하악 스캔)	파노라마 장비 (62KV, 16mA)
장기 흡수 선량(mGy)	뇌	0.19	3.67	4.42	0.03
	수정체	0.25	5.76	2.45	0.01
	이하선	3.81	13.69	27.81	0.61
	악하선	4.13	14.24	25.77	0.08
	갑상선	0.62	3.72	4.63	0.05
	골수(하악골)	5.00	13.64	23.52	—
	유방	0.03	0.16	0.24	0.00
유효선량(mSv)		0.10	0.51	0.77	0.01

임산부 환자의 주의사항

임산부는 치과의사와 치과위생사에게 임신 사실을 알린다.

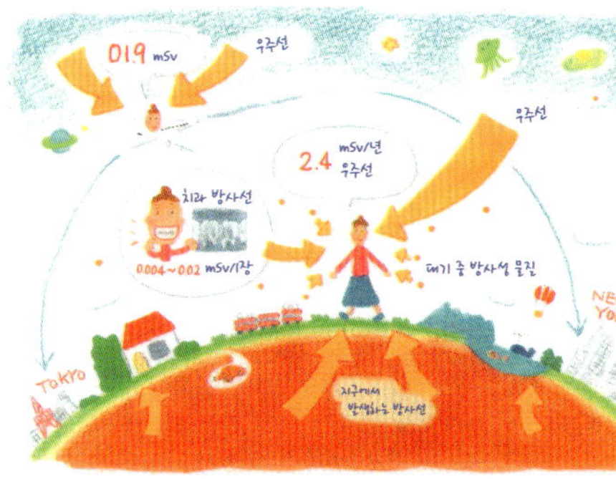

방사선사진에는 X선을 사용합니다. X선은 방사선의 일종이지만, '방사능'을 갖는 '방사성 물질'이 아니므로 일반 방사선실에는 X선이 없고 촬영 후에 주위 물질에 흡수된 후에 흔적도 없이 사라집니다.

X선 = 방사능이며 특히 임산부에의 위해성을 우려하는 목소리가 있는데 결론부터 말씀드리면 걱정할 필요가 없습니다. 방사선검사에 사용하는 방사선의 양(선량, mSv 밀리시버트)이 방사능 피폭에서 장애를 일으키는 최소한의 선량(역치라고 합니다)에 비교하면 극히 소량이기 때문입니다. 또한 촬영 장소도 복부에서 멀리 떨어져 있어 태아에 미치는 영향은 거의 "0" 입니다. 물론 피폭량은 적을수록 좋으므로 그래도 걱정이 된다면 납을 넣은 앞치마 등을 사용해 임신 5~7개월의 안정기에 촬영하는 것이 좋습니다.

■ 방사선 검사에서 피폭 실행선량

부위	선량(mSv)
1년간 자연방사능	2.4
흉부 직접 촬영	0.06
CT 흉부	6.9
복부	4~7
결핵집단검진	0.05
위의 집단검진	0.6
치과 촬영	0.0163~0.0391
파노라마 촬영	0.0399~0.0436

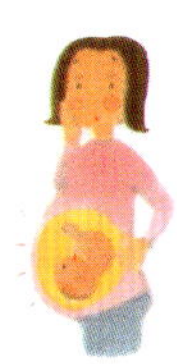

그림 3. 본원에서 사용하는 환자용 자료. (일러스트는 倉林亨. Nico 2007: 3에서 인용).

의료 피폭과 안전성

일반적인 '피폭'과 '의료 피폭'은 전혀 다른 의미를 가진다. 의료 종사자는 방사선의 안전성을 적절하게 설명할 수 있어야 한다. 구강 영역을 구성하는 조직의 흡수 선량 및 유효선량은 그림 3, 표 2와 같다.

방사선 피폭의 위험은?

0.01mSv의 방사선 피폭은 구내방사선촬영 0.5매 정도에 해당한다. 이에 따르면 해당 피폭량에 의해 암으로 사망에 이를 위험은 400만분의 1 증가한다고 알려져 있다. 이와 같이 생명과 관련지어 표현하면 상당히 위험하다고 생각하기 쉬운데, 실제는 아래의 위험과 비슷한 정도이다.[5,6]

□ 도로를 5회 횡단한다.

□ 담배를 2~3개피 피운다(1개는 수명 10분 단축).

□ 대사증후군이 있는 사람이 20kcal 더 먹는다(1/4조각의 빵과 버터).

□ 자동차로 8km 주행한다.

또한 방사선 피폭에 의하여 수명이 하루 단축되는 정도의 효과를 구내방사선촬영으로 환산하면 약 720매의 촬영에 해당하는 양이다.

이런 방식으로 표현하면 피폭에 의한 위험 정도는 그리 높지 않다고 생각할 수 있다. 표 3에 다양한 위험 인자와 수명의 단축 일수를 소개한다.

이와 같이 의료 방사선은 자연 방사선의 위험보다도 낮은 수준이며, 커피의 위험성 정도와 유사하다는 보고가 있기도 하다[6].

따라서 의료 피폭의 위험은 상당히 낮고 그에 반해 얻을 수 있는 정보는 크기 때문에 환자에게 방사선검사의 득실을 적절하게 설명하고 이해를 구하는 것이 중요하다.

표 3. 다양한 위험과 수명 단축 일수(참고문헌 6에서 인용)

원인	수명의 손실(일)
독신(남성)	3, 500
담배	2, 250
심장질환	2, 100
암	980
26% 비만	900
자동차 사고	207
알코올	130
당뇨병	95
자연 방사선	8
의료 방사선	6
커피	6

의료 피폭에 의한 위험을 능가하는 환자의 이익

우리들은 흔히 병원에서 시행하는 방사선검사(CT뿐만 아니라 흉부촬영, 소화관조영, 투시촬영 등)를 당연한 것으로 여긴다. 이는 병원에서 시행하는 방사선검사의 중요성을 이해하기 때문이다. 일반 치과에서도 똑같지 않을까? 치아우식을 치료할 때에 상태를 모르고는 치료를 진행할 수 없다. 이차원 정보인 구내방사선영상이나 파노라마방사선영상도 필요한 정보를 수집하기 위한 중요한 검사임에 틀림없다. 그러나 콘빔CT에 의한 피폭의 영향이 적다고 모든 증례에 삼차원 정보가 필요한 것은 아니다.

의료 피폭에는 방사선 영상을 획득하여 환자가 이익을 얻는다는 전제가 필요하므로 방사선량에는 제한이 없다. 국제방사선방호위원회(ICPR)는 1990년 '방사선 방호 대책은 개인에 대한 선량의 정도, 피폭하는 사람의 수, 피폭의 가능성을 경제적, 사회적 요인을 고려해 합리적으로 달성할 수 있을 만큼 선택할 필요가 있다'는 'ALARA의 원칙'(As Low As Reasonably Achievable)을 권고하였다.

표 4. 치과 진료 시 방사선검사와 피폭량(참고문헌 7에서 인용)

구내방사선사진이 0.0163~0.0391mSV (디지털은 약 1/10의 피폭량) 파노라마방사선사진이 0.0399~0.0436mSV (디지털은 약 1/3의 피폭량)
방사선 종사자는 50mSV/년을 넘지 않는다(ICRP의 정의) (치과용은 약 2, 500매분) 흉부방사선사진이 0.13~0.29mSV (치과용 약 10매분)
자연에서 받는 연간 피폭량은 약 2.4mSV (치과용 약 120매분). 임신 가능한(폐경 전) 여성의 복부는 13mSV/3개월까지 (치과용 약 650매분) 임신에서 출산까지는 10mSV/10개월까지 (치과용 약 500매분)

콘빔CT의 촬영 영역

콘빔CT의 촬영 영역(field of view; FOV)은 제조업체 및 설정에 따라 차이가 있다. 예를 들면, 근관치료를 위해 필요한 FOV와 악안면 교정치료를 위해 필요한 FOV에는 필요한 정보의 영역이 다르다. 그러므로 주요한 치료 내용에 따라 기종을 선택해야 한다. JMM(일본 메디칼머티어리얼사)의 콘빔CT를 예시로 하여 그 FOV(원주 직경cm×높이cm)를 그림 4에서 소개하고 있다.

12×7, 8×5, 5×5의 3기종과 다양한 FOV(12×8.5, 8.5×8.5, 5×5)를 설정할 수 있는 신 기종이 판매되고 있다. FOV의 원주 직경 12cm를 이용하여 악골, 8cm로 치열궁, 5cm의 크기로 국소 부위를 촬영할 수 있다. FOV가 작을수록 환자의 방사선 피폭량은 감소하지만(표 5), 촬영할 때 위치를 정확하게 설정하기 어려우므로 재촬영의 가능성이 있다. 정확한 촬영을 위해서는 스카우트 촬영(위치 확인을 위한 방사선 촬영) 기능도 중요하다.

크기가 작은 FOV로 촬영한 데이터를 이어 붙여 넓은 범위의 영상을 재구성하는 stitching 기능을 가진 기종도 판매되고 있는데, 촬영 횟수가 증가하면 피폭량이 증가하고 촬영 시간이 길어지므로 환자의 움직임에 의한 인공 음영(motion artifact)이 발생하기 쉽고 합성된 데이터의 정확도가 떨어질 수 있다.

촬영 시 방사선의 조사 방향을 교합평면에 일치시키면 금속에 의한 인공 음영(metal artifact)의 영향을 최소화하여 보다 정확한 영상을 획득할 수 있다.

콘빔CT의 촬영 영역

기종	PreVista		PreVista Uni-3D		PreVista Uni-3D Multi			
FOV (cm)	12×7 또는 8×5 FOV 고정		8×5 또는 5×5 FOV 고정		12×8.5, 8.5×8.5, 8×5, 5×5 FOV 선택 가능			
	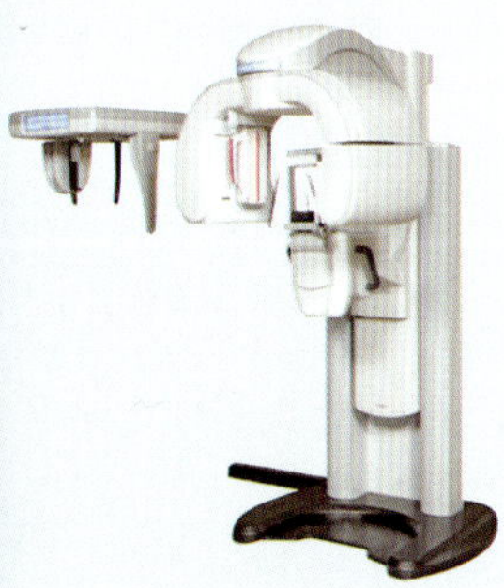		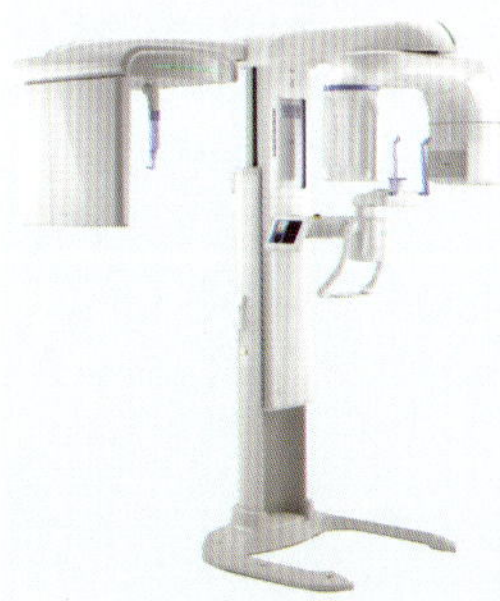		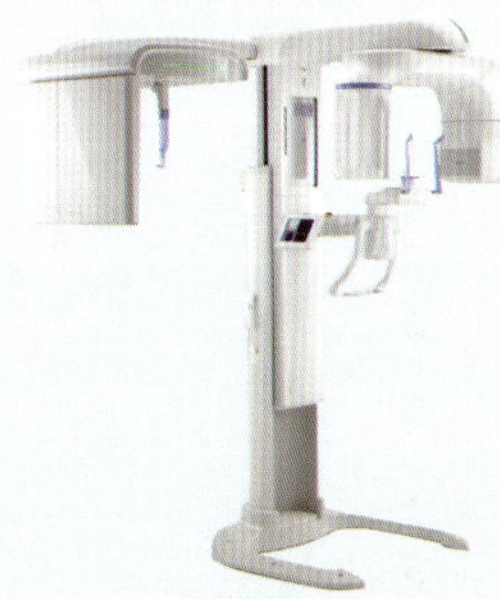			
촬영 시간	파노라마 13초 세팔로 12초 CT 15초		파노라마 13.5초 세팔로 0.5초 CT 15초		파노라마 13.5초 세팔로 0.5초 CT 15초			
체적소 크기(mm)	0.2		0.12/0.20	0.08/0.12	0.12/0.2			
촬영 범위의 형태(cm)	직경 12 × 높이 7	직경 8 × 높이 5	직경 8 × 높이 5	직경 5 × 높이 5	직경 12 × 높이 8.5	직경 8.5 × 높이 8.5	직경 8 × 높이 5	직경 5 × 높이 5

그림 4. JMM사 콘빔CT의 촬영 시간, 체적소 크기, 촬영 범위의 일람.

표 5. 'PreVista 시리즈'에서 피폭량의 비교. 피폭량(mSV)은 선량의 크기와 위험을 고려했을 때 상당히 낮은 수치이다

모델	FOV	ICRP	CT	파노라마			세팔로	
				Normal	TMJ	Sinus	Sagittal	Coronal
PreVista-Uni3D	8×5	ICRP2005	0.037	0.014	0.004	0.006	0.003	0.005
		ICRP2007	0.037	0.014	0.004	0.006	0.003	0.004
	5×5	ICRP2005	0.035					
		ICRP2007	0.036					
Prevista	12×7	ICRP1990	0.062					
		ICRP2005	0.090					

콘빔CT의 조작 화면

콘빔CT 데이터를 다룰 때 필요한 용어는 그림 5a~e, 표 6과 같다.

현재는 'DICOM'(Digital Imaging and Communications in Medicine)이라는 의료용 디지털 영상 데이터를 통신·보존하는 국제표준규격이 있고 IT 기술의 진보와 함께 의료 분야에서도 디지털 진단이 급속도로 발전하고 있다.

콘빔CT를 다루는 소프트웨어에는 임플란트 모의 식립 기능을 가진 것도 있고, 방사선 진단용 스텐트로 보철은 물론 치료 계획을 수립할 수 있다. 'PreVista 시리즈'에도 'Ez 3D' 소프트웨어가 포함되어 있어(그림 6) 임플란트 치료 계획은 물론 삼차원 표시도 섬세하게 볼 수 있고 조작도 간단하다. 임플란트 매식체를 식립할 곳의 골밀도를 계측할 수도 있다(그림 7). 기본 조작 화면의 레이아웃은 업체마다 다르므로(그림 8) 사전에 확인이 필요하다.

콘빔CT의 기본 용어

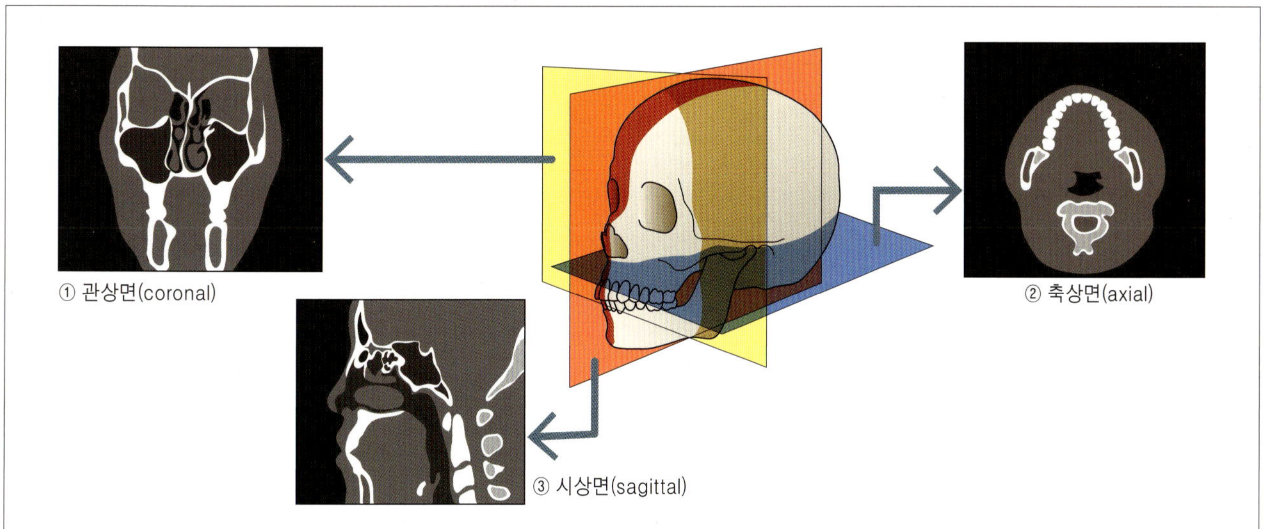

그림 5a. 단면의 해설. 본서에서 축상면은 교합평면과 평행한 평면으로 본다.

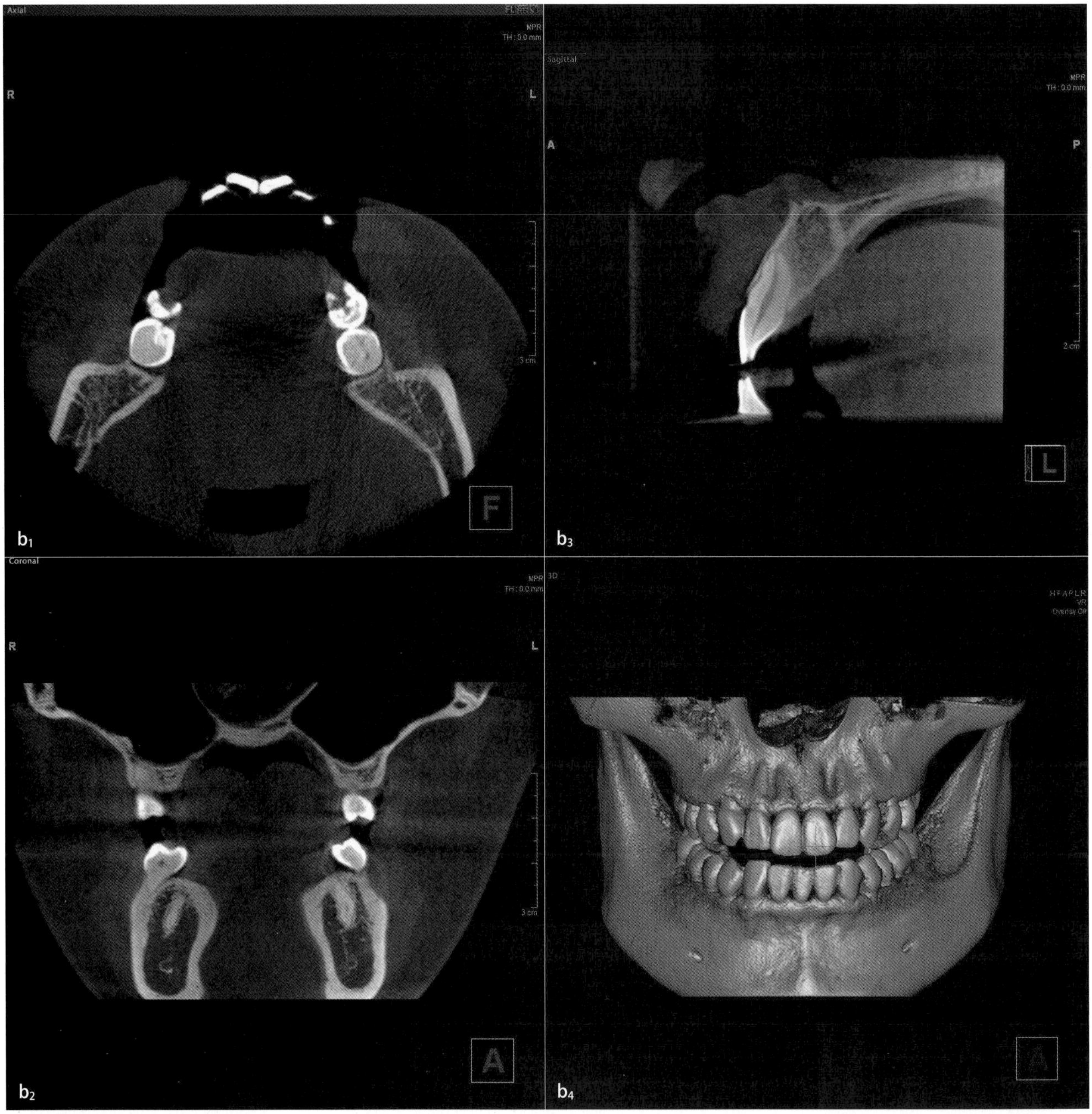

그림 5b$_1$~$_3$. MPR(multiplanar reconstruction). 축상면, 관상면, 시상면으로 구성된다. 기존 CT 촬영에서는 축상면을 얻을 수 있는데, 체축 방향으로 복수의 축상면상을 수집해 삼차원화, 그것을 재배열하면 다른 단면에서 표시할 수 있다.

그림 5b$_1$. 축상면. 체축 또는 두축에 직각인 횡단면상(그림 5a②).

그림 5b$_2$. 관상면. 두부의 시상단면에 직각인 두축 방향의 단면상(그림 5a①).

그림 5b$_3$. 시상면. 체축 또는 두축에 대해 평행하고 전후 방향의 단면상(그림 5a③).

그림 5b$_4$. VR(Volume rendering). Volume 정보를 토대로 삼차원 영상을 구축한 입체상.

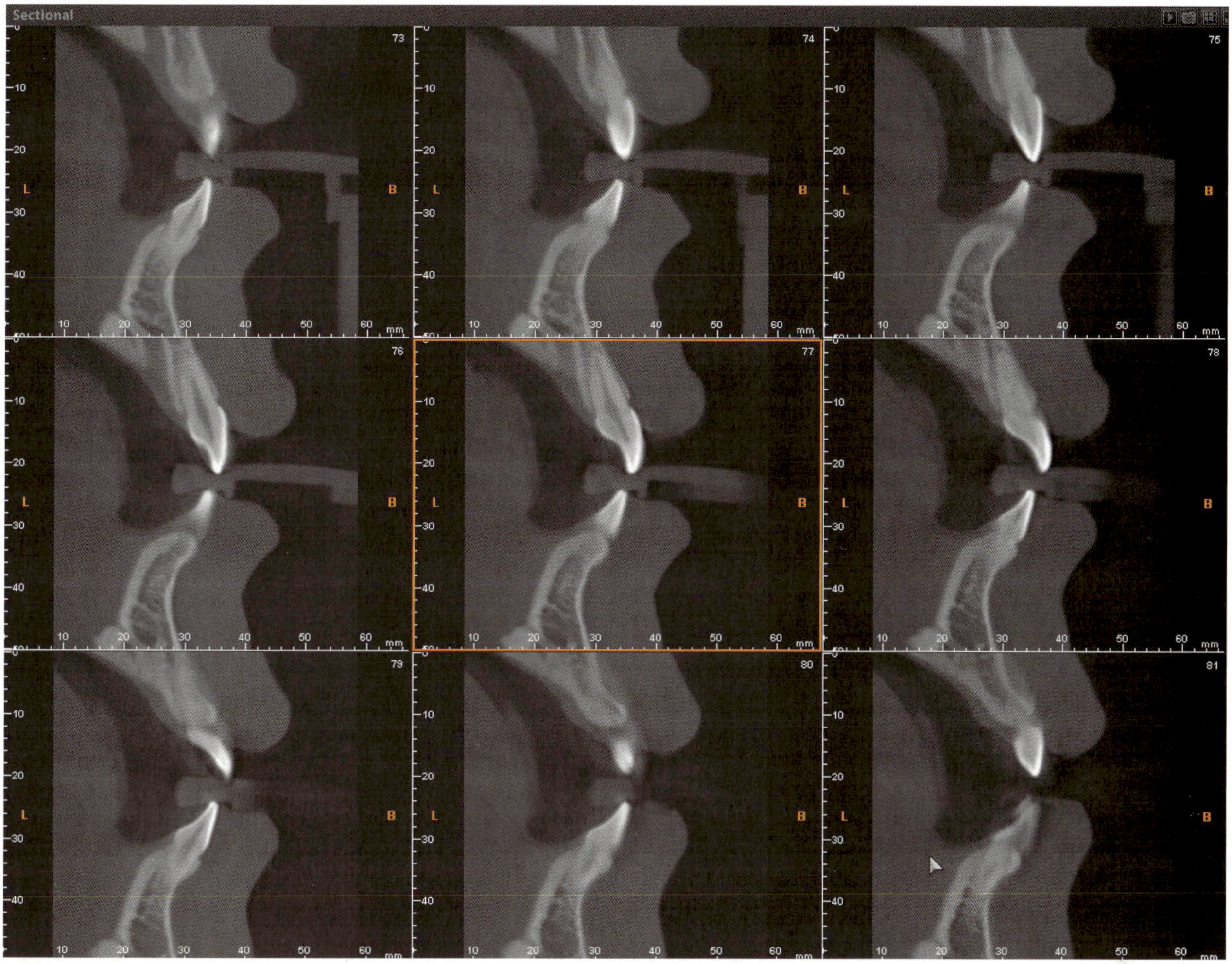

그림 5c. 절단면상. 전두단면(또는 시상단면)의 영상을 보다 쉽게 진단할 수 있도록 치열에 수직인 단면으로 분할해 재구성한 영상.

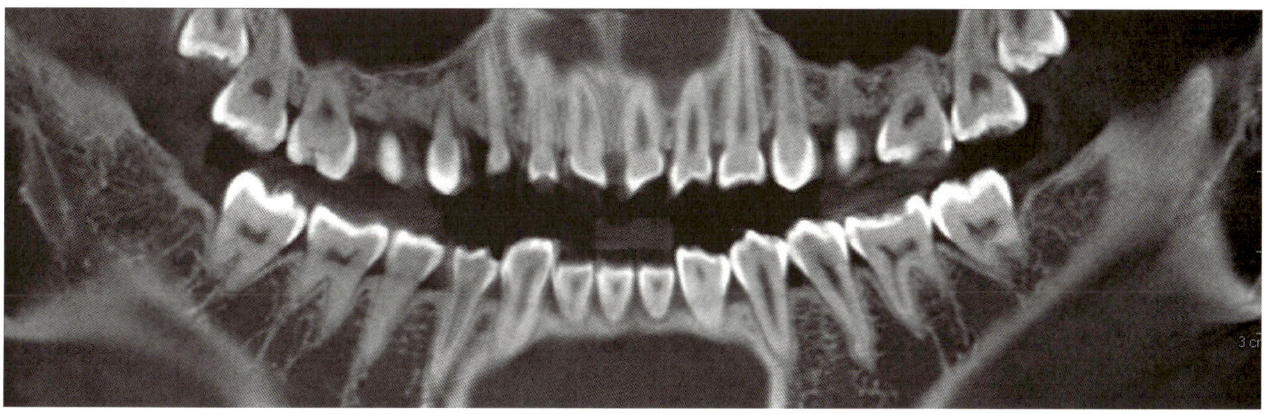

그림 5d. 파노라마상. 악골·치열궁 등을 따르는 임의의 곡면의 단층 영상.

표 6. 일본치과방사선학회 용어(학회 HP에서)와 본서에 사용한 용어의 대조표

일본치과방사선학회의 용어	본서의 용어	주
MPR(다단면 재구성)	MPR(다면재구성영상)	
Axial view(축방향)	Axial(축상면)	본서에서는 교합평면과 평행한 영상으로 본다
Coronal view(관상방향)	Coronal(관상면)	
Sagittal view(시상방향)	Sagittal(시상면)	본서에서는 구치부 치열궁과 평행한 면의 영상을 표시한다(=구치부 치열 평행단면상)
Cross-sectional(치열직행단면)	Cross sectional(절단면)	
Panoramic view(다단면)	파노라마(파노라마재구성영상)	
Volume rendering(체적구축표시)	Volume rendering(체적구축표시영상)	

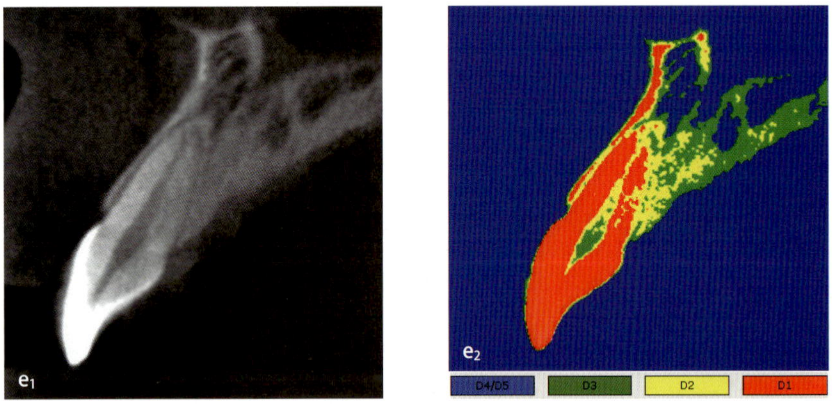

그림 5e. 좌측 : 절치부의 시상면상. 우측 : 절치부 컬러 표시(골질의 분류[8,9]).

콘빔CT의 조작화면

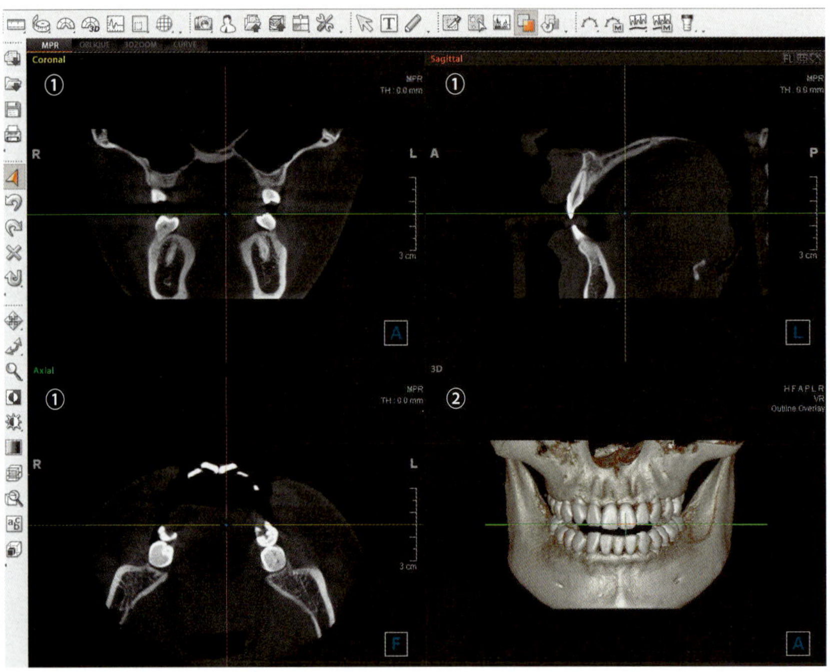

그림 6. 'PreVista' 부속 'Ez3D' 조작 영상. ① MPR상과, ② VR상으로 구성된다.

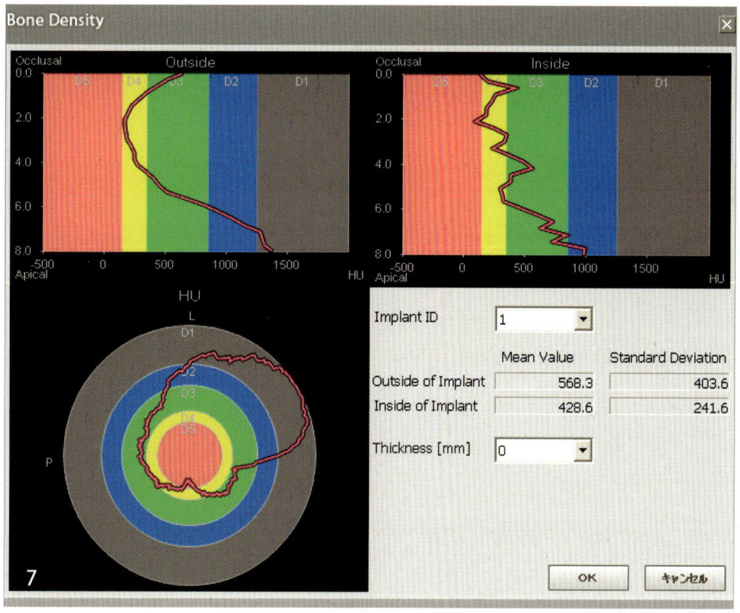

그림 7. 임플란트 식립 예정 부위의 골밀도(주 : 'Ez3D'로 산란선의 촬영을 보정한 값이다).

그림 8. ① 절단면, ② 파노라마, ③ 축상면, ④ VR로 구성된다.

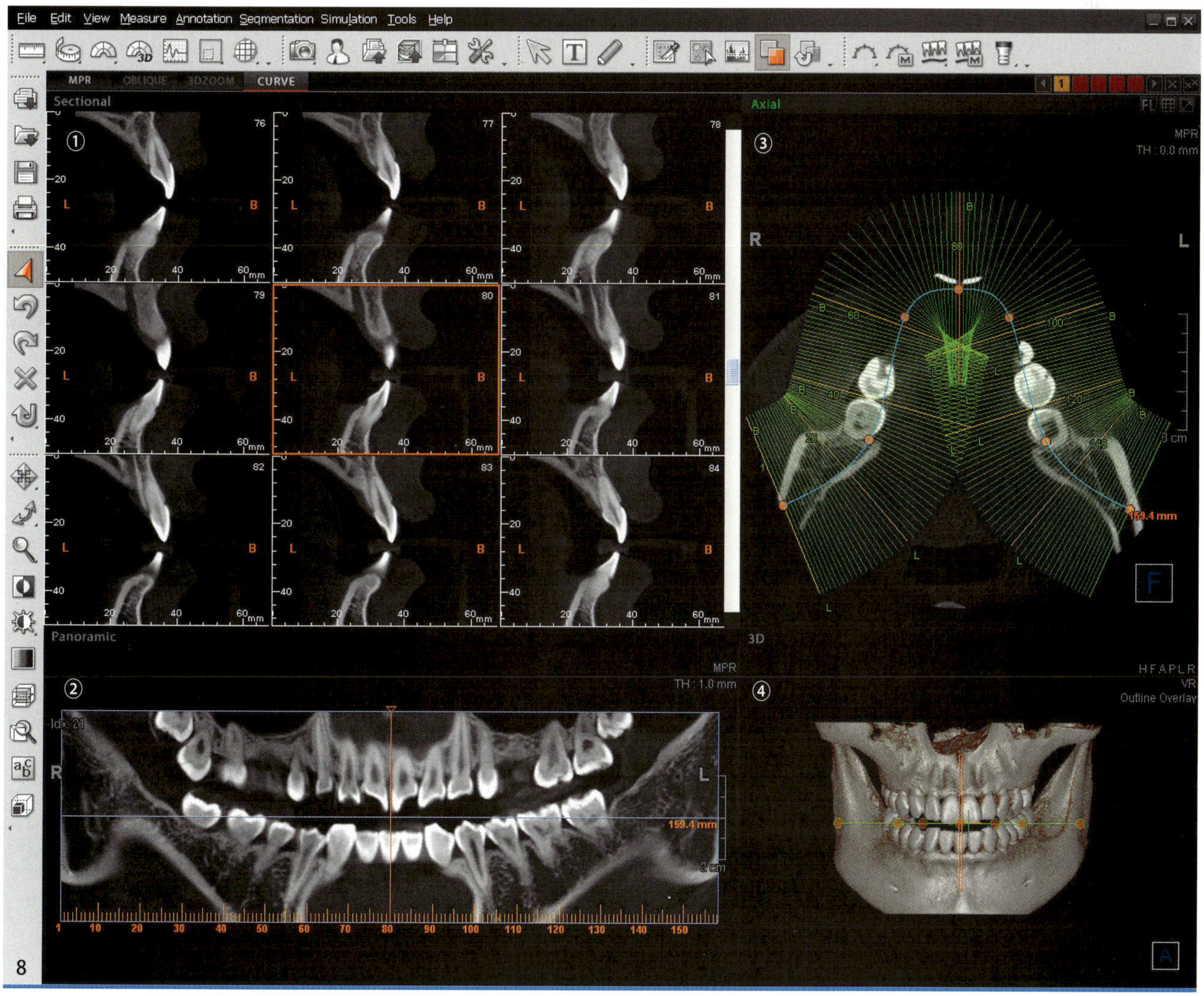

콘빔CT에서 관찰되는 정상 해부학적 구조물

파노라마방사선영상에서 해부학적 구조물은 이차원 정보로 관찰된다(그림 9). 반면, 콘빔CT에서 얻은 데이터에서는 입체적인 해부학적 정보를 수집할 수 있다. 이를 통해 상세한 단면 영상을 획득할 수도 있다(그림 10~14). 콘빔CT영상은 소프트웨어를 이용하여 자유롭게 단면 영상을 획득할 수 있는데, 그것들이 어느 방향에서 관찰한 단면 영상인지 정확하게 이해하는 훈련이 필요하다.

콘빔CT에서 읽는 정상 모습

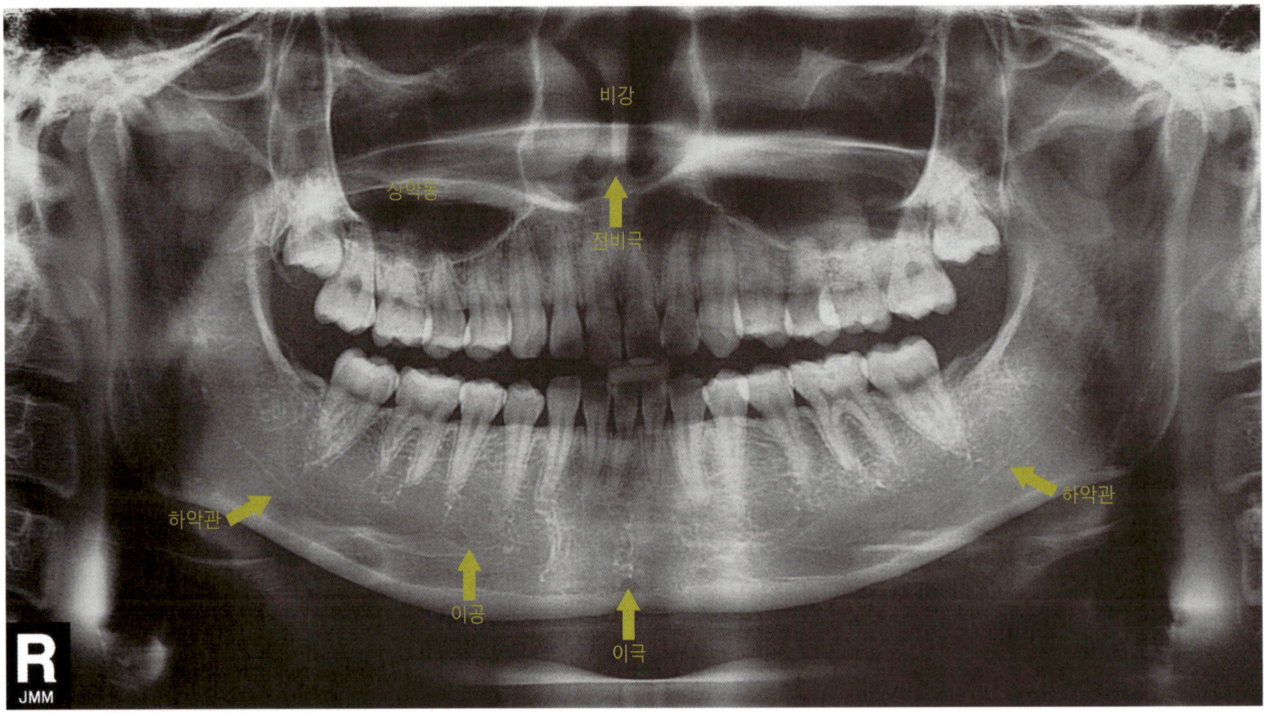

그림 9. 파노라마방사선사진에서 해부학적 지표.

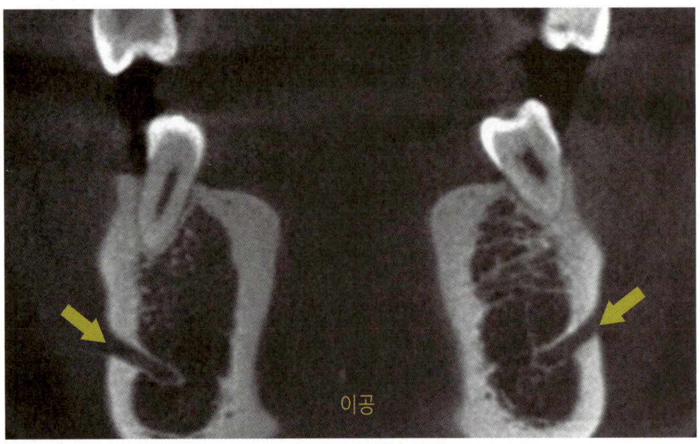

그림 10. 하악골 소구치부의 관상면상. 좌우 이공을 확인할 수 있다.

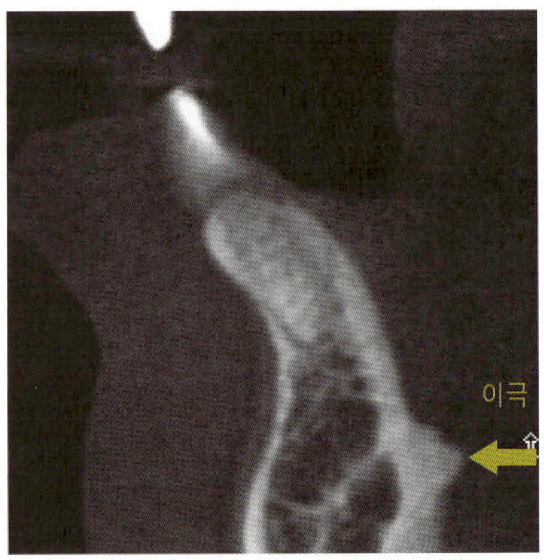

그림 11. 하악골 정중의 시상면상. 이극을 확인할 수 있다.

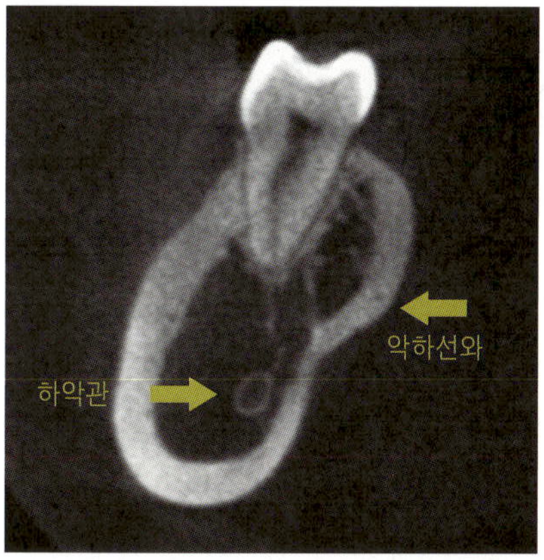

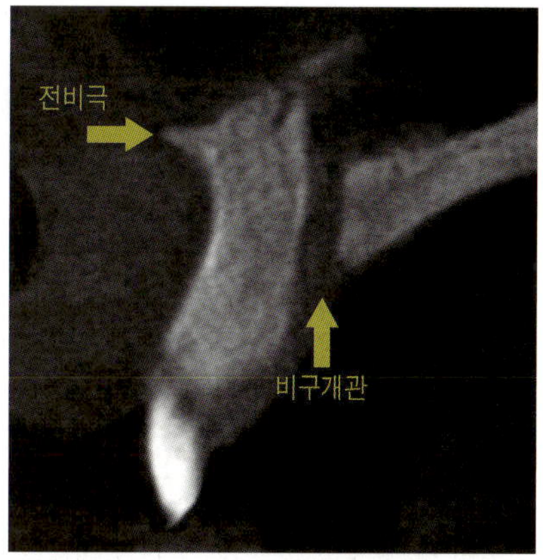

그림 12. 하악 대구치부의 절단면상. 하악관 및 악설골근선, 그 아래에 악하선와를 확인할 수 있다.
그림 13. 상악골 정중의 시상면상. 전비극과 절치관을 확인할 수 있다.

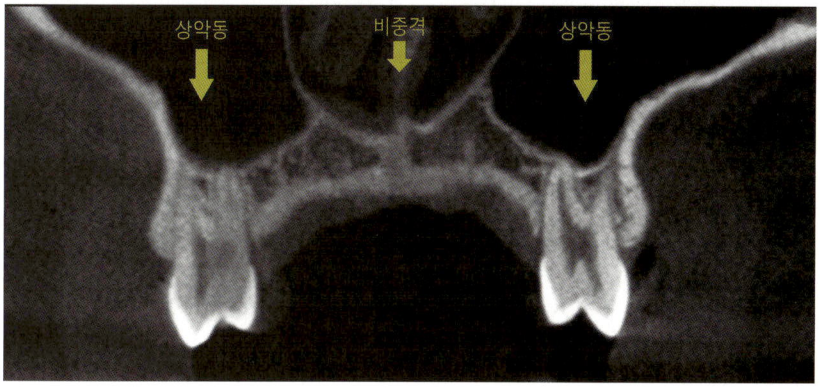

그림 14. 상악골 소구치부의 관상면상. 비강 및 좌우 상악동을 확인할 수 있다.

콘빔CT의 선택 기준

위에서 콘빔CT에 관해 기본적인 내용을 소개했는데, 구입 시 참고할 만한 내용은 아래와 같다. 필자가 생각하는 기준은 다음의 5가지이다.

촬영 범위

촬영 범위, 화질, 촬영 시간은 장비에 따라 다르다. 치아의 경우에는 촬영 범위가 좁지만 상악동, 하악관, 악관절 등 자신이 필요로 하는 촬영 범위를 잘 판단해 선택한다.

화질

화질은 주로 voxel 크기를 이용하여 비교한다. 필자는 0.2mm가 하나의 기준이라고 생각한다.

촬영 시간

촬영 시간이 길어지면 환자가 움직여 영상이 흐려질 가능성이 증가한다(motion artifact). 10초간 부동자세는 불가능하다. 즉 아무리 공간 분해능이 높은 장비라도 촬영 시간이 길어 환자가 움직이게 되면 선명한 영상을 얻을 수 없다.

신뢰성(보증)

신뢰성은 장비의 판매 실적을 참고하면 된다. 판매된 수가 많을수록 초기 문제가 해결되었을 것이다. 물론 가능하다면 직접 촬영해 화질을 비교하는 것도 중요하다. 또한 다른 콘빔CT 사용자의 의견을 듣는 자세도 필요하다.

도입 비용

도입 비용은 구입 방법에 따라 달라지므로(론 구입이나 리스 구입 등) 가장 먼저 생각할 부분이다. 본체는 물론이고 촬영실의 개조나 LAN 공사 등 총 비용을 산출할 필요가 있다. 콘빔CT 촬영도 일부 보험 청구가 가능해져 고가 장비이기는 하지만, 투자 가치가 높다고 생각한다(2010년 12월 6일 의의 해석, 치과 진료보수 점수표 관계문 4참조).

기타 항목

그밖에도 확인이 필요한 항목이 있다.

☐ 유지보수 계약(방사선 장치는 소모품이다)

☐ DATA 백업

☐ 방사선원과 검출기의 위치(촬영 시 환자의 어깨가 장비와 접촉하는 지 여부)

☐ 소프트웨어 비용(삼차원 데이터를 동시에 몇 대의 장비에서 열람할 수 있는지 여부)

☐ 촬영 표준 시간(장비의 시동, 보정, 영상 재구성)

☐ 원내 다른 시스템과의 연동

☐ 타 기관의 의뢰에 대한 대응(뷰어 소프트웨어의 이용)

결론

필자가 생각하는 콘빔CT 도입의 장점은 다음과 같다.

① 방사선검사가 이차원에서 삼차원으로 변화하고 정보량이 증가한다. (치료 계획)

② 환자를 확보하는 홍보 수단이 된다. (경영)

③ 외과적 처치 후 즉시 삼차원적 확인이 가능하다. (보험)

특히 요즘은 의료사고로 인한 소송이 증가하고 있는데, 외과적 처치 후에 콘빔CT를 이용해 술후 확인이 가능하므로 술자에게도 안심이 된다. 또한 예상되는 사고를 사전에 설명할 수 있어 문제를 방지할 수 있다고 생각한다.

콘빔CT는 외과적 처치뿐만 아니라 다양한 치료에 활용할 수 있으므로 임플란트를 위해 도입한 콘빔CT가 일반 진료에 있어서도 크게 활약할 것이다. 이 점은 현재 사용하고 있는 치과의사라면 누구나 느끼는 장점이다.

병원의 방사선실 공간에 제한이 있는 경우가 많으므로 파노라마, 세팔로, 콘빔CT를 탑재한 복합기(3 in 1 unit)는 상당히 매력적인 기종이다. 현재 콘빔CT의 도입을 검토하는 독자는 이후 소개하는 콘빔CT의 활용을 참고하여 한 단계 앞으로 나아가기 바란다.

참고문헌

1. Toyofuku F, Konishi K, Kanda S. Fluoroscopic computed tomography : An attempt at 3-D imaging of teeth and jaw bones. Oral Radiology 1986 ; 2(1) : 9 - 13.
2. Mozzo P, Procacci C, Tacconi A, Martini PT, Andreis IA. A new volumetric CT machine for dental imaging based on the cone-beam technique : preliminary results. Eur Radiol 1998 ; 8 : 1558 - 1564.
3. 金田隆, 森進太郎. インプラントのための CT 画像診断：鑑別診断から X 線被曝まで. 日顎誌 2010 ; 30(1, 2) : 71 - 80.
4. 歯科用 CT & マイクロスコープ編集委員会・編. そこが知りたい歯科用 CT & マイクロスコープ. 東京：クインテッセンス出版, 2009.
5. Cohen BL. 私はなぜ原子力を選択するか. 東京：ERC 出版, 1994.
6. Cohen BL, Lee IS. A Catalog of Risks. Health Physics 1979 ; 36 : 707 - 722.
7. 日本歯科放射線学会放射線防護委員会・編, 佐々木武仁ほか・編著. 歯科診療における放射線管理と防護 第 2 版. 東京：医歯薬出版, 2002.
8. Misch CE. Density of bone : effect on treatment plans, surgical approach, healing and progressive bone loading. Int J Oral Implantol 1990 ; 6 : 23 - 31.
9. Misch CE. Density of bone : effects on surgical approach and healing. In : Misch CE, ed. Contemporary Implant Dentistry. 3rd ed. St. Louis : Mosby Publishing, 2008 : 645 - 667.

제2장 임상에서 콘빔CT를 적절히 활용하려면?

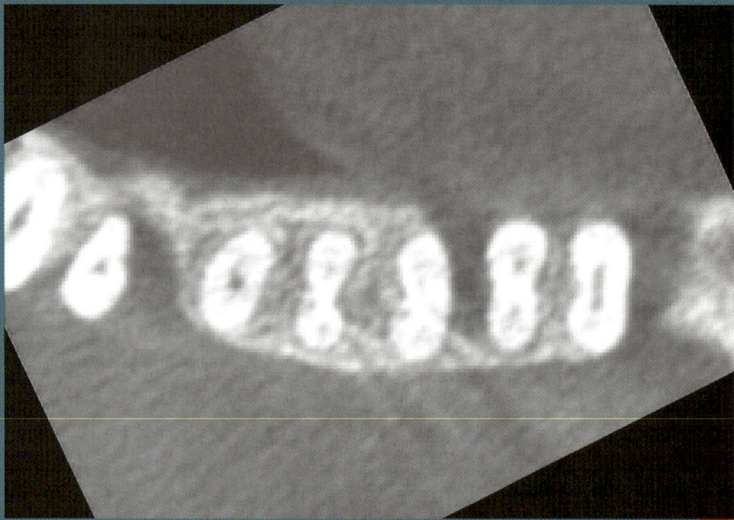

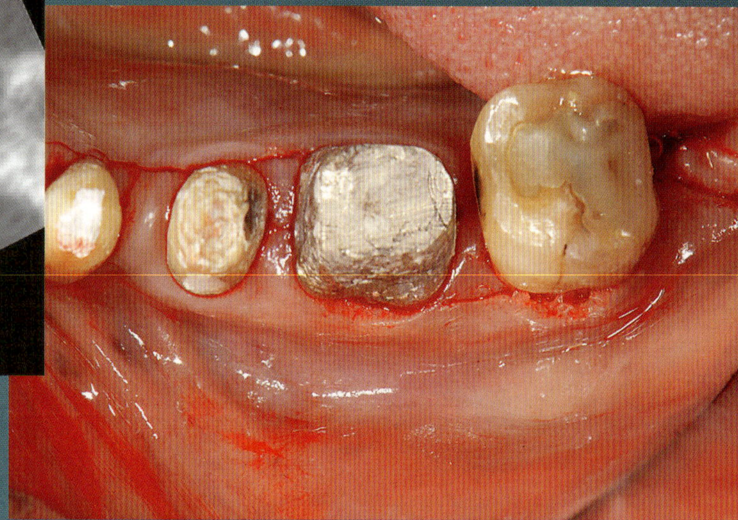

2.1 총론 및 치주치료

치주치료·치주외과치료에서 콘빔CT의 적절한 활용법

해설 **水上哲也 (Mizukami Tetsuya)**

치과용 콘빔CT에 기초한 치주치료 검사

지금까지 치주치료를 할 때에 방사선 진단은 주로 이차원의 구내방사선사진에 국한되었다[1,2]. 구내방사선사진은 파노라마방사선사진에 비해 미세 구조의 재현성이 뛰어나고 체적 변화가 적으며 대조도가 우수하여 골소주의 관찰에 유리하다[3-7](그림 1a). 그러나 이차원 검사에는 한계가 있고 방사선 조사각에 따른 영상의 왜곡(그림 3) 및 피질골의 중첩 때문에 병변을 관찰하기 어렵다[8,9]. 이런 문제점을 해결하고 보다 정확한 진단을 위한 수단으로 1990년대부터 의과용 CT가 주목을 받았다. 그러나 방사선 피폭의 문제가 있어 치주치료에 CT를 활용하는 커다란 발전은 없었다. 그 후 피폭량이 적은 치과용 콘빔CT가 개발 및 보급되면서[10-12] 임플란트[13]뿐만 아니라 치주치료에도 적절히 활용되기 시작했다. 콘빔CT에 기초한 검사와 치료 계획은 기존의 치주치료 체계에 변화를 가져올 가능성이 있다고 생각한다. 이번에는 치주치료 시 검사·진단에 활용한 예를 소개한다.

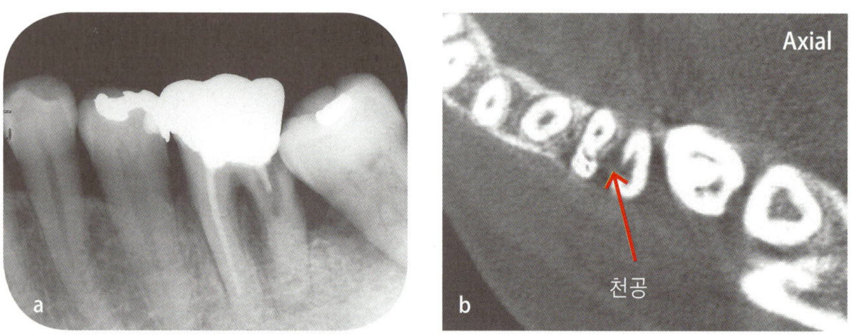

그림 1a. 전악 치주치료, 재생 치료를 계획 중인 환자. #36, 37 사이에 골연하 결손이 보인다. #36 원심 치근 내에 음영이 신경 쓰인다.
그림 1b. 콘빔CT의 축상면상에서 원심 치근의 근심벽에 수복이 곤란하다고 여겨지는 천공이 관찰되었다(화살표). 그래서 원심 치근절제술을 하기로 결정했다.

왜 치주치료에 콘빔CT가 필요한가?

밀도가 높은 골벽이 존재하는 증례(그림 2a~d)

본 증례(그림 2)처럼 협측에 밀도가 높은 골벽이 존재하는 증례에서는 이차원의 방사선사진으로 치간부 및 구개부분에 있는 골결손을 파악하기가 어려울 수 있다. 따라서 기존의 치주외과에서는 치주학적 요인 및 이차원의 방사선 진단에 의존하여 치은판막을 박리·소파한 후 예상과 다른 상황에 대해서는 임기응변의, 즉 '운에 맡기는 식'의 대처 기술이 이루어져 왔다.

치주치료 시 콘빔CT 진단이 바람직한 이유

중등도·중증 치주염에서 기본 치주치료 후에 잔존하는 6mm 이상의 병적 치주낭은 치주외과처치의 대상이 되어 왔다[14]. 치주외과치료의 목적은 치근면의 청소, 골연하낭 내부에 존재하는 불량 육아조직의 제거, 유지·관리에 용이한 치주 환경의 조성, 치주낭의 제거 또는 감소 등을 열거할 수 있다[15,16].

치주외과처치로 병적 요인을 개선하고 골을 재생한 예가 많은 논문에서 보고되고 있지만[17], 그 예후는 술자의 기량에 크게 좌우된다[18-20]. 골결손의 형태 특히 치근분지부 병변의 진행 정도와 형태의 파악[21,22]은 술식의 선택과 예후를 예측하는 데 매우 중요한데, 기존의 이차원적 방

구내방사선 진단의 문제점과 콘빔CT를 이용한 확정 진단

치주학적 자표와 구내방사선사진을 이용했을 때 부적절한 치주외과 진단의 예

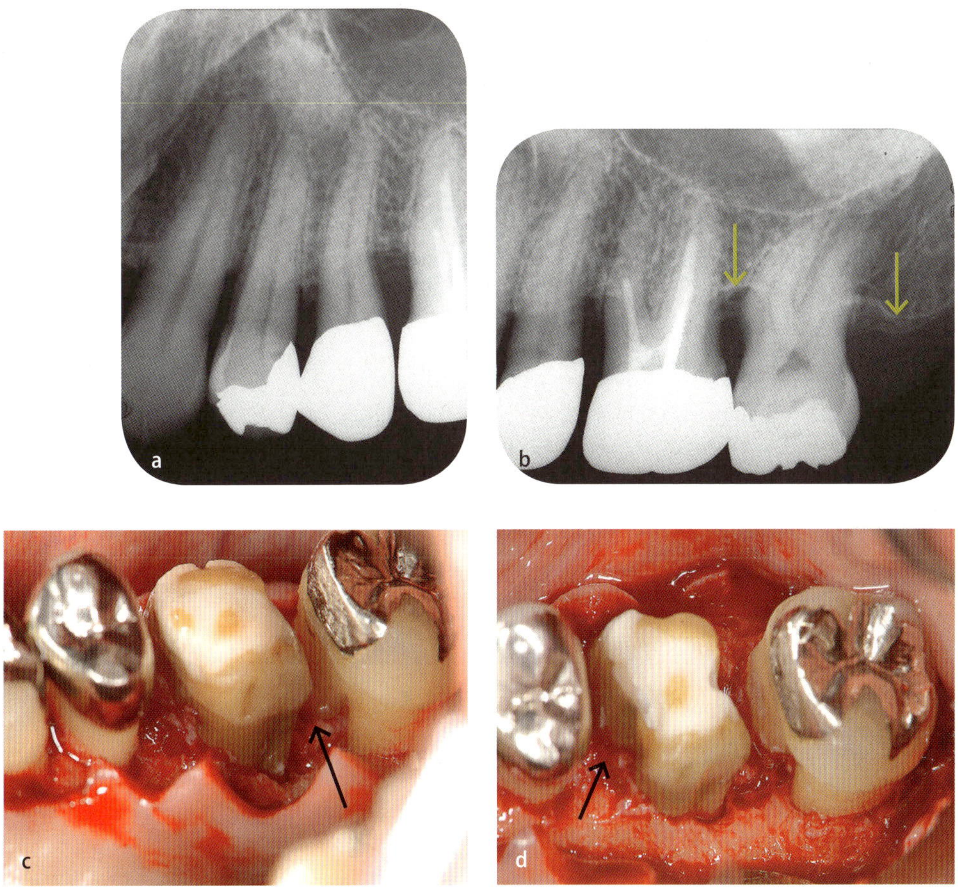

그림 2a, b. 60세 남성. 구내방사선사진에서 골소주와 치조정선(화살표)이 명확하게 보이고 수평적 골수준은 내려가 있지만, 치조골은 크게 문제가 없는 것처럼 보인다.

그림 2c, d. 그러나 외과적 술식으로 치은판막을 박리·소파했더니 #25, 26 사이, #26, 27 사이에 깊은 분화구 양상의 골연하결손이 관찰되었다(화살표). 또한 #26에서는 근심 협측-구개, 원심 협측-구개의 치근분지부에 치근분지부 병변 II도, #27에 근심 협측-구개, 원심 협측-구개의 치근분지부에 치근분지부 병변 I도가 관찰되어 각각 치근분지부성형술을 시행했다.

사선 진단에는 한계가 있어 기본 치주치료 시에 골탐침(bone sounding)[23]이 병변의 삼차원적 범위를 진단하는 유일한 수단이었다. 하지만 콘빔CT의 도입 이후에는 유합된 치근, 치근의 근접도, C자형 근관을 가진 치근 등 치주치료의 예후를 좌우하는 부가적인 요인을 술전에 파악할 수 있게 되었다. 이와 같이 콘빔CT는 술전에 확인한 임시 진단을 변경하지 않고 단시간에 효율적인 외과처치를 가능하게 하는 중요한 수단이라고 여겨진다.

입사 각도에 따라 변하는 영상

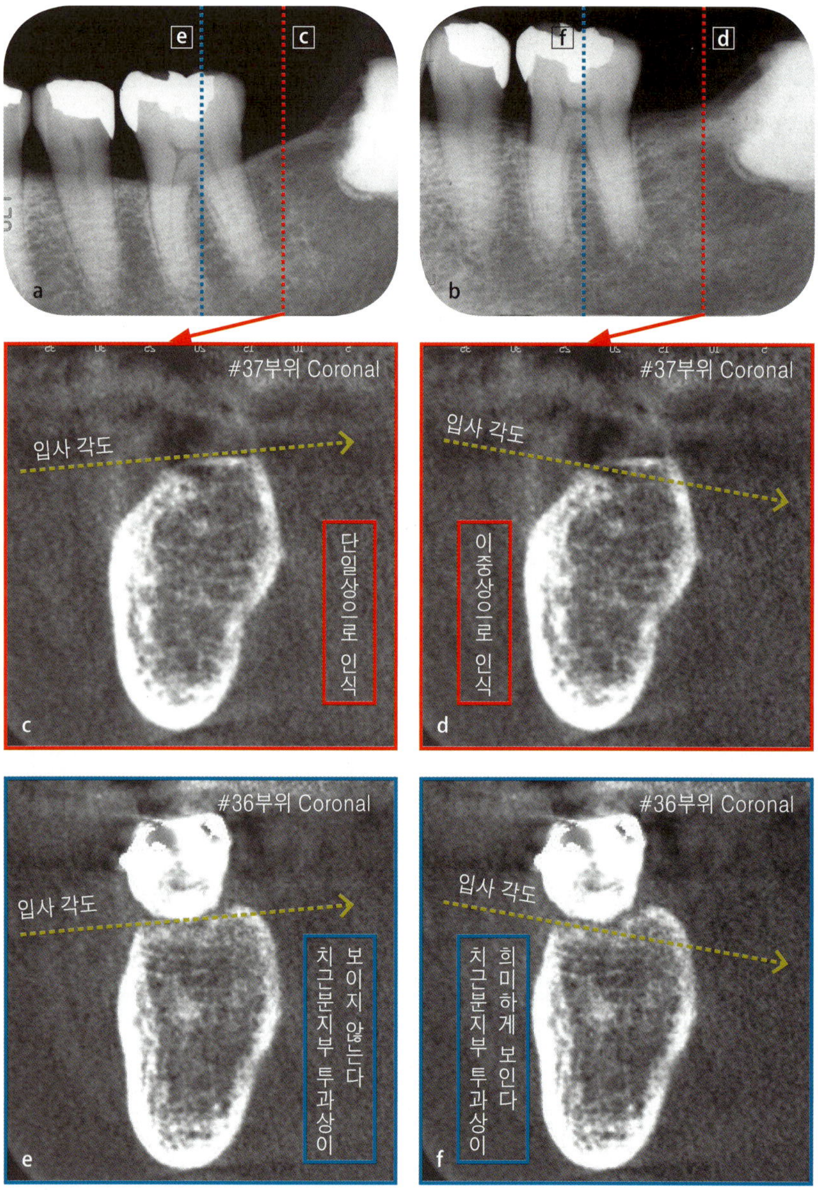

그림 3a~d. #36 원심의 치조정은 **a**에서는 단일상이고 **b**에서는 이중상이다. 주의 깊게 관찰하면 **b**에서는 #36의 협측 교두와 설측 교두의 위치에 차이가 있고 각도가 있는, 예를 들면 '뒤덮인' 방사선상이 보인다. 이렇게 방사선의 입사 각도에 따라 골의 상이 다르게 보이는 것은 **c, d**의 콘빔CT상에서 분명히 드러난다.
그림 3e, f. 방사선의 입사 각도에 차이가 있어 **a**에서는 치근분지부에 투과상이 보이지 않고 **b**에서는 희미하게 투과상이 관찰된다. 치과 방사선에 의한 치근분지부의 진단은 오차의 위험을 숙명적으로 가지고 있음을 시사한 예로 볼 수 있다.

Point1 **콘빔CT로 피드백**

콘빔CT영상에서 구내방사선사진 특유의 '함정'을 이해하는 것이 중요하다.

치과용 콘빔CT, 이차원 및 삼차원 진단

그렇다면 콘빔CT에서 얻은 정보는 어느 정도 신뢰할 수 있을까? 또한 구내방사선사진과 비교했을 때 콘빔CT 진단은 어떤 특징이 있을까?

콘빔CT와 치과 방사선의 체적 정밀도

파노라마방사선영상은 실제보다 확대된 상이므로 과거 임플란트의 술전 검사 시에는 확대율을 이용하여 보정해야 했다. 그러나 콘빔CT영상은 적절한 각도로 회전하고 위치를 설정했다면 그 형태는 실제에 가깝다. Misch 등[24]과 Vandenberghe[25]는 건조 두개골을 사용하여 골 연하 결손의 체적을 계측하고 정확도를 검토했는데, 콘빔CT로 계측한 값은 구내방사선영상에 비하여 정확하다는 것을 알 수 있었다(그림 4). 따라서 치주치료 시 술전 검사에서 적절하게 처리(자르기·슬라이스)된 콘빔CT영상에서 골결손의 체적을 계측할 수 있으며, 술전에 처치의 난이도를 평가하여 그 예후를 예측하는 것이 가능하다.

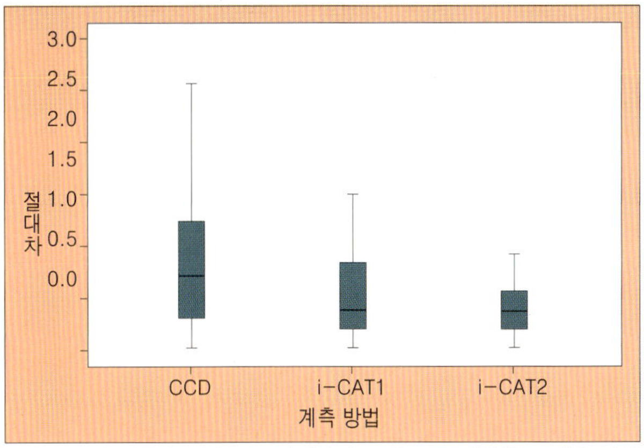

그림 4. 적절한 위치·각도를 설정하면 콘빔CT로 계측한 골결손 값은 거의 정확하다고 생각해도 좋다.

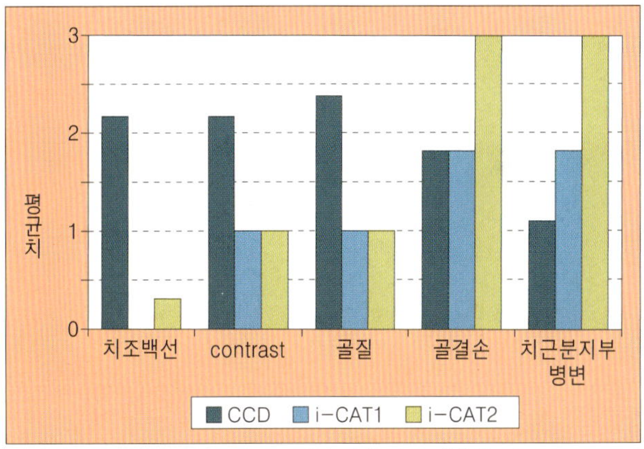

그림 5. CCD, i-CAT1, i-CAT2에서 검출의 용이성을 비교.

콘빔CT와 구내방사선영상의 우수성

Vandenberghe 등은 이차원의 구내방사선영상과 콘빔CT(cross section) 영상을 대상으로 치조백선, 영상대조도, 골질, 골결손부, 치근분지부의 다섯 항목에 대해 판독의 용이성을 비교 검토하였다(그림 5). 그 결과 치조백선, 영상대조도, 골질은 구내방사선영상에서 발견될 가능성이 더 높으며, 골결손, 치근분지부 병변은 콘빔CT영상에서 더 뛰어나다는 것을 알 수 있었다(표 1).

표 1. 콘빔CT와 구내방사선사진의 비교

구내방사선사진이 유리한 점	콘빔CT가 유리한 점
치조백선의 관찰 대조도 골질의 평가	골결손의 면적, 형태 파악 치근분지부 병변의 면적 평가

콘빔CT를 이용한 치근분지부 병변의 검사

우리들이 임상에서 크게 고민하는 증례는 치근분지부 병변인데, 이는 진단이 어렵고 치근분지부 병변의 면적을 정확하게 파악하기가 곤란하여 외과적 처치 시 그 계획을 변경해야 하는 경우가 종종 있기 때문이다.

Walter 등[25]은 치주탐침에 의한 임상 진단과 콘빔CT에 의한 진단을 비교하였다. 결과는 유감스럽게도 치주탐침에 의한 임상 진단만으로는 그 정확도가 높지 않았다. 27%에서 정확, 44%가 과소평가, 29%가 과대평가였다. 이에 비해 콘빔CT에 의한 진단은 84%에서 정확하고 14.7%가 과소평가, 1.3%가 과대평가되었다. 이를 통해 치근분지부 병변을 진단할 때 콘빔CT는 치주탐침 진단에 비해 압도적으로 우위에 있어 예후가 의심되는 치아나 치료 방법을 결정하기가 어려운 증례에서 콘빔CT를 통한 진단이 최종 결정 요인, 즉 '결정적인 수단'이 될 수 있다고 생각된다. 또한 콘빔CT는 부가적으로 치근의 유합, 치근 근접도, 치주-치수 복합성 병변, 천공 등의 이차원의 방사선 사진으로 검출이 어려운 병변을 확인할 때에도 우수하다.

구내방사선검사와 콘빔CT검사의 구체적인 예

이번에는 동일한 증례를 대상으로 구내방사선 소견(그림 6, 표 2)과 콘빔CT 소견(그림 7~9)을 비교해 보았다(그림 6~9).

Point 2 콘빔CT의 유용성

- 치근분지부 병변의 진단에 압도적으로 유리하다.
- 그 밖에 치근유합, C자형 근관을 가진 치근, 천공, 치근의 배치 등을 검출할 수 있다.

구내방사선사진과 콘빔CT검사의 비교

① 구내방사선검사

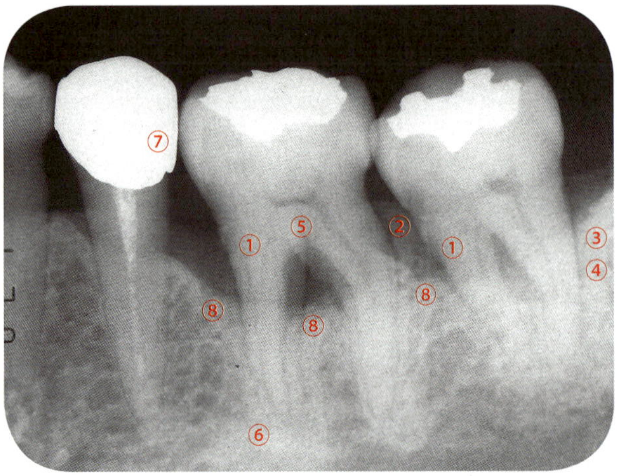

그림 6. ① #36, 37 근심에 치석과 거친 치근면, ② 치조정선의 불명료화·거침, ③ #37 원심의 외사선, ④ 동일 부위의 치주인대강의 확대, ⑤ #36 법랑질진주종, ⑥ #36 근심 치근 주위의 골융기가 의심되는 골경화상, ⑦ #35에 부적합 마진, ⑧ #36, 37에 치근분지부를 포함하는 수직성 골결손이 관찰된다.

표 2. 치주질환에 특징적인 이차원의 방사선 진단 항목(참고문헌 2에서 인용)

- □ 골흡수의 유무, 정도(폭, 깊이, 각도)
- □ 치주인대강의 확대
- □ 치조백선, 치조정선의 소실
- □ 골소주
- □ 유발인자로서 치석과 부적합 보철물의 존재
- □ 치근의 길이와 형태
- □ 치근의 이개도
- □ 치근분지부의 위치, root trunk의 폭

② 콘빔CT 진단

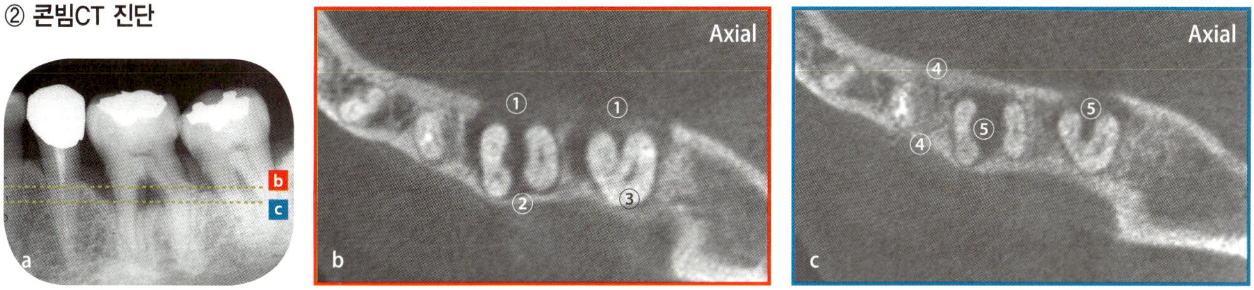

그림 7a~c. 그림 6(=그림 7a)과 동일한 증례의 수평단상. ① 설측 피질골의 흡수, ② III도의 치근분지부 병변(through & through), ③ C자형 근관, ④ 두꺼운 피질골, ⑤ 근면의 심한 함몰 등을 볼 수 있다.

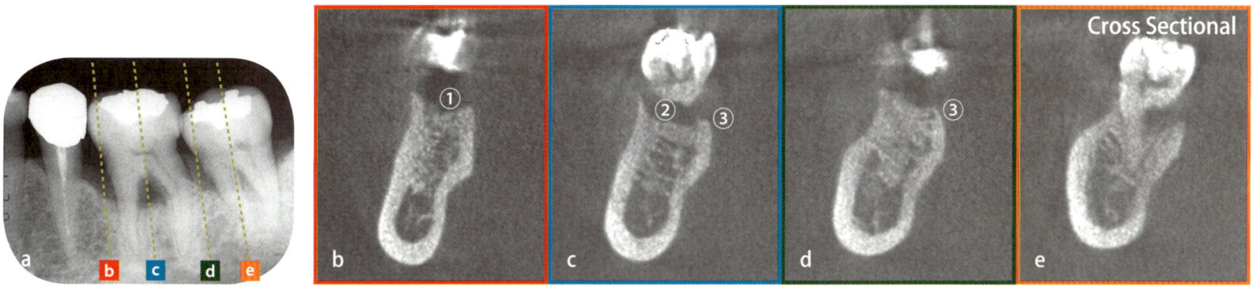

그림 8a~e. 절단면상. ① 치간부에 분화구 양상의 골결손, ② 치근분지부가 교통하지만 협설측 골벽이 존재, ③ 설측골이 높이를 상실한 소견을 볼 수 있다.

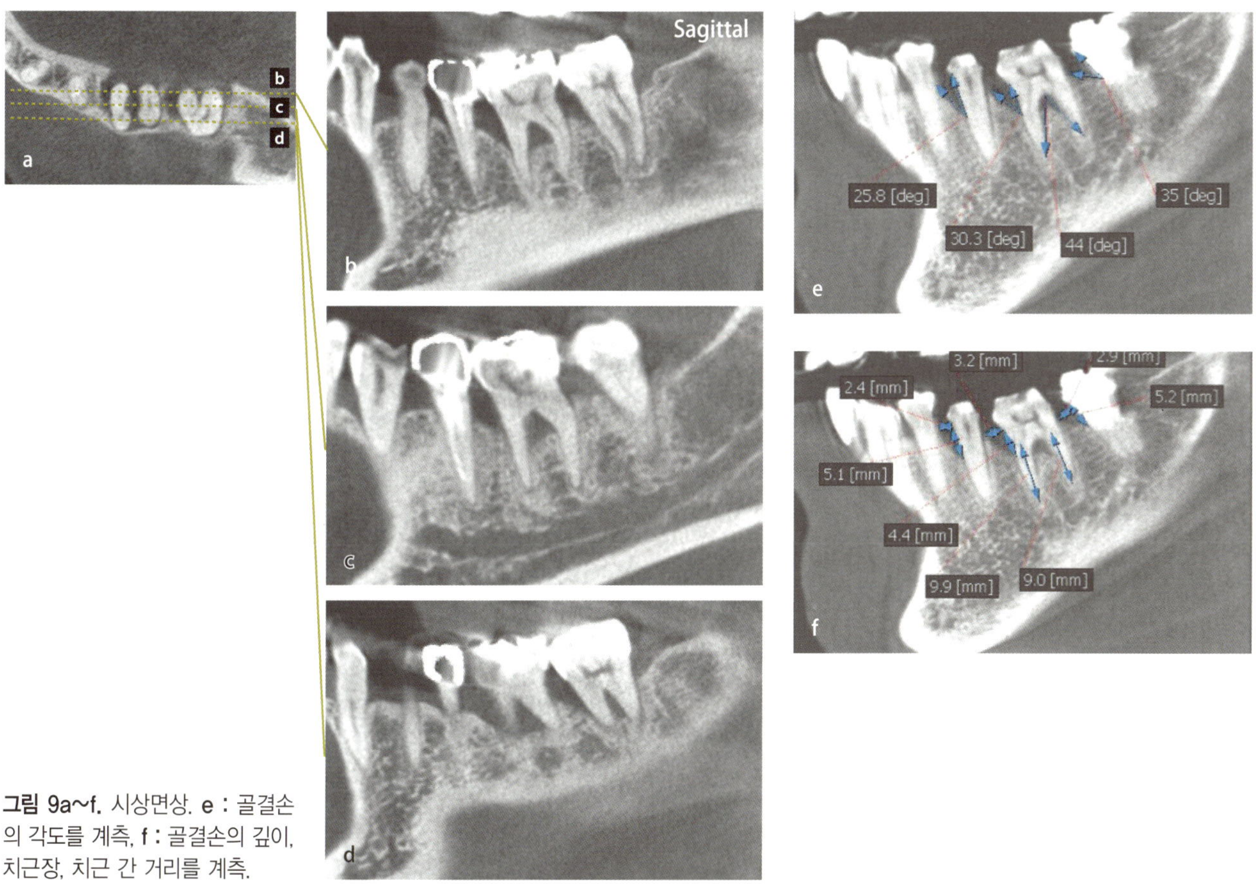

그림 9a~f. 시상면상. **e :** 골결손의 각도를 계측, **f :** 골결손의 깊이, 치근장, 치근 간 거리를 계측.

콘빔CT영상의 단면을 형성하는 방법 — 콘빔CT 진단의 구체적인 수단

콘빔CT에 의한 치주치료의 삼차원적 진단은 임플란트 치료처럼 크게 ① 다면재구성영상 검사, ② 삼차원 재구성 검사 ③ 단면 영상 검사로 나눌 수 있다.

'① 다면재구성영상 검사'에서는 전체상을 파악하고 특히 주목할 부분은 커서를 이동해 형태를 관찰한다. '② 삼차원 재구성 관찰'은 골결손 형태나 치근분지부의 개통 정도를 파악하는 데 중요하다. 특히 인공 음영이 많은 콘빔CT영상에서는 삼차원 재구성 검사가 효과적이다. 중요하게 관찰해야 할 부분은 '③ 단면 영상'을 이용하는 것이 유리하다. 이는 단면 화면에서 중요한 곳을 잘라 확대해 진단하는 것으로 환자에게 제시할 때에도 편리하다는 장점이 있다. 또한 콘빔CT에서는 직선 거리와 각도를 측정할 수 있으므로 단면 영상에서 이 값을 계측하는 것은 난이도를 평가하고 예측성을 예측하는 데 중요하다.

Point 3 콘빔CT에 의한 삼차원 방사선검사

① MPR 화면 검사
- 전체상의 파악
- 문제 부위의 검토

② 삼차원 재구성 검사
- 골결손과 치근분지부의 면적을 이미지할 수 있다

③ 슬라이스 화면 검사
- 인공 음영이 심한 증례에 유리하다
- 국소 부위 관찰
- 구체적인 값을 계측한다

다면재구성 영상에서 진단(그림 10a~d)

그림 10a~d는 CT 영상을 열었을 때 처음 보이는 영상으로 대상이 되는 부위에 초점을 맞춰 적절하게 회전, 이동시킨다. 또한 각각의 화면을 스크롤하면 증례 전체 상 및 개요를 파악할 수 있다.

시상면 영상을 이용한 진단(그림 11a~d)

실제로 진단하려면 정확한 시상면(sagital)이 아니라 악궁에 대해 평행하게 자른 시상면에서 검사해야 한다. 구치부 전체에 평행한 선을 표시하기가 곤란하므로 특히 대상이 되는 부위(2~3치)를 중심으로 평행선을 그어 자른다. 이 영상에서는 구내방사선영상에 비해 근돌기나 협골궁을 제외한 형태의 영상을 얻을 수 있으므로 진단에 도움이 된다. 또한 이 영상을 겹치면 구내방사선영상과 거의 동일한 영상이 된다.

축상면 영상을 이용한 진단(그림 12a~g)

축상면(axial) 영상은 실제 수평면보다는 교합평면에 평행하게 단면 영상을 획득하여 보기 편한 화면을 구성할 수 있다. 이렇게 구성된 영상을 관찰하면 골결손의 형태 및 면적을 교합평면에서 조감할 수 있어 2벽성·3벽성 등 잔존골벽의 형태를 파악하는 데 도움이 된다(그림 12f). 이때 골결손의 잔존 골벽의 평가는 단면 두께에 따라 달라지므로 주의가 필요하다.

축상면 영상의 진단은 치근분지부 병변의 진행도를 판단할 때에도 유용하다.

또한 치료 대상이 되는 치아가 협측 또는 설측 골 경계부에서 벗어난 곳에 있는지 진단할 때에도 효과적이다(그림 12g).

MPR 화면 진단

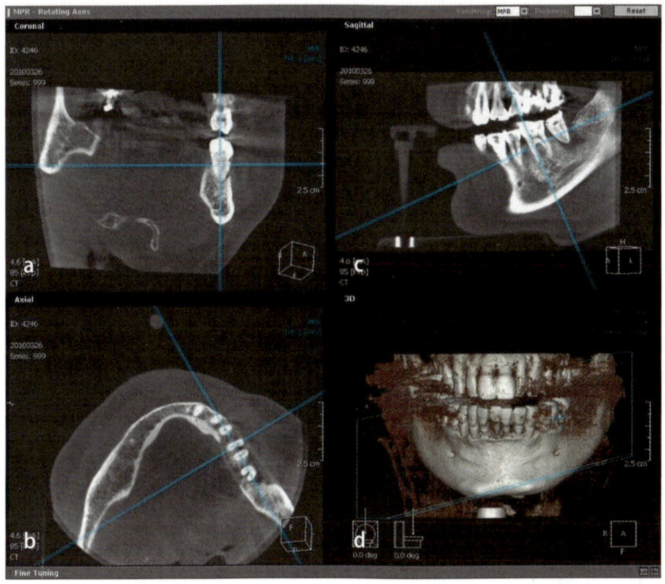

그림 10a~d. a : 관상면. 대상이 되는 부위의 치열에 직각인 단면. 이 그림에서는 6의 치축에 평행하게 회전시켰다.
b : 축상면. 대상이 되는 부위의 치열에 평행한 단면. 이 그림에서는 6의 치근분지부가 잘 보이도록 회전시켰다.
c : 시상면. 대상이 되는 2~3치아에 대해 가상의 평행선을 표시해 자른 면. 이 그림에서는 #36의 치축에 평행하게 회전시켰다.
d : Volume rendering.

시상면 진단

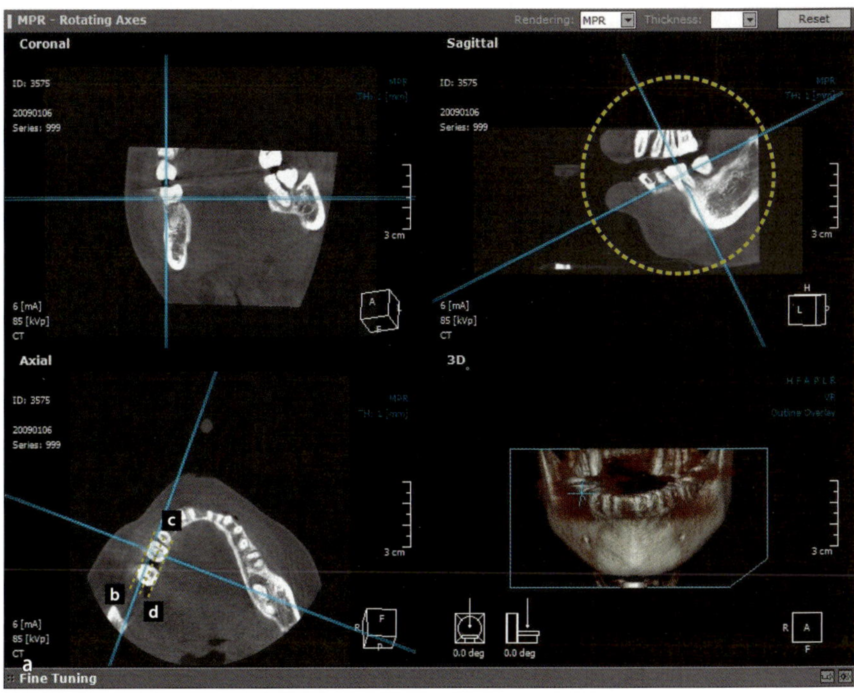

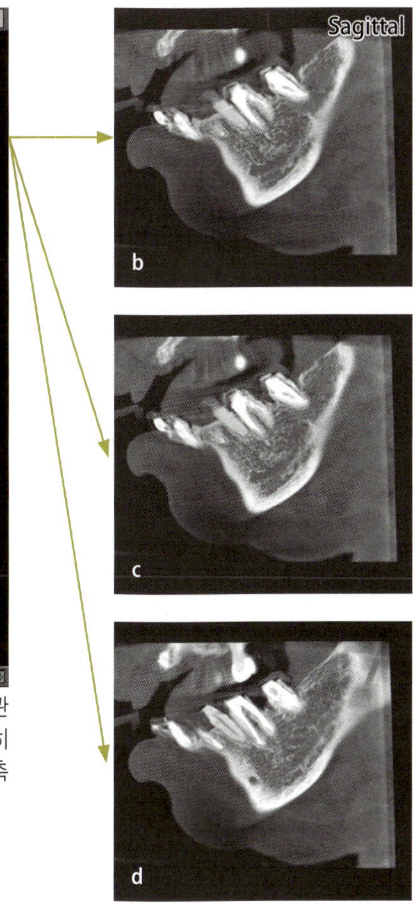

그림 11a~d. MPR 화면 우측 위의 시상면에서 파란색 크로스바를 지표로 정하고, 치근분지부를 관찰하기 쉬운 방향, 교합평면에 평행한 방향으로 크로스바를 조절한다. 그 후 축상면에서 더 자세히 보고 싶은 부위(#26)에 파란색 크로스바를 맞추고 다른 쪽 크로스바를 협측에서(**b**), 중앙(**c**), 설측(**d**)으로 이동시켜 각각의 위치에서 시상면을 확대해 관찰한다.
b~d : 시상면의 확대 영상.

축상면 진단

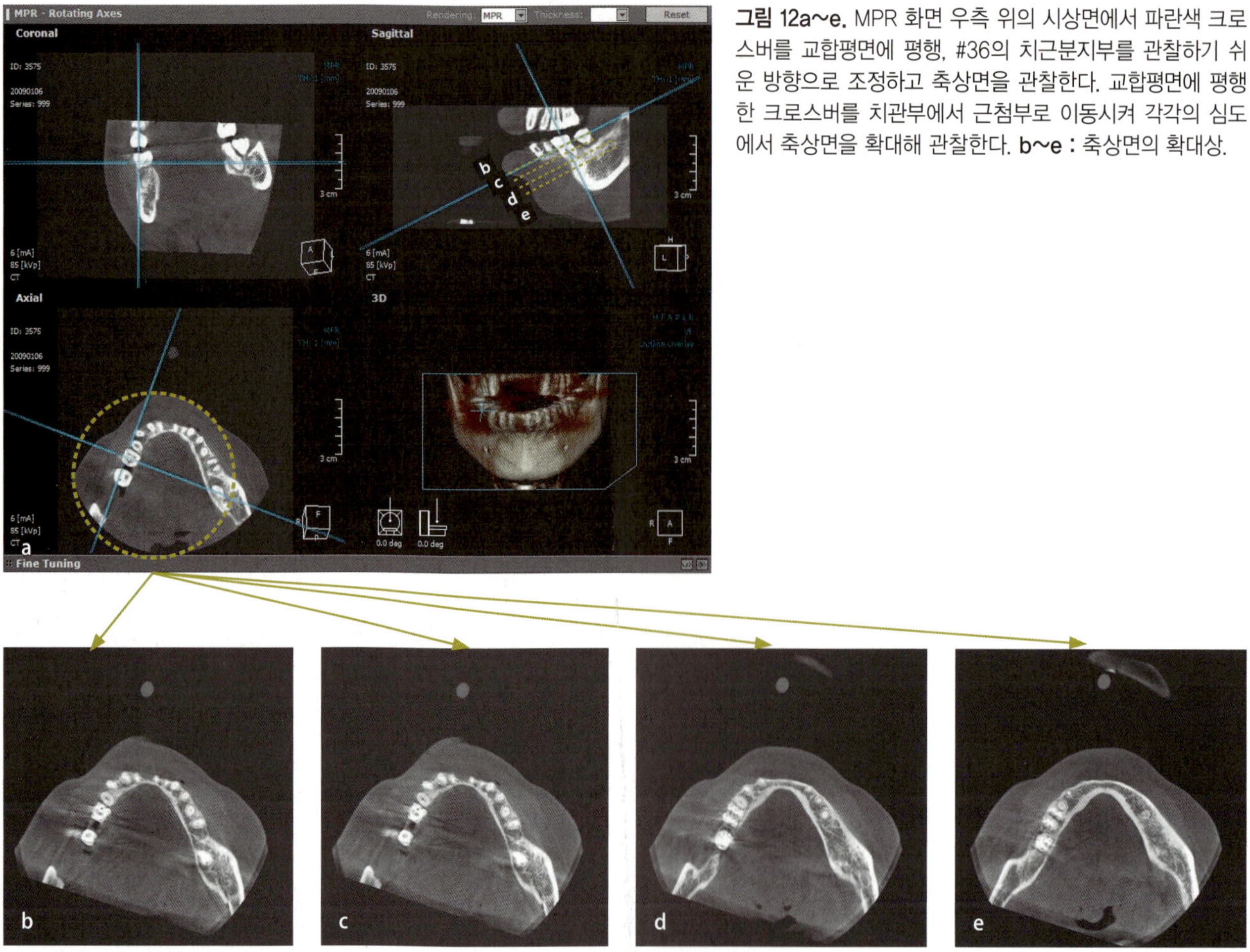

그림 12a~e. MPR 화면 우측 위의 시상면에서 파란색 크로스바를 교합평면에 평행, #36의 치근분지부를 관찰하기 쉬운 방향으로 조정하고 축상면을 관찰한다. 교합평면에 평행한 크로스바를 치관부에서 근첨부로 이동시켜 각각의 심도에서 축상면을 확대해 관찰한다. **b~e :** 축상면의 확대상.

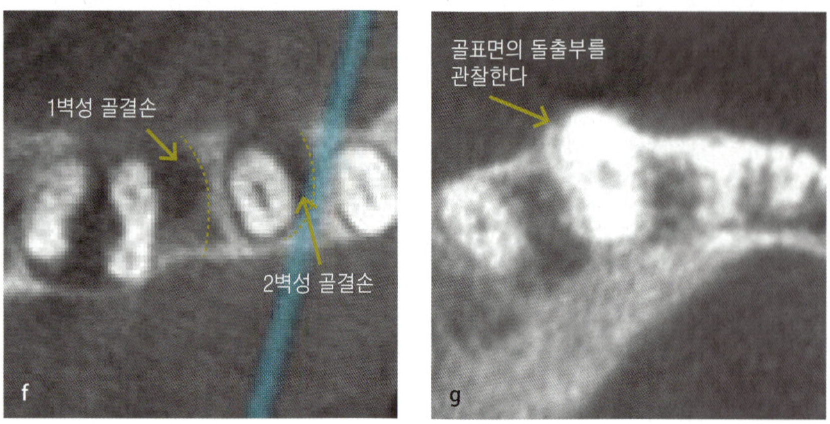

그림 12f, g. 축상면상에서는 화면을 자르는 높이에 따라 약간 변하지만, 골벽의 개수와 형태를 알 수 있고 술식의 선택과 예측성을 검토하는 데 유용하다. 또한 골표면의 돌출부를 아는 것은 근면피복 등의 예후를 예측하는 데 도움이 된다. **f :** #46 근심에는 1벽성 골결손, #45 근심에는 2벽성 골결손이 관찰된다. **g :** 골표면의 돌출부를 관찰한다.

절단면 영상의 진단

이번에 살펴볼 절단면(cross sectional) 영상은 치열에 직각인 단면에서 자른 영상이다. 2~3치아의 악궁에 직각인 면에서 단면 영상을 획득한다.

절단면 영상은 임플란트를 진단할 때에 가장 빈번하게 사용하는 재구성 영상이다. 치주치료에서는 치간부 치조골의 단면 검사와 치근분지부 병변의 검사, 병변의 협설측 감별 등에 유용하다. 절단면 영상에 의한 골결손의 진단, 평가법이 아직까지 확립되지 않았지만 아래에 소개하는 평가법으로 판단하면 이해하기 쉽다.

절단면에서 진단

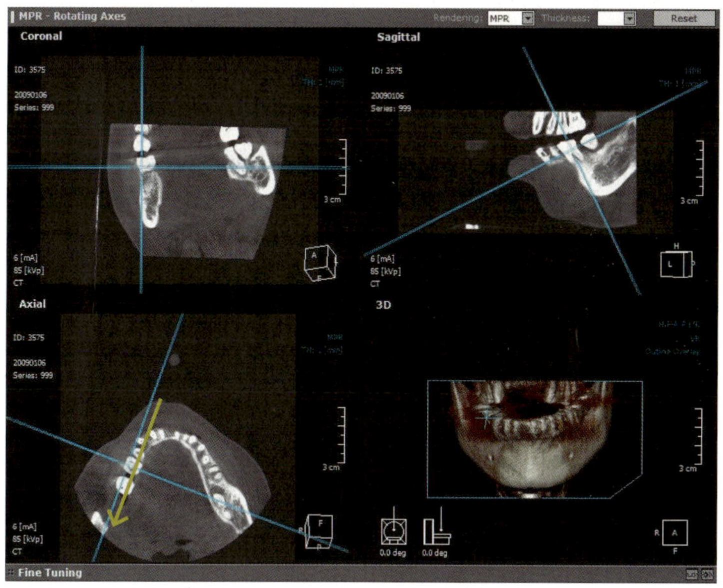

그림 13a. #46을 중심으로 골결손을 진단할 때에 MPR 화면상의 시상면에서 파란 크로스바 한쪽을 #46 치근분지부 중앙을 관통하는 라인에, 다른 한쪽을 교합평면에 평행하게 조절한다. 좌측 아래 axial 영상에서 똑같이 파란 크로스바의 한쪽을 치열에 평행하게 조절한다. 이후 절단면을 클릭하고 편집하고 싶은 영역을 클릭하고 커서를 이동해 범위를 결정한다.

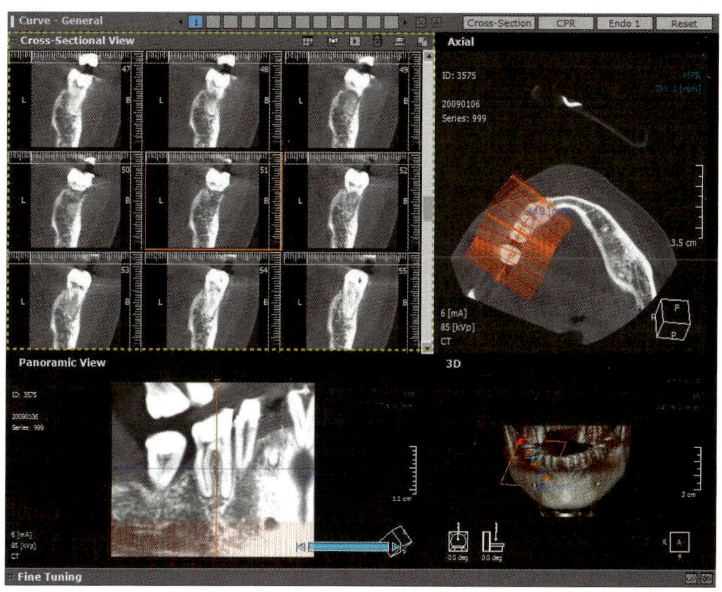

그림 13b. MPR 화면 좌측 위에 #46의 치근분지부를 중심으로 절단면이 표시되었다. 이후 필요하면 영상을 확대해 관찰한다.

절단면 영상의 평가법(그림 13c)

일반적으로 치간부 치조골의 함몰 형태는 치주질환의 진행과 함께 골연하 결손의 한 형태로 파악할 수 있다. 그러나 기요미즈(清水)[26]의 단면 형태 검사에 따르면 치주병학적으로 정상으로 보이는 증례라도 특히 제1, 2대구치의 치간부 치조골의 단면 형태는 함몰 형태를 보이는 경우가 많아 함몰 형태를 병적 상태라고 단정할 수 없다.[29] 따라서 유지 관리 측면에서 바람직한 형태는 ① 볼록 → ② 평탄(사면) → ③ 완만한 함몰 → ④ 깊은 함몰 순서이며, 즉 ①에서 ④로 갈수록 유지 관리에 불리한 형태라고 판단한다.

한편 구내방사선영상에서 평가할 항목은 치조정 피질골의 선명함 정도로, 치조정 부위의 상태와 골질에 따라 ① 치밀화 → ② 선명한 치조정 → ③ 불규칙한 치조정부 순으로 악화 경향을 판단할 수 있다. 이것들을 조합해 현재 치조정의 상태를 평가할 수 있고 술전에 비해 술후의 개선 정도를 평가할 수 있다(그림 13c).

이번에는 실제 임상 예(그림 14~16)를 보면서 평가해 보자.

골정부의 형태와 골질의 평가

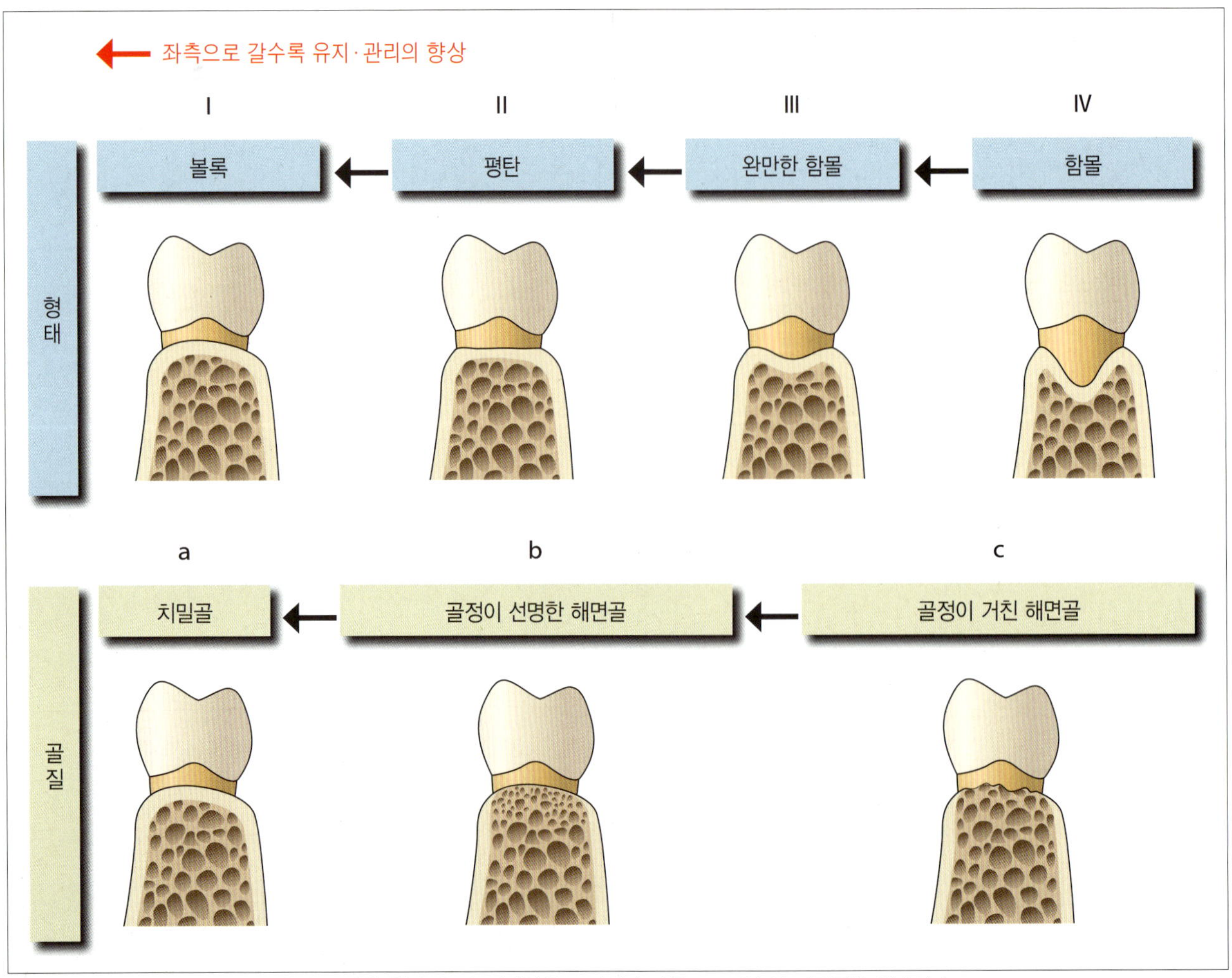

그림 13c. 절단면에서 이상적인 형태, 불량한 형태, 유지·관리성을 고려하면 좌측으로 갈수록 바람직한 형태이다.

치간부의 절단면상으로 술전·술후 치료 성과를 평가한다

① 치간중격부의 함몰(하악)

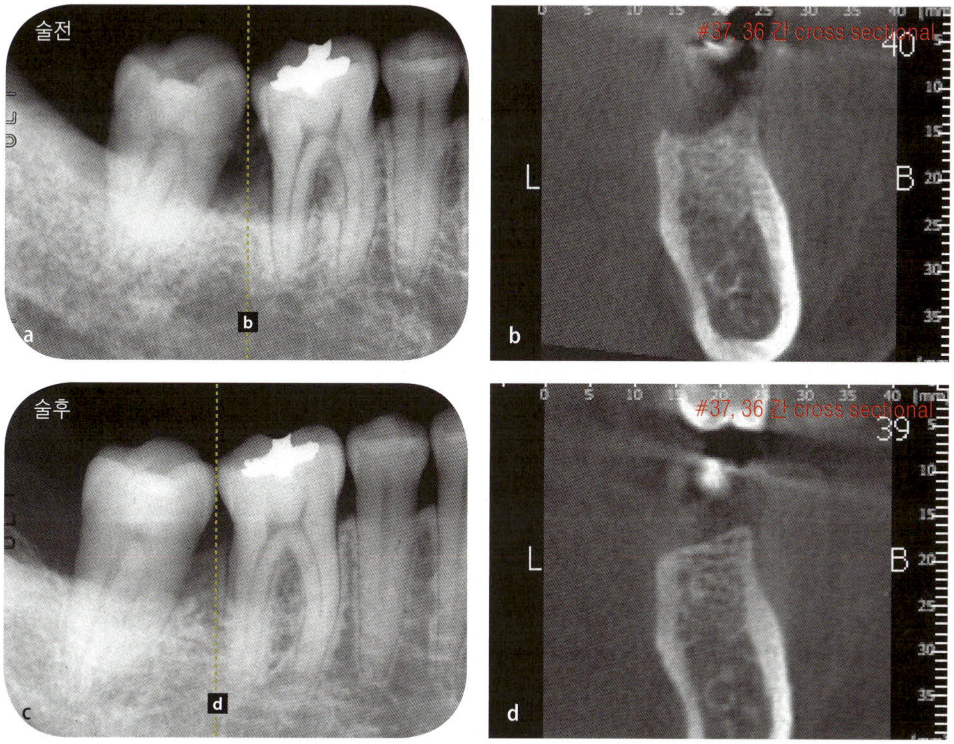

그림 14a, b. 구내방사선영상에서는 #47, 46 간 골흡수가 관찰되고 콘빔CT의 절단면상에서 함몰과 거침을 진단했다.
그림 14c, d. 술후 평가. 구내방사선사진에서는 골결손의 회전·치조정선의 생리적 형태의 회복(골수준의 평탄화)과 함께 치조백선·치조정선의 명료화를 볼 수 있다. 콘빔CT 절단면상의 평가에서 함몰된 치간부의 형태가 평탄하고 치조정부는 선명한 선으로 포착되었다(명료화, 골질 : IVc→IIb로 개선[그림 13c 참조]) 유지에 유리한 상황임을 이해할 수 있다.

② 치간중격부의 함몰(상악)

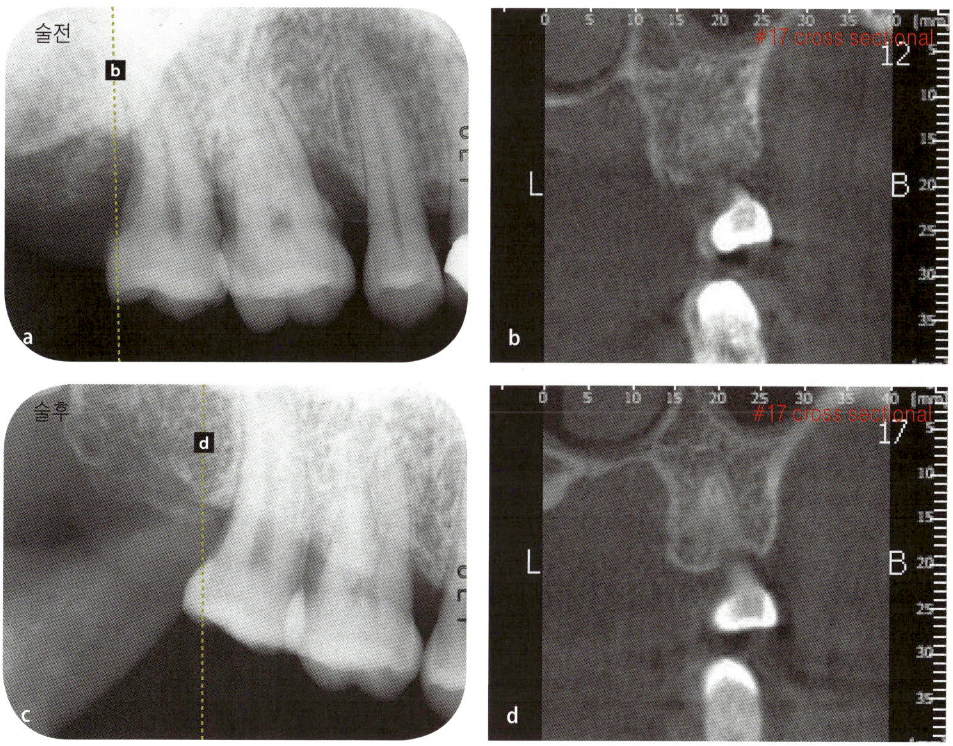

그림 15a, b. 술전 평가. 구내방사선영상에서 #17, 16 모두 수직성 골흡수와 이에 따른 골수준의 저하가 관찰된다.
절단면상에서 #17 원심은 원래 함몰된 경우가 많지만, 골정부는 함몰되고 거칠어 상태가 좋지 않다.
그림 15c, d. 술후 평가. 구내방사선사진에서는 골결손이 회복되고 치조백선·치조정선의 선명화, 치조정선의 생리적 형태의 회복(골수준의 평탄화)이 관찰된다. 그러나 절단면상에서는 완만한 함몰이 남아 있다. 그럼에도 골정부의 치조정선은 선명한 선(선명화, 골질: IVc→IIIb로 개선)으로 나타나 양호한 상태를 알 수 있다.

치근분지부 병변을 포함하는 골결손에 대해 재생요법을 진행한 증례의 술전·술후 진단

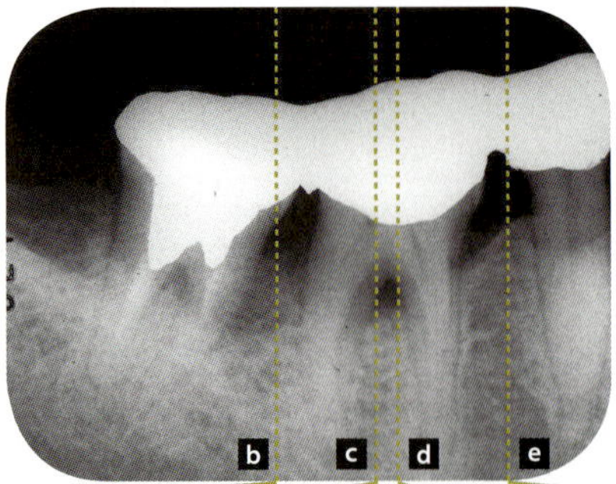

그림 16a. 술전 구내방사선 진단. #46 근심에서 원심에 걸쳐 치근분지부를 포함하는 골결손이 존재한다. 근원심의 골수준보다 치근분지부의 골수준이 낮다.

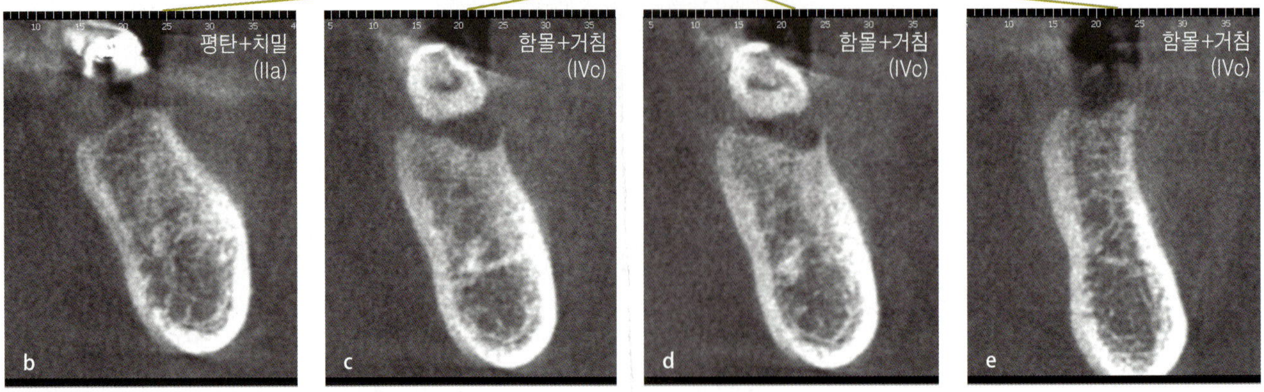

그림 16b~e. 콘빔CT 진단. #46 근심은 함몰된 골연하결손. 골정부는 거칠다. #46 치근분지부 병변은 III도(through and through)이지만, 협측 치근분지부 병변의 골흡수가 더 크다. 협설측 골벽은 어느 정도 높이를 유지하고 있다. 따라서 재생요법을 선택했다.

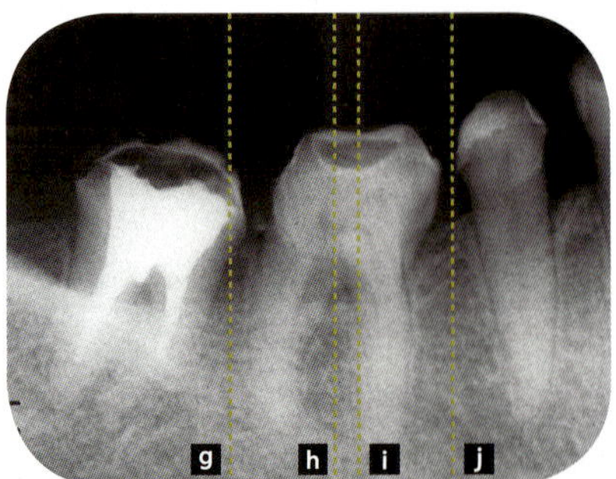

그림 16f. 최종 보철 직전 구내방사선검사. #46의 근원심 골결손이 개선되고 골수준의 평탄화를 볼 수 있다. #46의 치근분지부의 투과상은 크게 개선되었다.

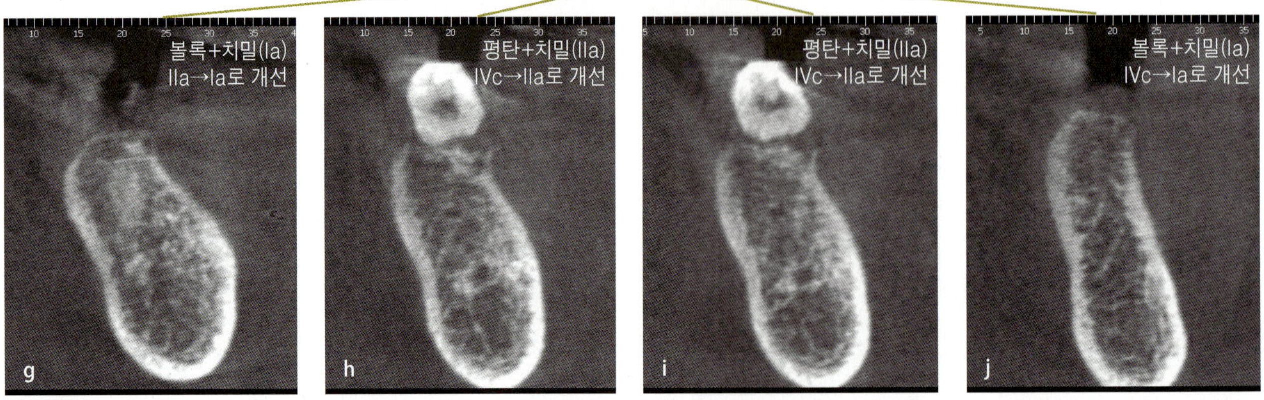

그림 16g~j. 콘빔CT 평가. #46의 근심(j)과 원심(g)이 볼록한 형태로 이행, 치조정부의 선명화를 볼 수 있다. 또한 치근분지부의 함몰이 개선되었다(**h, i**).

콘빔CT는 화면상에서 거리와 각도를 계측할 수 있다

구내방사선영상과 콘빔CT상에서는 화면상에서 거리와 각도를 계측할 수 있다.

또한 이 값들은 참조할만한 값이므로 증례의 난이도·예지성·술식을 검토·결정할 수 있다.

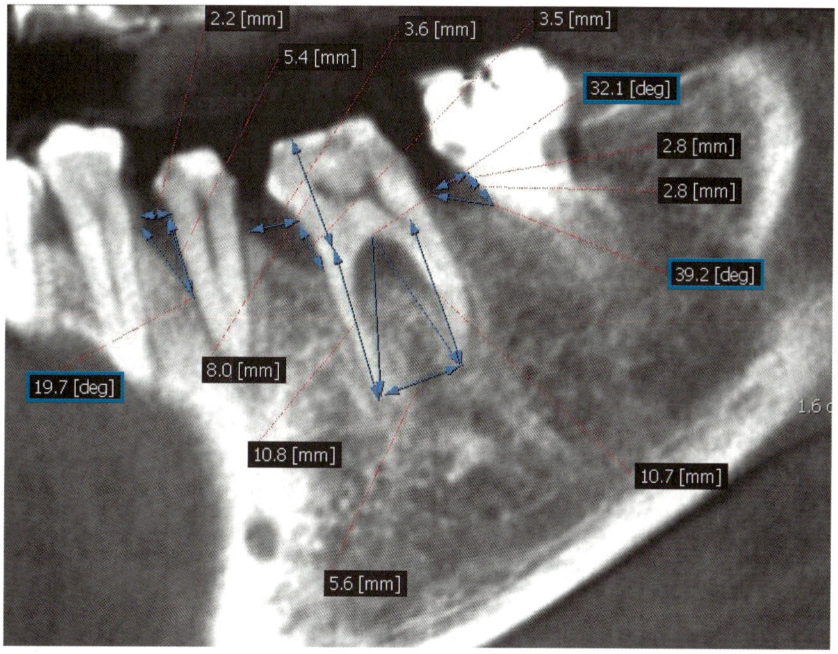

그림 A. 시상면상에서 거리·각도를 계측한 예. 골결손의 확대와 각도를 정확하게 계측하는 것은 방침을 결정하고 난이도를 판단하는 데 도움이 된다. 가령 치근 간 거리(치간)가 2mm 이내라면 완전한 판막을 박리하기가 곤란하리라 예상할 수 있다. 또한 골결손의 각도가 심하면 '엔도게인(Emdogain)'으로 골의 재생을 기대할 수 있다.

골결손을 진단하는 기준값. 문헌 14, 28, 29를 참조해 작성

수평적 면적(폭)	2mm 이상→넓다 2mm 이하→좁다
수직적 면적(깊이)	4mm 이상→깊다 4mm 이상→얕다
각도	GTR법 26° 이하에서 골재생이 크다 EMD 22° 이하에서 임상적 attachment level 획득이 크다

Point 4 콘빔CT에 의한 삼차원 방사선검사

치열 평행단 검사에서는 골결손의 근원심적 폭, 수직적 깊이, 각도를 계측할 수 있다.

콘빔CT를 촬영해 확실성을 높인 증례

콘빔CT를 이용해 술전에 진단하고 치주외과의 대상이 되는 치열의 골결손 형태의 파악이 명확해지면 절개선을 결정하는 데 큰 힘이 된다. 절개선은 원칙적으로 골이 존재하는 곳에 표시하는 것이 바람직하며, 그밖에도 치근 간 거리, 점막의 두께, 부착치은의 폭, 치주외과술식의 종류도 고려해야 한다(그림 17~19).

콘빔CT를 참조해 절개선을 결정한 증례

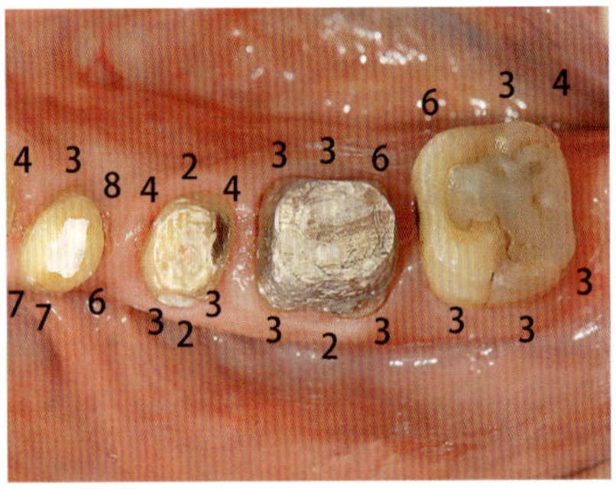

그림 17a. 치주외과시술 전 탐침 깊이.

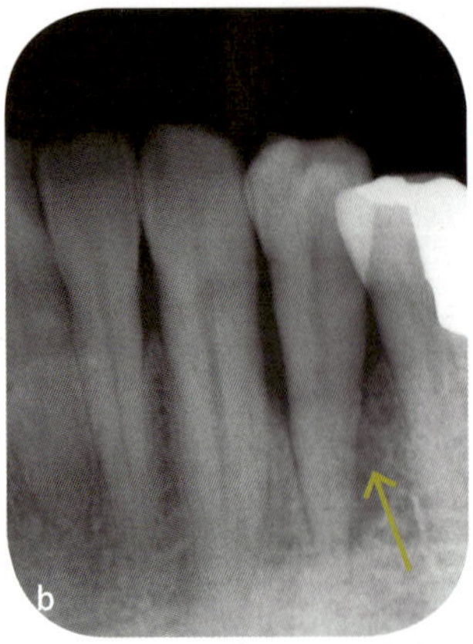

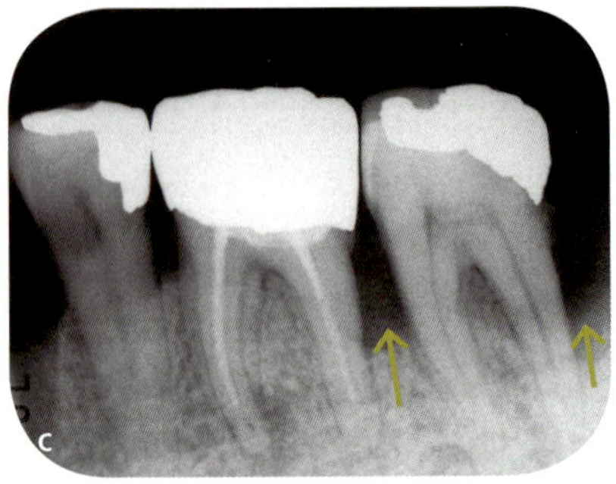

그림 17b, c. #34 원심, #36, 37 사이, #37 원심에 깊은 골연하결손이 관찰된다.

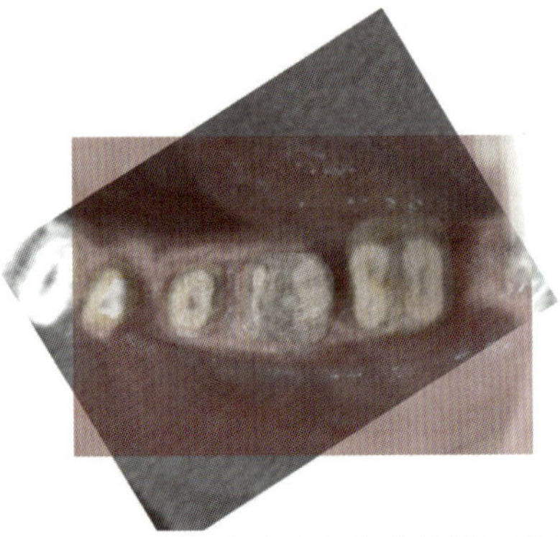

그림 17d. 구강 내 사진과 축상면상을 중복한 영상.

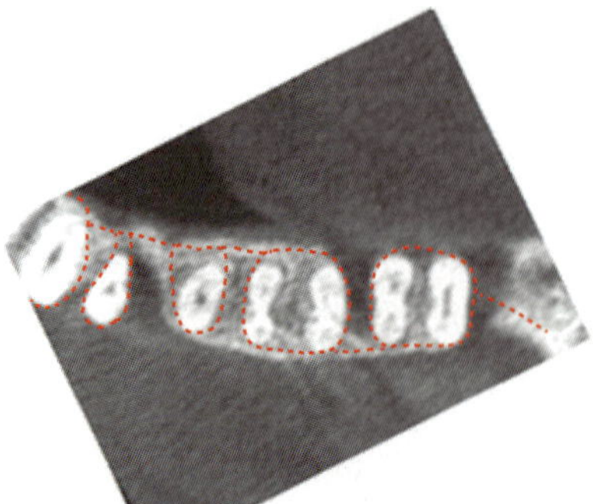

그림 17e. 절개선을 결정. 골이 있는 곳을 중심으로 절개선을 그린다. 그밖에 치근 간 거리와 치은의 두께를 고려한다.

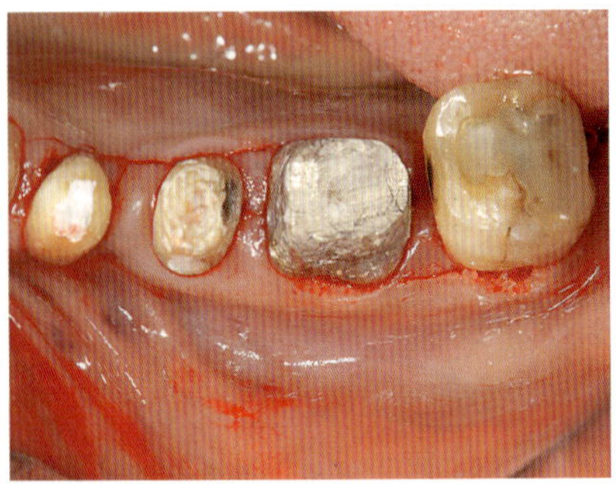

그림 17f. 실제로 절개한 상태.

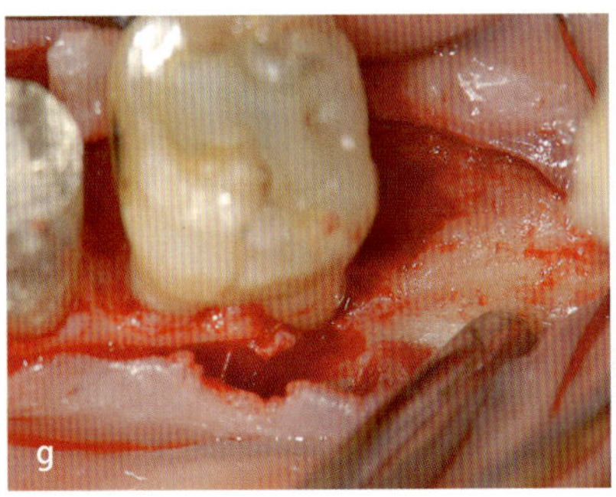

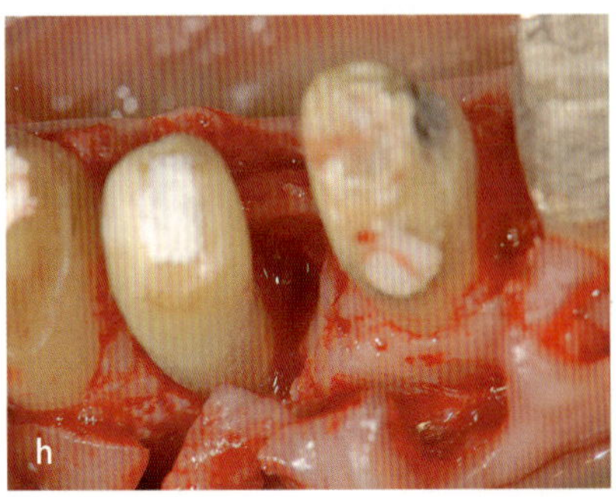

그림 17g, h. 불량 육아조직을 제거하니 골연하결손이 분명해졌다.

콘빔CT를 적절하게 활용한 증례

기본 치주치료와 이미지 스케치

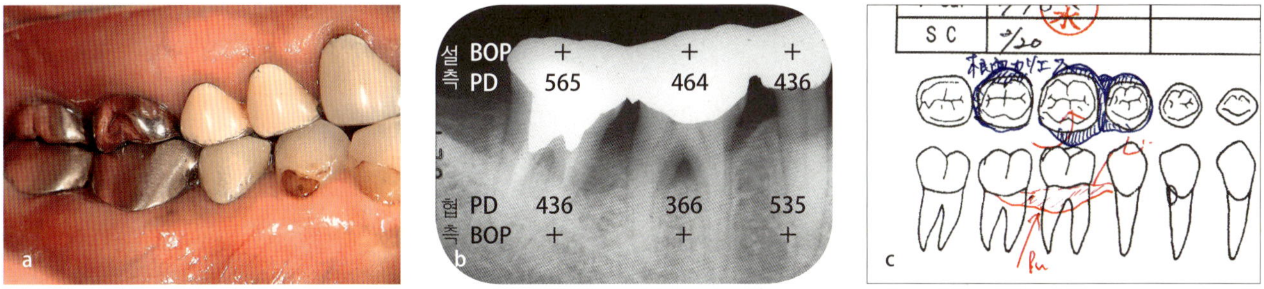

그림 18a~c. 기본 치주치료에서는 원인 요인을 제거 후 치태를 조절하고 개체의 차이를 확인한다. a : 구강 내 사진. b : 구내방사선사진. c : a, b를 바탕으로 이미지 스케치.

CT 이미지

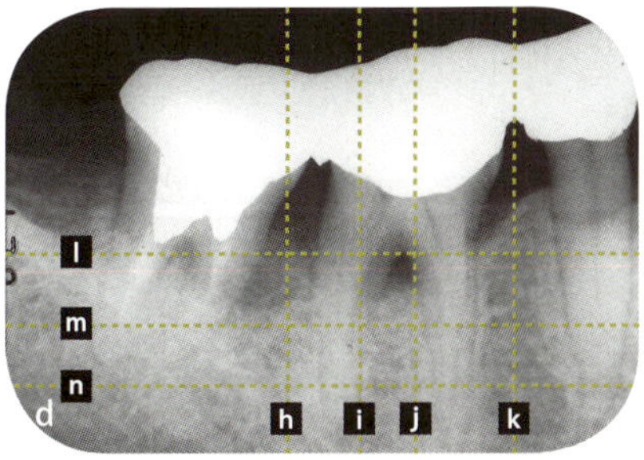

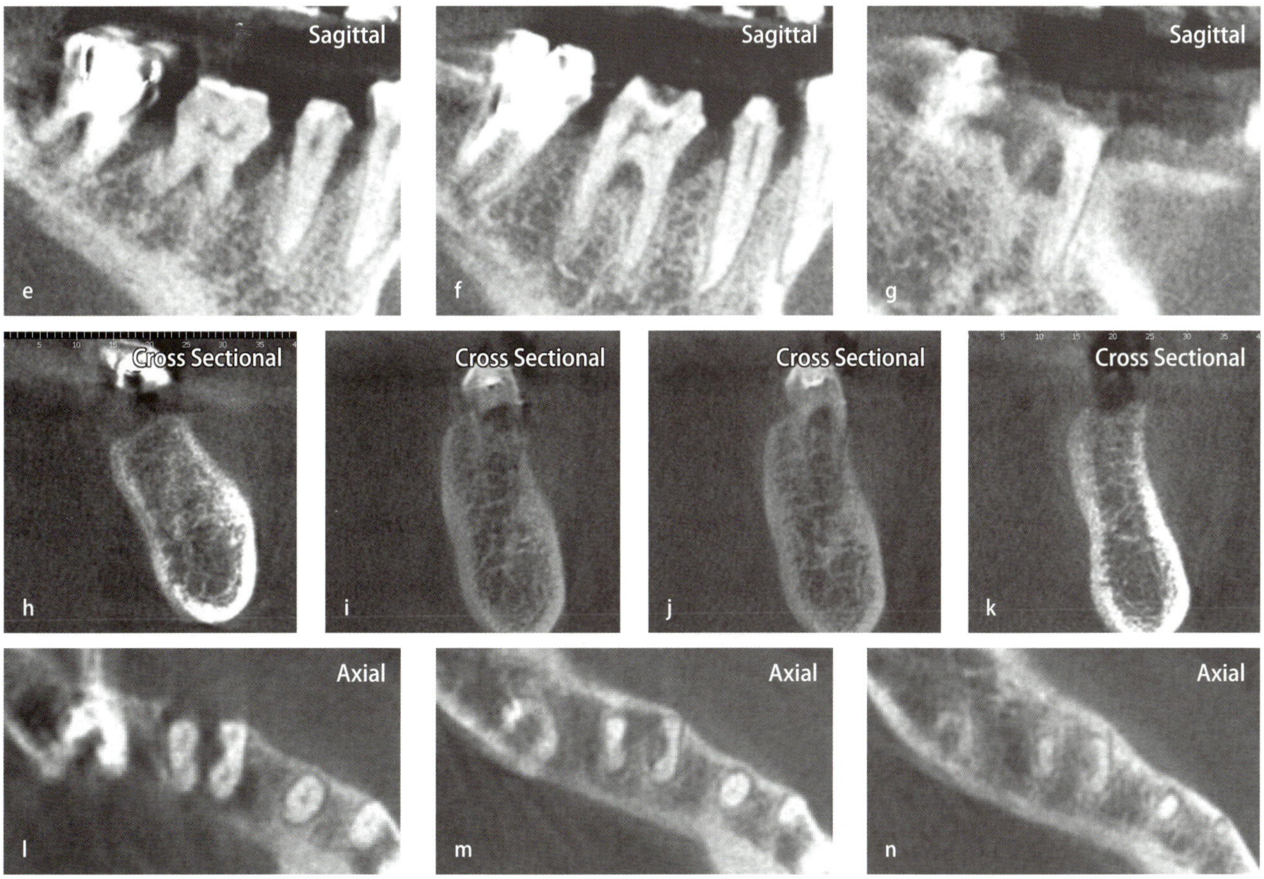

그림 18d~n. CT 소견에서 #47은 원추형근. #46은 설측이 더 많이 흡수한 치근분지부 병변 III도이다. 치근분지부의 절단면(k, i)에서는 골결손, 함몰이 크지 않아 재생요법을 적용할 수 있다고 판단했다.

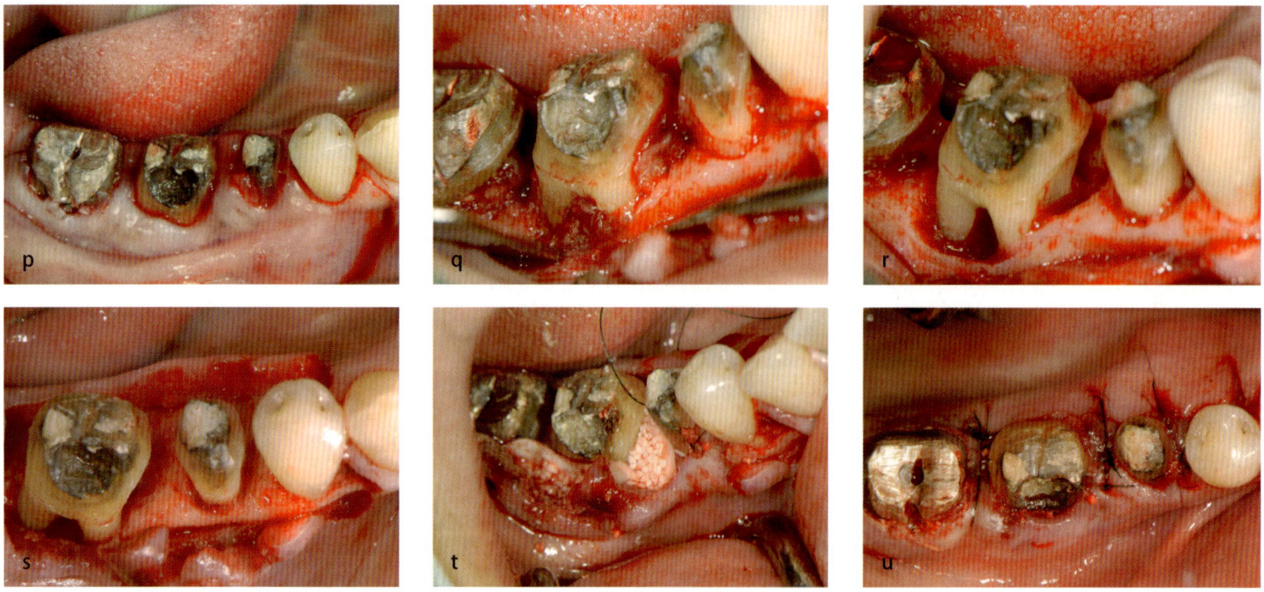

그림 18p~u. 전층판막으로 치은판막을 박리·반전하고 불량 육아조직을 제거했더니 예상대로 골결손이 관찰되었다. 복합형 재생요법(EMD + GTR + bone graft)을 진행했다.

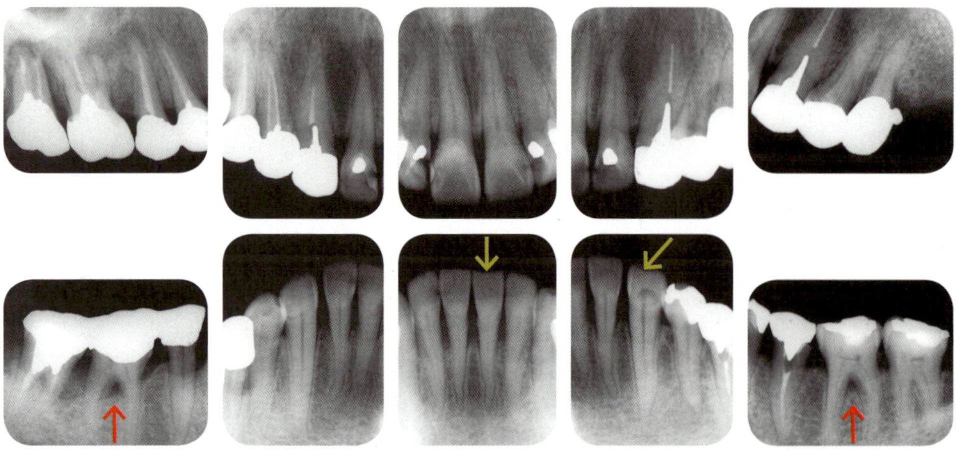

그림 18v. 술전 구내방사선사진. #31, 33의 절단 교모(노란 화살표). #46, 36에 치근분지부 병변(빨간 화살표)이 관찰된다.

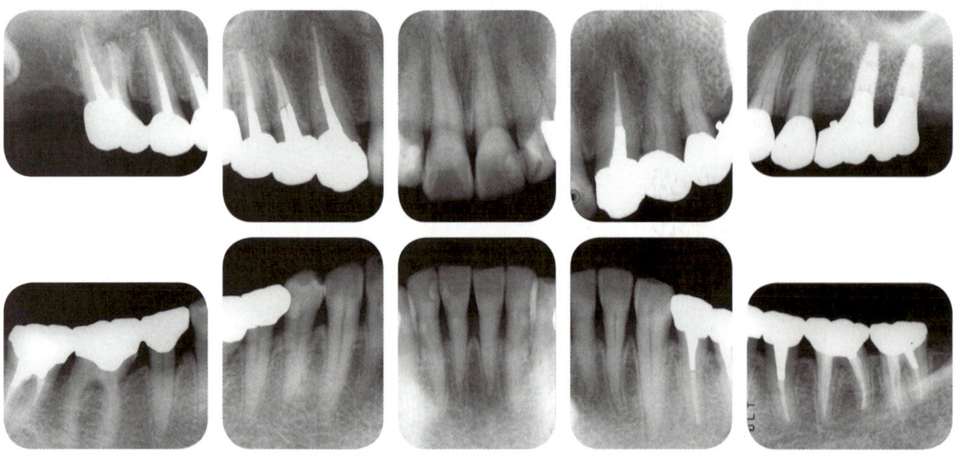

그림 18w. 술후 구내방사선사진.

콘빔CT로 검사해 발치를 피한 증례

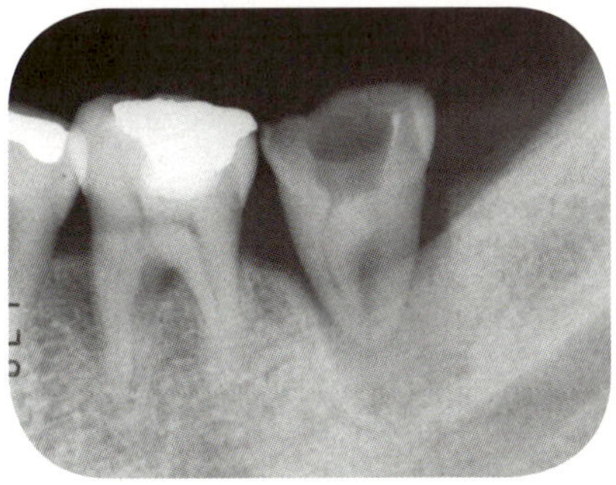

그림 19a. 50대 남성. 전악의 치주치료가 필요한 상태. #37은 중증 골흡수, 수직적 동요로 다른 의원에서 발치를 진단했지만, 발치를 피하고 싶어 본원을 내원. 치과 방사선검사에서는 확실한 발치 증례였다.

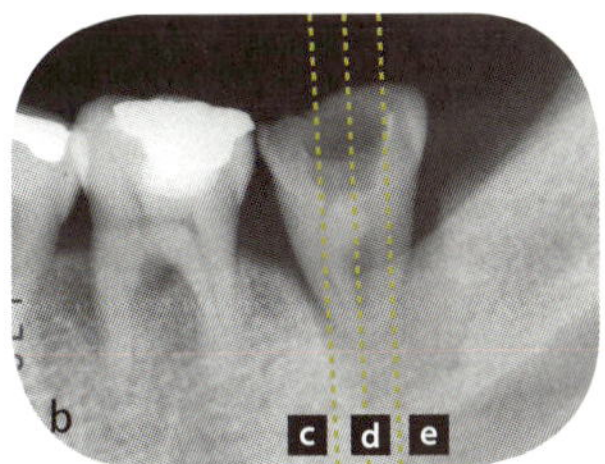

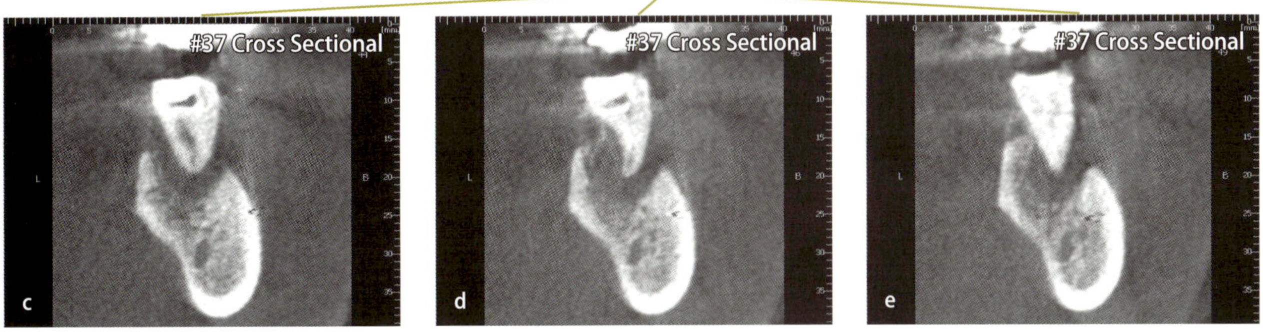

그림 19b~e. 절단면상 검사. 근심, 치근분지부의 슬라이스상에서는 협설측이 골흡수돼 치근 전체가 떠있는 상태. 그러나 원심부에서는 설측벽의 존재를 확인할 수 있다.

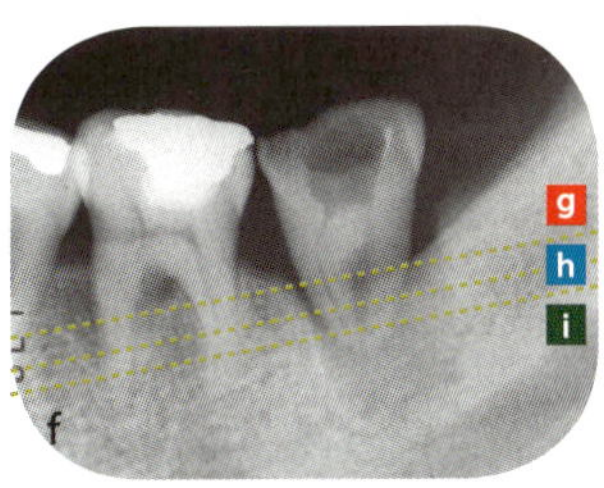

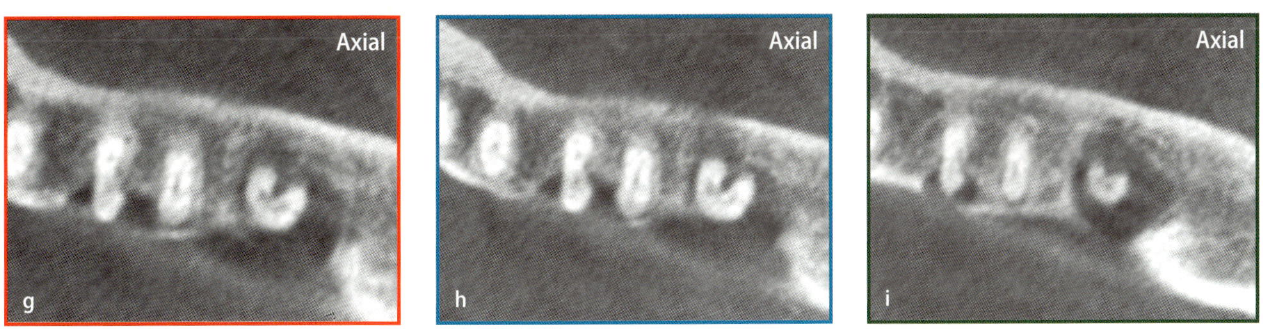

그림 19f~i. 축상면상 진단. #37은 원추형근으로 보인다. 근첨부에서는 전체에 걸쳐 골흡수가 있지만 치경부에서는 원심측 골벽이 남아있는 것을 알 수 있다.

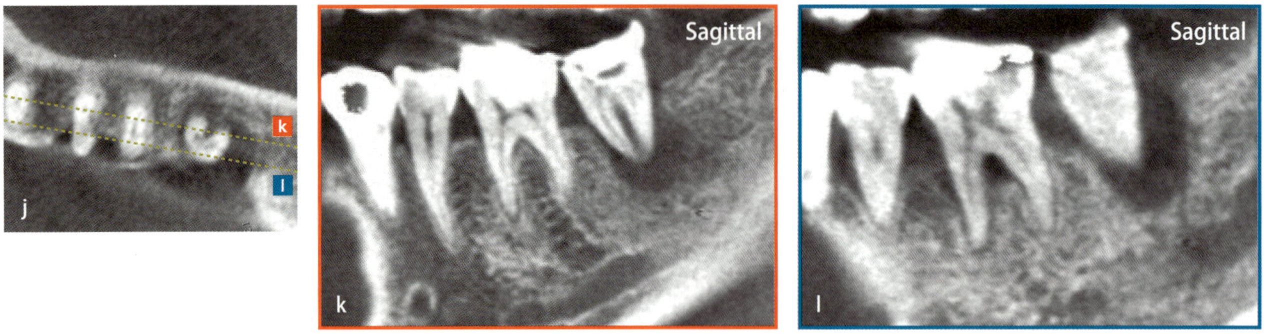

그림 19j~l. 시상면상 진단. 치주-치수 기원의 병변의 가능성이 크다고 진단했다.

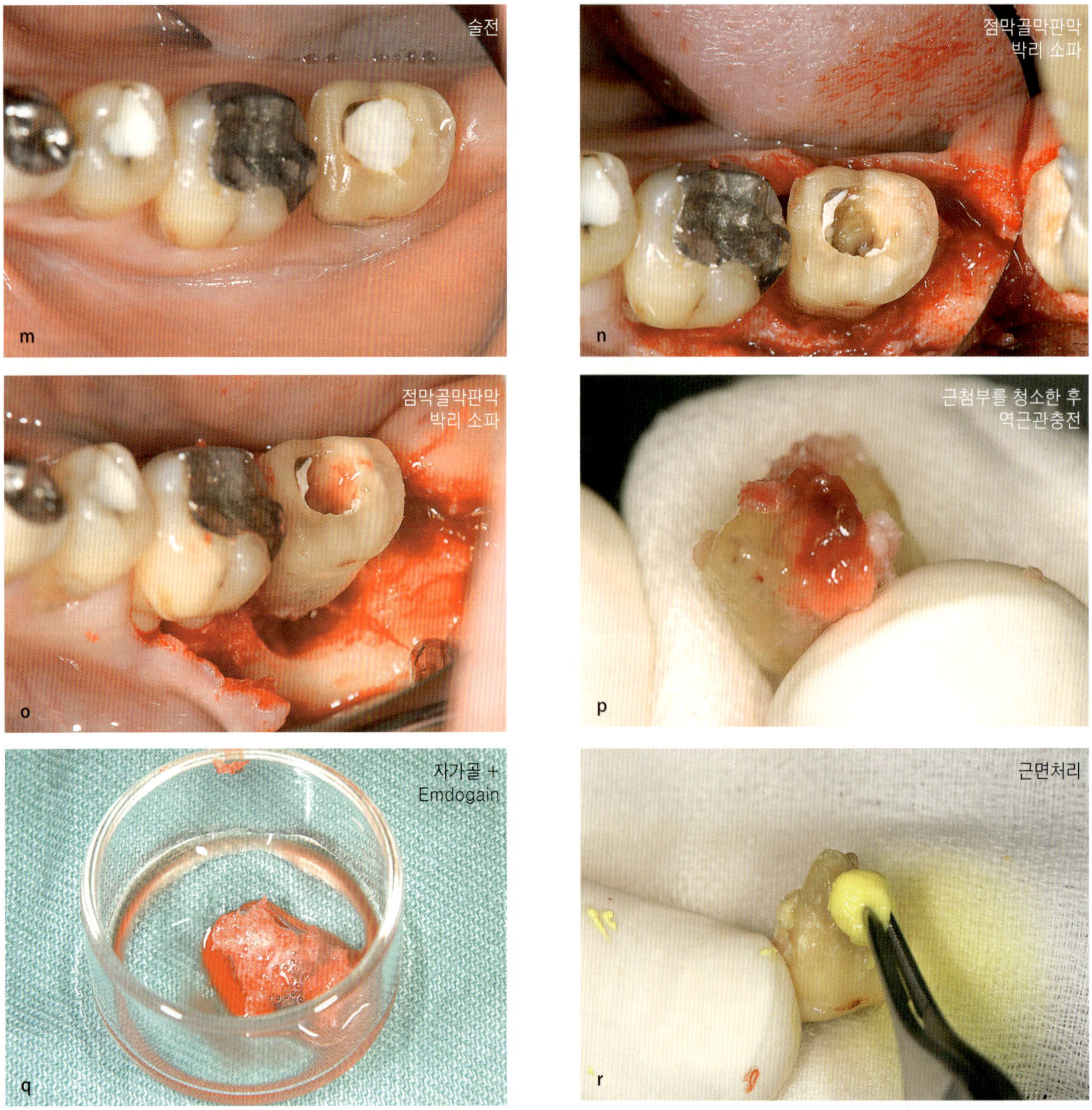

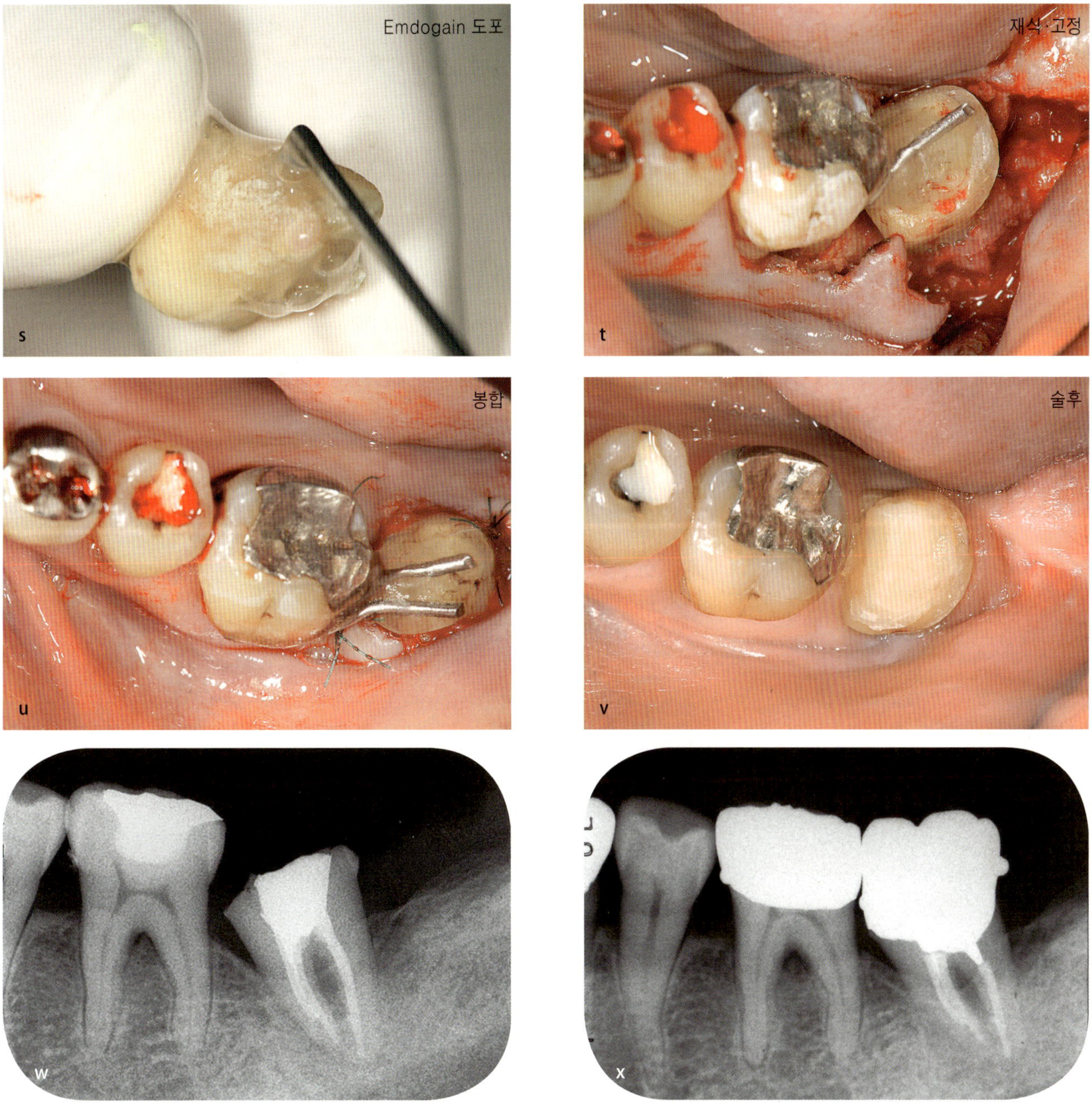

그림 19m~x. 의도적 재식술로 근첨공과 치근막의 존재를 확인할 수 있었다. 만곡된 근첨은 'Superbond'(Sun Medical)로 봉쇄하고 오염된 치근면은 청소 후에 'Emdogain'(Yoshida)을 도포했다. **w** : 술후 7개월. 동요도 없고 골도 순조롭게 회복되었다. **x** : #37 최종 보철 장착 후. 연결하지 않고 교합 기능을 회복할 수 있었다.

콘빔CT를 촬영했더니 예상외로 까다로웠던 증례

구내방사선사진은 협설측 피질골을 투과하여 획득된 영상이므로 골내 병변의 진행을 관찰할 수 없는 경우가 종종 존재한다. 또한 협설측 어느 한쪽의 골이 결손되어도 구내방사선영상에서는 명확히 드러나지 않기 때문에 치료 시점에서 골흡수의 진행 상황을 보고 깜짝 놀라곤 한다. 본 증례에서는 #27 치근에 불분명한 음영이 관찰되어 콘빔CT로 검사했더니 구개측 치근이 완전히 손상된 것으로 확인되어 술전에 구개측 치근을 절단(trisection)하기로 계획하였다.

구내방사선 진단에서 예상한 내용보다 심한 증례

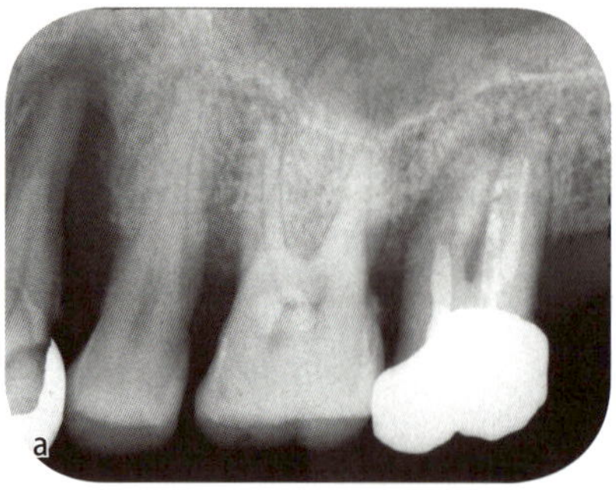

그림 2a. 구내방사선사진 소견에서 #24에 근첨에 이르는 골흡수가 관찰되는데, #27에는 치주인대강의 확대와 흐릿한 투과상이 보인다. 또한 #26, 27 원심에는 치석이 침착해 있다.

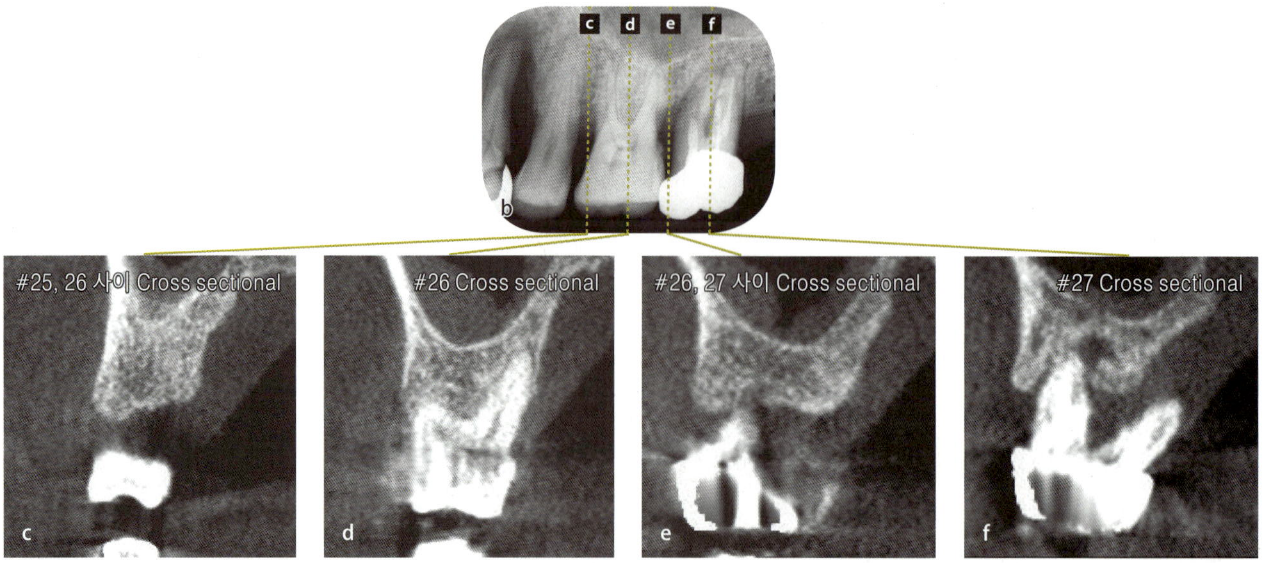

그림 20b~f. 콘빔CT상에서 #27의 구개측에 중증 골흡수가 보이고(**e**) 구개치근이 완전히 손상된 것을 확인할 수 있었다. 이런 예는 일상에서 종종 경험하는 증례이다.

Point 5 **콘빔CT는 발치 또는 보존의 최종 판단에 유효하다!**

구내방사선사진에서 의심 없는 발치 적응증으로 보였는데, 콘빔CT 진단 후에 보존의 가능성을 찾을 수도 있다. 반대로 콘빔CT에서 구내방사선 진단보다 심한 상황이 관찰되기도 한다.

결론

치주치료 시 콘빔CT의 활용은 임플란트에 비해 아직 얻을 수 있는 정보가 적고 확립된 검사법이 제시되지 못하고 있다. 그러나 콘빔CT검사는 제한된 이차원적 검사에서보다 더욱 확실한 삼차원적 검사를 가능하게 하였다. 또한 콘빔CT는 체적 정밀도 면에서 구내방사선영상에 뒤지지 않는 정확한 수치를 제시하며 골결손의 면적과 정도의 파악, 치근분지부 병변의 확대, 정도를 판단하는 데 유익한 정보를 제공한다. 그리고 복수의 치료 계획 중 선택이 어려운 경우 혹은 병적 상태에 대한 상세한 정보를 얻기 어려워 확정적 진단을 내리지 못할 때에 콘빔CT는 최후의 패로서 위력을 발휘하리라 기대한다. 콘빔CT에 기초한 검사·진단 및 치주외과처치의 일련의 흐름은 새로운 체계를 제시할 가능성이 있다. 효율적이며 변경이 적고, 그리고 성공률이 높은 치주외과처치를 달성하려면 보다 고도의 상세한 술전 정보가 필요하다. 여기에 콘빔CT는 중요한 역할을 하리라 기대한다. 한편 콘빔CT를 사용해 정확하게 진단하고 계측하려면 콘빔CT 장비의 정확한 지식과 그 이해를 가지고 대상이 되는 영상을 적절하게 회전, 이동하여 구성할 수 있어야 한다. 이 기술이 없다면 위에 소개한 장점을 최대한 활용할 수 없다. 그리고 영상의 획득에 의한 피폭량을 고려하는 자세 또한 중요하다.

피폭의 위험을 최대한 고민한 후 환자의 동의하에 진행하는 콘빔CT검사는 임플란트뿐만 아니라 치주치료에도 큰 도움이 되며 보다 확실하고 효과적인 치주치료 및 외과적 치료를 실천하는 데 일조한다고 생각한다.

참고문헌

1. 宮田隆, 辰巳順一・編集. 歯周病と骨の科学. 東京：医歯薬出版, 2002.
2. 日本歯科放射線学会・編. 歯科臨床における画像診断アトラス. 医歯薬出版, 2007.
3. 下川公一. 診断としての機能を十分に満たすための X 線撮影. the Quintessence 2005；24 (1 - 3).
4. Walter C, Weiger R, Zitzmann NU. Accuracy of three-dimensional imaging in assessing maxillary molar furcation involvement. J Clin Periodontol 2010；37(5)：436 - 441.
5. Vandenberghe B, Jacobs R, Yang J. Diagnostic validity (or acuity) of 2D CCD versus 3D CBCT-images for assessing periodontal breakdown. Oral Surg Oral Med Oral Pathol Oral Radiol Endod 2007；104(3)：395 - 401.
6. Vandenberghe B, Jacobs R, Yang J. Detection of periodontal bone loss using digital intraoral and cone beam computed tomography images：an in vitro assessment of bony and/or infrabony defects. Dentomaxillofac Radiol 2008；37(5)：252 - 260.
7. 小林馨・編著. 臨床イメージノート. 京都：永末書店, 1994.
8. 熊谷真一・編著. 入門　X 線写真を読む. 東京：医歯薬出版, 2005.
9. 佐野司・編著. 歯科放射線マニュアル. 東京：南山堂, 2006.
10. 神田重信, 新井嘉則・編. 歯科用コーンビーム CT 徹底活用ガイド. 東京：クインテッセンス出版, 2008.
11. 鎌田仁, 稲垣将文. デンタル CT で読み解く症例の真実. 東京：クインテッセンス出版, 2008.
12. 新井嘉則, 谷本英之. 15ステップで使いこなそう歯科用 CT の完全活用ガイド. 東京：医歯薬出版, 2009.
13. 金田隆・編集. 基本から学ぶインプラントの画像診断. 東京：砂書房, 2008.
14. 日本歯周病学会・編. 歯周病の検査・診断・治療計画の指針. 東京：医歯薬出版, 2008.
15. Carranza FA Jr., Newman MG. Clinical Periodontology. 8th ed. WB Saunders, 1996.
16. コーエン ES・編著, 鴨井久一・監訳. 審美再建歯周外科カラーアトラス　第 3 版. 東京：西村書店, 2009.
17. Egelberg J. Periodontics, 3rd edition. Redlands：OdontoScience, 1999.
18. McGuire MK. Prognosis versus actual outcome：A Long-term survey of 100 treated periodontal patients under maintenance. J Periodontol 1991；62：51 - 58.
19. McGuire MK. Prognosis versus actual outcome Ⅱ：The effctiveness of clinical parameters in developing an accurate prognosis. J Periodontol 1996；67：658 - 665.
20. McGuire MK. Prognosis versus actual outcome Ⅲ：The effctiveness of clinical parameters in accurately predicting tooth survival. J Periodontol 1996；67：666 - 674.
21. Avila G, Galindo-Moreno P, Soehren S, Misch CE, Morelli T, Wang HL. A novel decision-making process for tooth retention or extraction. J Periodontol 2009；80(3)：476 - 491.
22. Richards DW, Kao RT. Strategic extraction：comparison of traditional and implant therapies. J Calif Dent Assoc 2008；36(3)：181-186.
23. Wolf HF, Rateitschak EM, Rateitschak K・著, 日本臨床歯周病学会・訳. ラタイチャーク　カラーアトラス　歯周病学, 第 3 版. 京都：永末書店, 2008.
24. Misch KA, Yi ES, Sarment DP. Accuracy of cone beam computed tomography for periodontal defect measurements. J Periodontol 2006；77(7)：1261 - 1266.
25. Walter C, Kaner D, Berndt DC, Weiger R, Zitzmann NU. Three-dimensional imaging as a pre-operative tool in decision making for furcation surgery. J Clin Periodontol 2009；36(3)：250-257.
26. 上條雍彦. 口腔解剖学　1　骨学. アナトーム社, 1966.
27. 江澤庸博. 一からわかるクリニカルペリオドントロジー. 東京：医歯薬出版, 2001.

28. Klein F, Kim TS, Hassfeld S, Staehle HJ, Reitmeir P, Holle R, Eickholz P. Radiographic defect depth and width for prognosis and description of periodontal healing of infrabony defects. J Periodontol 2001 ; 72(12) : 1639-1646.

29. Tsitoura E, Tucker R, Suvan J, Laurell L, Cortellini P, Tonetti M. Baseline radiografic defect angle of the intrabony defect as a prognostic indicator in regenerative periodontal surgery with enamel matrix derivative. J Clin Periodontol 2004 ; 31 : 643-647.

30. Baltacioglu E, Tasdemir T, Yuva P, Celik D, Sukuroglu E. Intentional replantation of periodontally hopeless teeth using a combination of enamel matrix derivative and demineralized freeze-dried bone allograft. Int J Periodontics Restorative Dent 2011 ; 31(1) : 75-81.

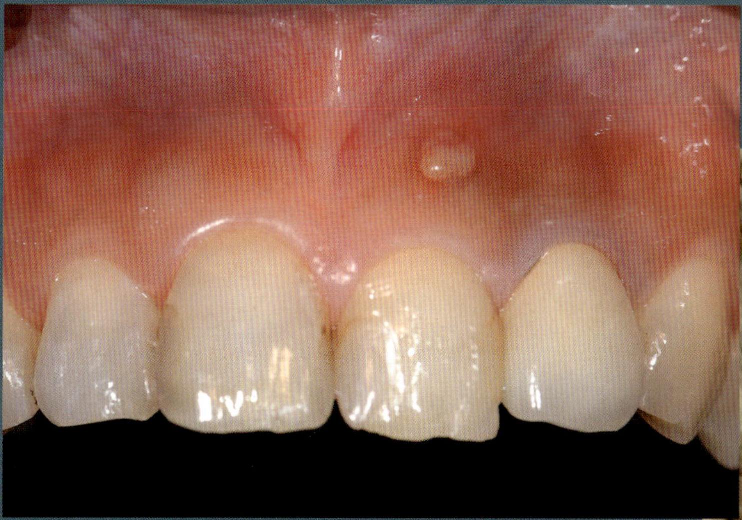

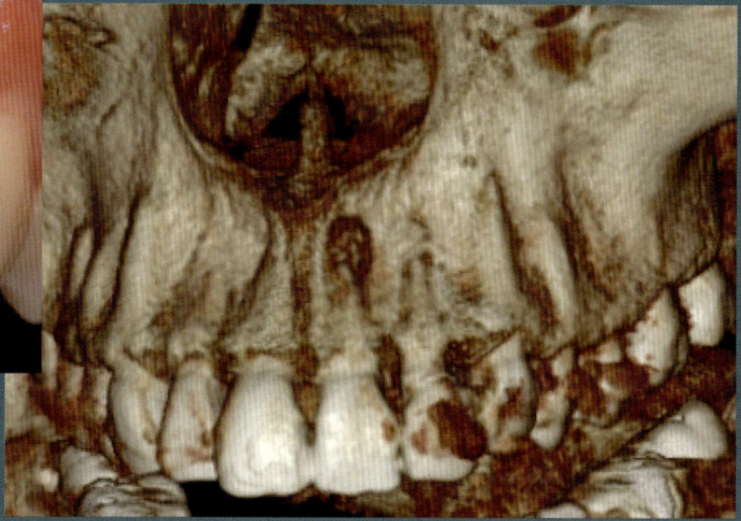

2.2 근관치료

삼차원적 병변의 진단과 근관 단위의 치료가 가능하다!

해설 **安東俊夫 (Ando Toshio) / 葛西秀夫(Kasai Hideo)**

왜 근관치료에 치과용 콘빔CT가 필요할까?

근관치료의 예측성 향상과 환자에게 동의서를 얻기 위해 삼차원 검사·진단이 필요하다.

왜 근관치료에 치과용 콘빔CT가 필요할까?

근관치료의 예측성 향상과 환자에게 동의서를 얻기 위해 삼차원 검사·진단이 필요하다.

근관치료 시 영상 진단은 지금까지 주로 구내방사선사진과 파노라마방사선사진에 의존해 왔다. 규격성이 있는 선명한 구내방사선사진은 고유 치조골의 상태, 치주인대강의 확대, 치조백선의 소실과 같은 병변을 확인하는 데 중요한 정보를 제공한다. 그러나 이 영상은 이차원적이며 판독하는 데 한계가 있다. 이것이 치과치료 중에 근관치료가 수고와 시간, 숙련된 기술, 오랜 경험이 가장 필요한 처치라고 여겨지는 이유 중의 하나이다.

오늘날 치과용 콘빔CT가 보급되면서 근관치료 분야에도 활용되게 되었다. 이차원적 진단과 함께 병변과 근관 내부를 삼차원으로 검사할 수 있게 되었다. 그로 인해 지금까지 이상으로 효율적이고 정밀도 높은 치료가 가능해지고 환자의 부담도 줄고 근관치료의 예측성도 향상되었다.

콘빔CT의 최대 장점은 일단 촬영하면 임의의 방향에서 촬영한 단층 영상을 조건을 바꿔가며 반복적으로 판독할 수 있다는 것이다. 따라서 구내방사선사진으로 알 수 없는 협설측, 수평측 상태를 충분히 관찰하고 실제 치료 계획에 반영할 수 있다. 표 1에 근관치료 시 콘빔CT의 유효성을 정리했다.

표 1. 근관치료에서 콘빔CT의 유효성

① 치근, 근관 형태의 파악(형태, 개수, 크기, 위치)
② 치근 파절의 진단(부위, 방향, 상황)
③ 주위 조직과 위치 관계(상악 구치부→상악동/하악 구치부→이공, 하악관)
④ 치근단 병변의 파악(피질골과 관계, 병변 침윤 정도, 치수 병변, 치주 병변의 확인)
⑤ 미숙한 근관치료의 확인(천공, 근관충전 불량, 파일 파절)

콘빔CT 활용 "기본편"

치과용과 콘빔CT, 이차원 및 삼차원 진단의 비교

치아의 해부: 근관의 이차원 및 삼차원 정보의 비교

구내방사선사진은 입체적인 형태를 평면으로 보여준다. 따라서 다수의 치근이 있어도 치근이 중복되거나 흐릿하게 촬영되어 진단에 어려움이 있었다. 콘빔CT를 사용하면 그런 문제를 일거에 해결할 수 있다.

아래에 임상에서 자주 경험하는 치근 형태를 이차원 영상 및 삼차원 영상으로 비교해 보았다.

하악 제2대구치 원추형근

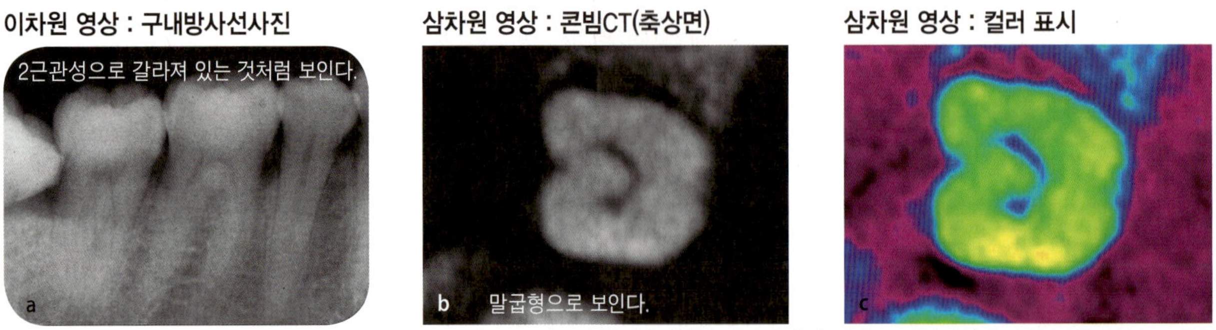

그림 1a~c. 원추형근은 하악 제2대구치에서 종종 볼 수 있고, 근심근과 원심근이 협측에서 유합해 있다. 구내방사선사진에서 2근관성으로 관찰되는 경우가 많다. 치수강을 개방하면 원추형근으로 판별되는데, 구내방사선사진(이차원 영상)만으로는 판단하기가 어렵다. 콘빔CT를 사용하면 사전에 원추형근을 확인할 수 있다.

하악 전치 2근관성

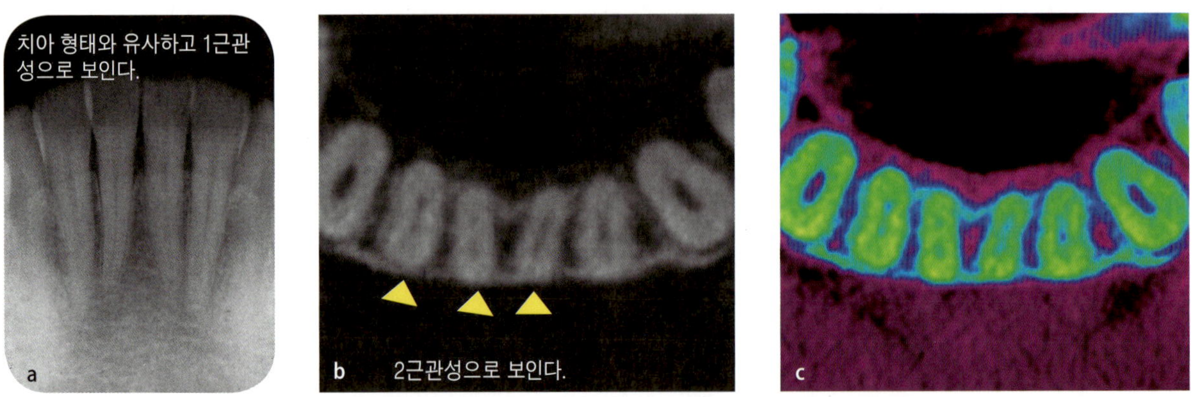

그림 2a~c. 하악 전치에서는 2근관성을 자주 볼 수 있다. 구내방사선사진에서는 편심 투영으로 확인이 가능하지만, 콘빔CT를 사용하면 근관 형태를 보다 명확하게 파악할 수 있다.

상악 제1대구치 근심 협측 2근관성

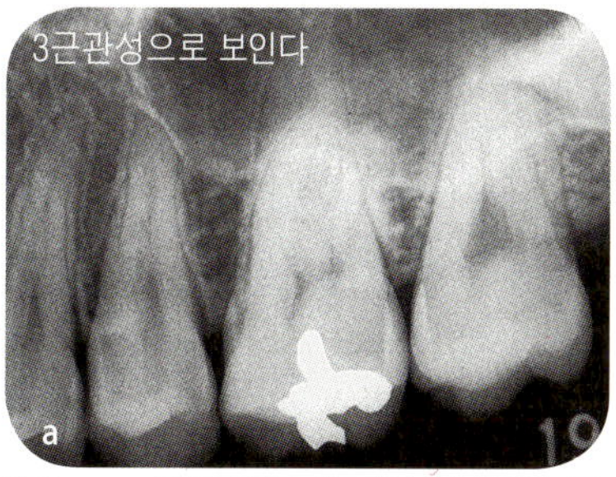

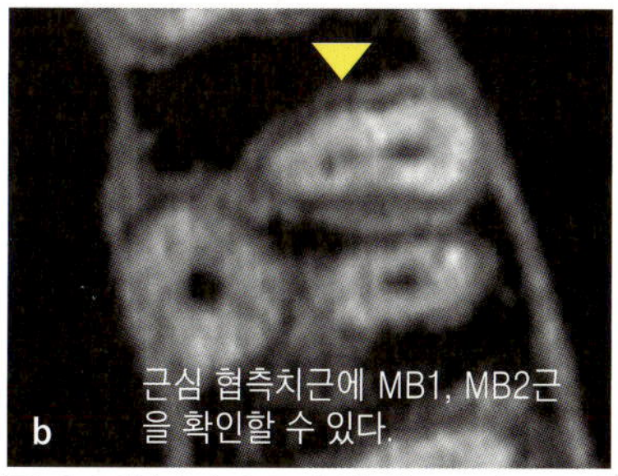

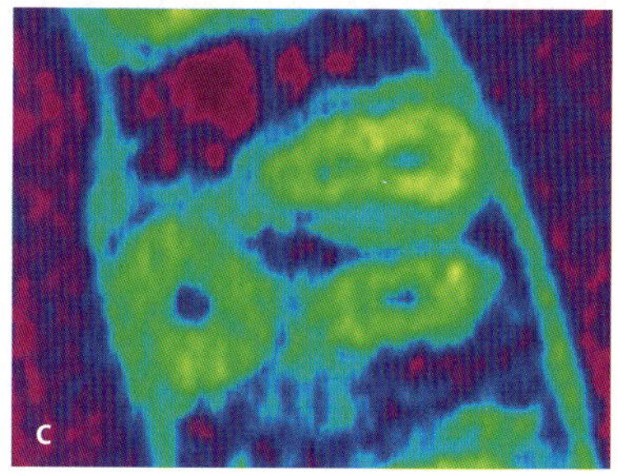

그림 3a~c. 근심 협측치근에서 구개측에 주로 관찰된다. 근첨까지의 근관 형태는 콘빔CT를 활용하면 보다 정확하게 검사할 수 있다.

하악 제1대구치 4근관성

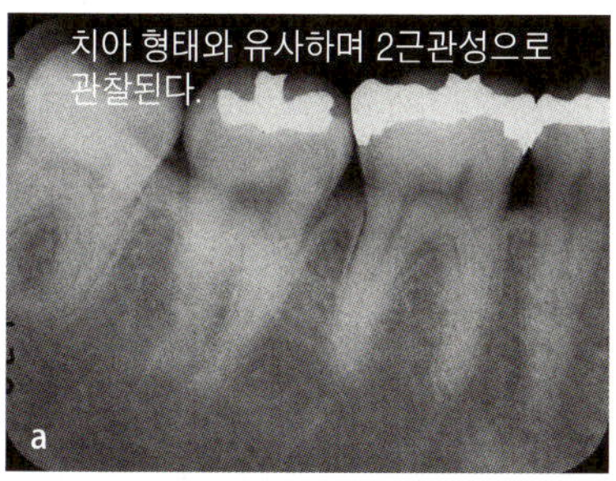

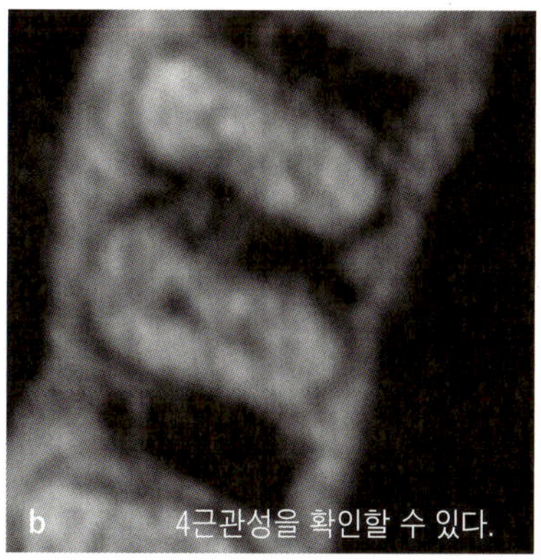

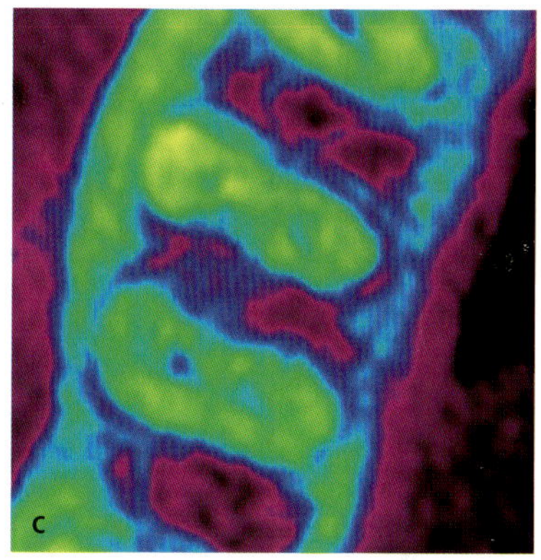

그림 4a~c. 보통은 2근, 3근관성이고, 근심근 속에 2근관, 원심근 속에 1근관이다. 원심 부근 중에 독립된 근관이 존재하고, 드물게 4근관이 보이기도 한다. 구내방사선사진에서는 원심근이 협설적으로 중복되게 보이는 경우가 많고 콘빔CT를 사용하면 판별할 수 있다.

Point 6 **콘빔CT로 치근과 치근관의 개수 및 형태를 정확하게 알 수 있다**

구내방사선사진으로 치근과 치근관 개수 및 형태를 검사하려면 지금까지 2차원 영상을 투영해 술자의 경험에 의존해 왔는데, 콘빔CT의 수평영상(축상면)을 보면 정확하게 확인할 수 있고 특히 감염된 근관치료에 유리하다. 또한 파일의 삽입 방향을 쉽게 판단할 수 있다.

콘빔CT영상 슬라이스법과 진단

이번에는 단근관의 근관 병변을 참고로 근관치료할 때에 콘빔CT영상의 슬라이스와 진단을, 이차원 영상과 삼차원 영상을 비교하면서 해설했다.

콘빔CT영상 슬라이스법과 진단

술전 구강 내 정면 모습, 구내방사선사진

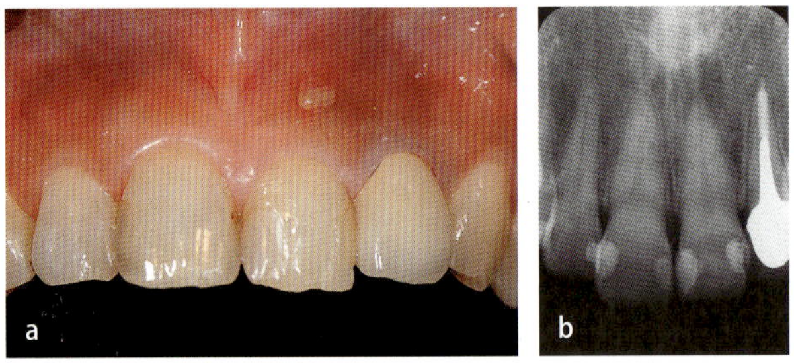

그림 5a, b. 환자는 #21의 동통과 치은 종창을 주소로 내원. 구내방사선사진에서 병변이 보인다.

MPR 화면(전체 영상의 파악)

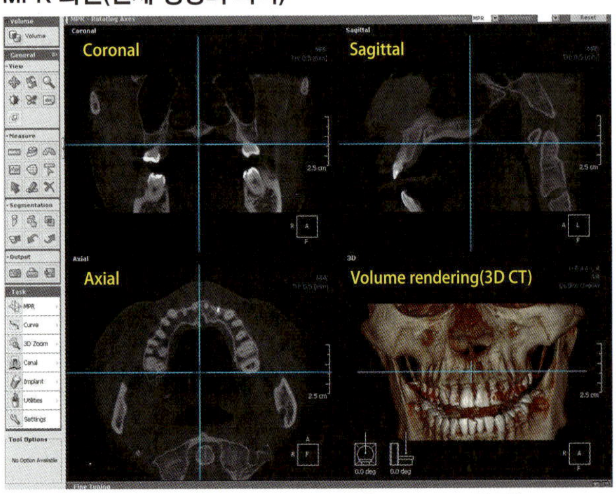

그림 6. 촬영이 끝나면 Viewer 프로그램으로 MPR 화면(Multi Planar Reconstruction)을 다양한 각도의 단층면으로 재구성하고 가장 먼저 coronal(관상면), sagittal(시상면), axial(축상면), Volume rendering(3D CT) 4화면이 표시된다.

파란 스크롤바를 환치에 맞춘다

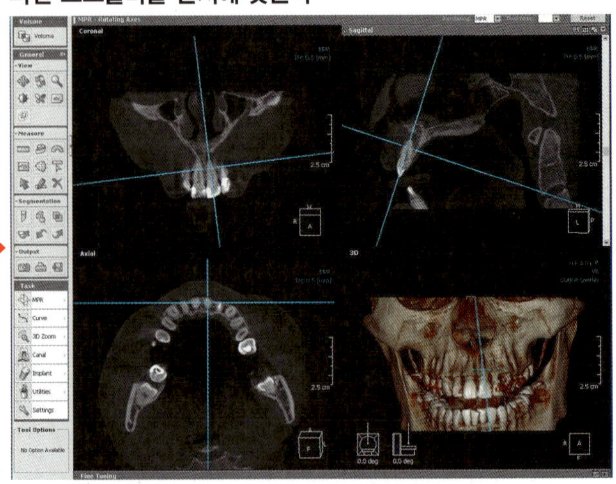

그림 7. MPR 화면상에 그려진 파란 스크롤바를 환치 #21의 치축에 맞추면 환치의 전체 상을 파악할 수 있다. 빨간 상자에 표시되는 태스크바로 curve에 커서를 맞추고 cross sectional(절단면)을 클릭해 axial(축상면)로 넘어간다.

축상면에 선을 설정

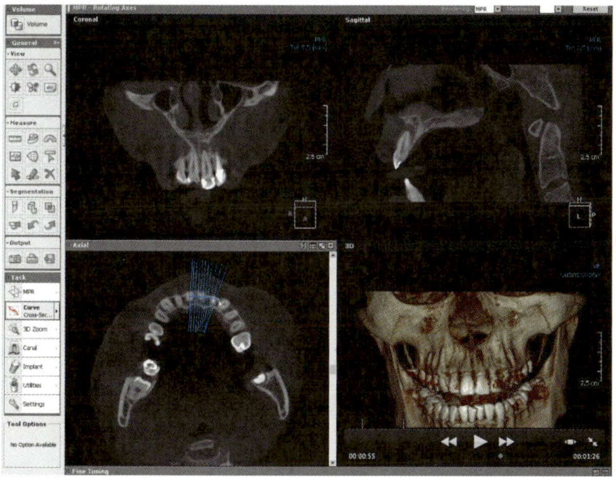

그림 8. 축상면 화면에서 치열궁의 중앙을 따라 클릭하고 선을 설정한다.

절단면

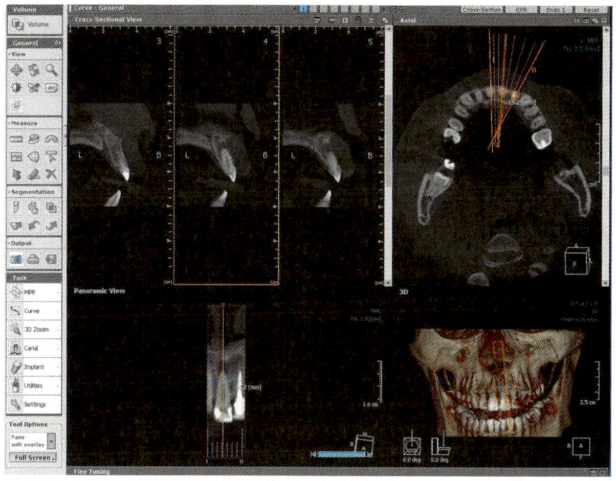

그림 9. 우측 위 축상면에서 환치를 치열궁 중앙을 따라 선을 설정하면 좌측 위에 절단면상이 재구성된다. 근관치료의 경우 치근단 병변부의 고유 치조골의 상태, 치근막의 확대, 치조백선의 상실을 삼차원으로 파악할 수 있다.

절단면

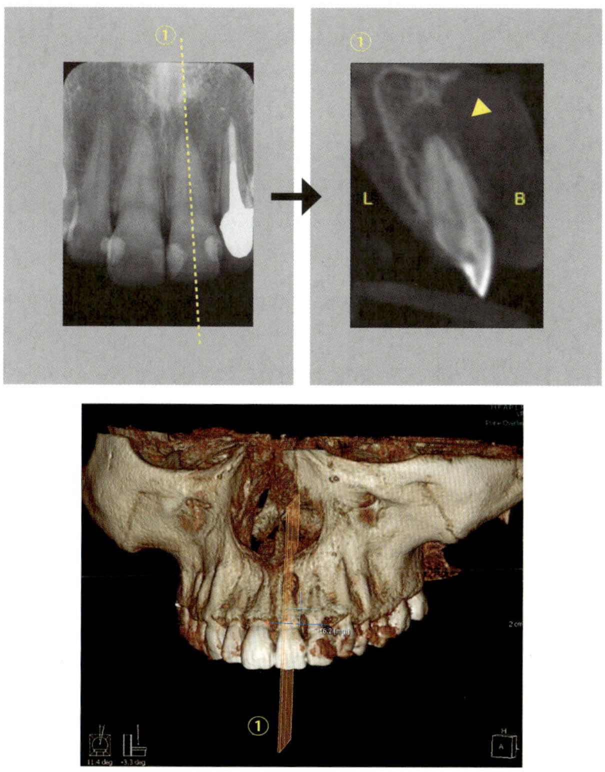

a

축상면

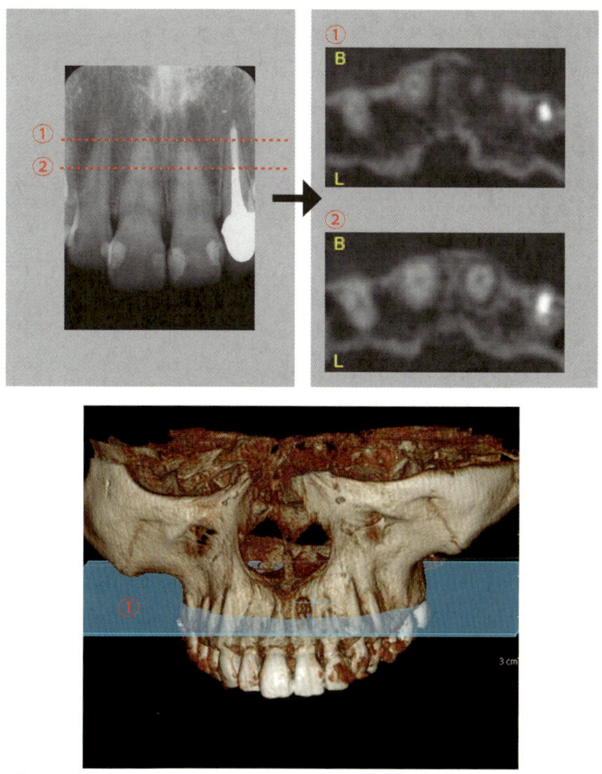

b

그림 10a, b. a의 구내방사선사진의 노란 점선 부분의 단면도가 절단면이고 근첨부, 협측 피질골의 흡수를 볼 수 있다. b의 구내방사선사진의 빨간 점선 부분의 단면도가 축상면이고, 근첨부는 전체적으로 병변에 포함되어 있으며 치근단 부위에서 골흡수를 볼 수 있다.

축상면과 시상면

축상면

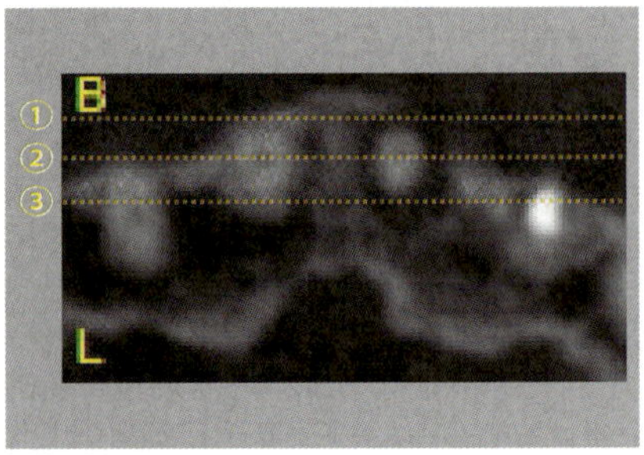

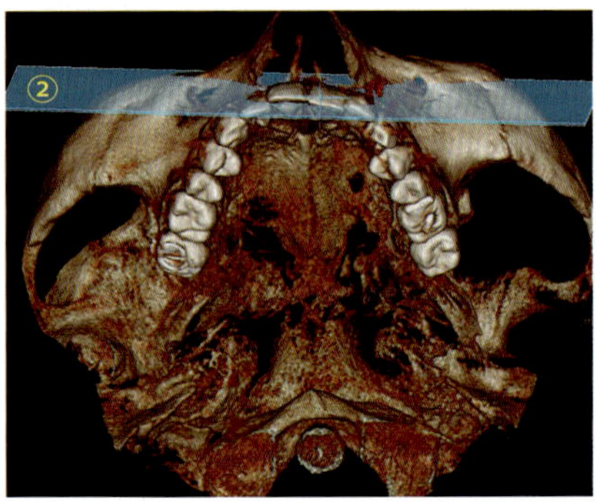

a

시상면

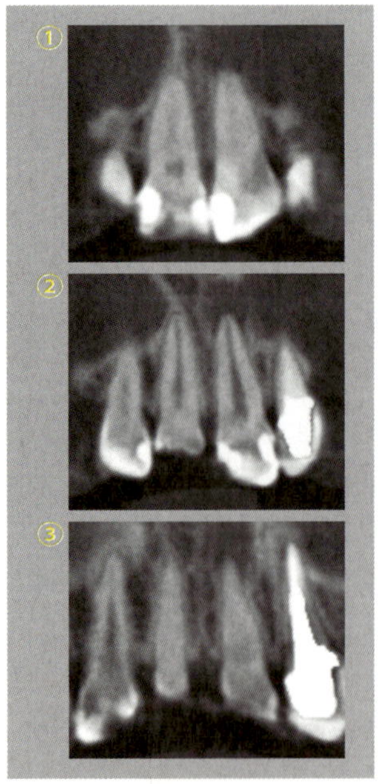

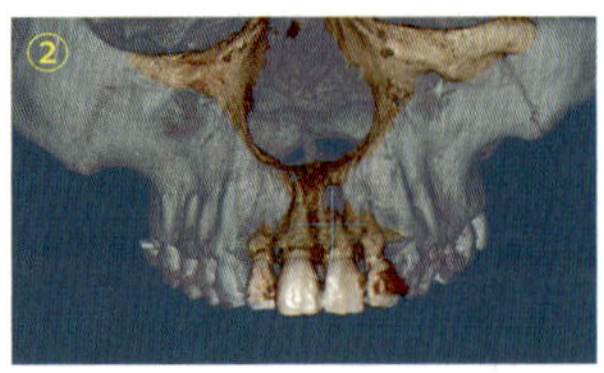

b

그림 11a, b. 축상면과 시상면에서 치아의 중심, 협측면, 설측면 영상을 슬라이스하면 병변의 상태와 크기를 알 수 있다.

구내방사선사진

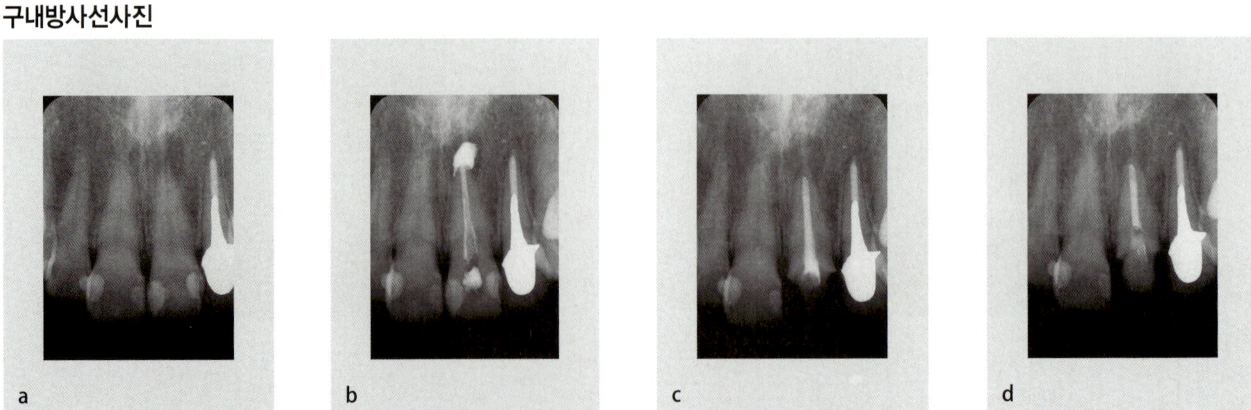

그림 12a~d. 구내방사선사진의 초진 상태(a), 수산화칼슘제제를 사용(b), 초진 후 4개월이 경과해 근관충전한 상태(c), 근관충전 1개월 후(d). 근관충전 후 1개월(d)이 경과했을 때 치근단 병변은 술전(a)과 차이가 없다.

콘빔CT에서 술전, 근관충전 후 1개월, 술후 비교

술전

근관충전 후 1개월

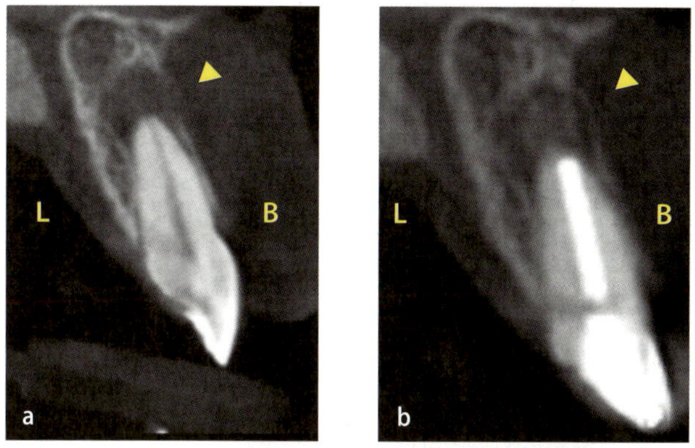

그림 13a~e. 술전(a)과 근관충전 후 1개월의 절단면상(b). 이 둘을 비교해 보면 협측 피질골이 재생되었고 치유 경향을 진단할 수 있다. c~e는 최종 보철물 장착 후 상태.

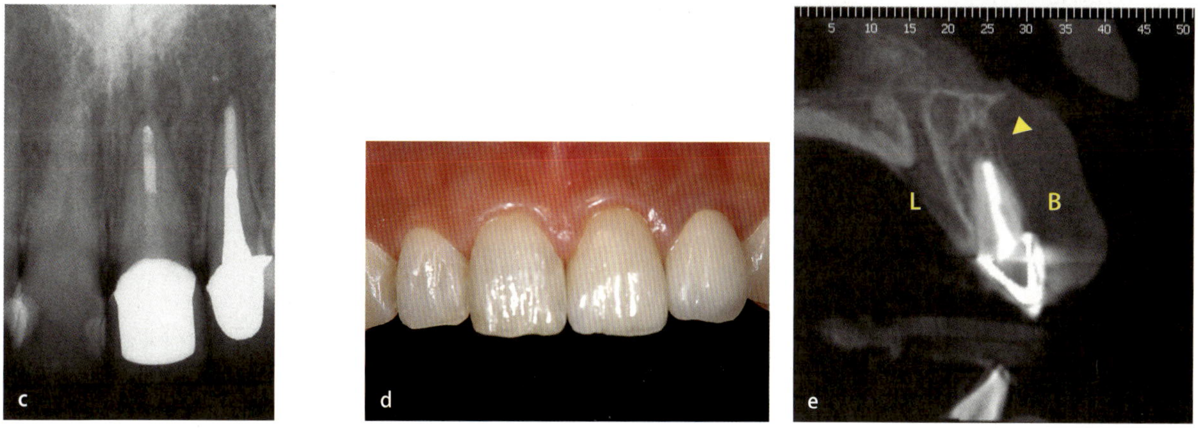

Point 7 콘빔CT로 치근단 병변의 정확한 검사 · 진단과 치료 경과를 확인할 수 있다!

구내방사선사진에서는 술전, 근관충전 후 치근단 병변에 변화를 볼 수 없지만, 근관충전 후 1개월이 경과해 콘빔CT의 절단면상에서 치유 경향을 진단하였고 최종 보철물을 제작했다.

진단·치료가 변화하다 "심화편"

콘빔CT로 진단하면 안심! 이차원 진단과 콘빔CT 진단으로 효율적인 치료가 가능했던 증례에서 배우다

근관치료를 할 때에 문진, 병력, 시진, 촉진을 하는데, 구내방사선사진의 정보가 가장 유용한 진단 재료가 될 때가 많다. 그러나 삼차원의 치아 병변을 이차원으로 투영하는 방사선에는 한계가 있다.

여기에 콘빔CT 진단을 추가하면 지금까지 판별이 곤란했던 근관의 중복, 방향, 병변의 진행 정도를 치아 단위가 아니라 각 근관 단위로 진단할 수 있다.

콘빔CT로 치근단 병변의 진행의 차이를 확인한 증례

술전 구내방사선사진 및 구강 내 사진

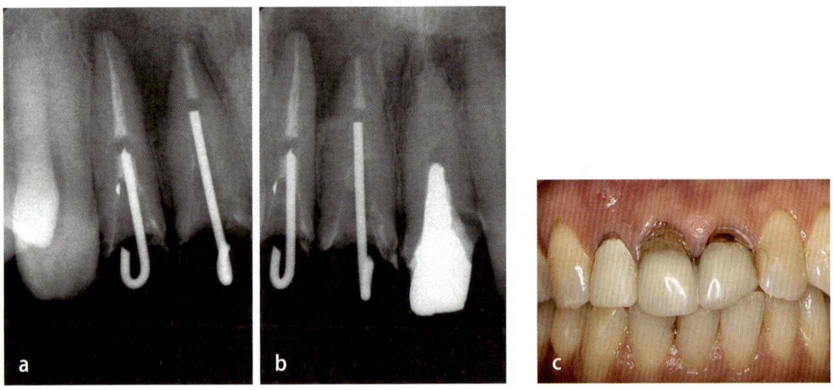

그림 14a~c. 환자는 #12, 11, 21 보철물의 재제작을 희망하여 내원. 구내방사선사진에서는 3개 치아에 불완전한 근관치료로 발생한 치근단 병변이 보인다.

CT 진단

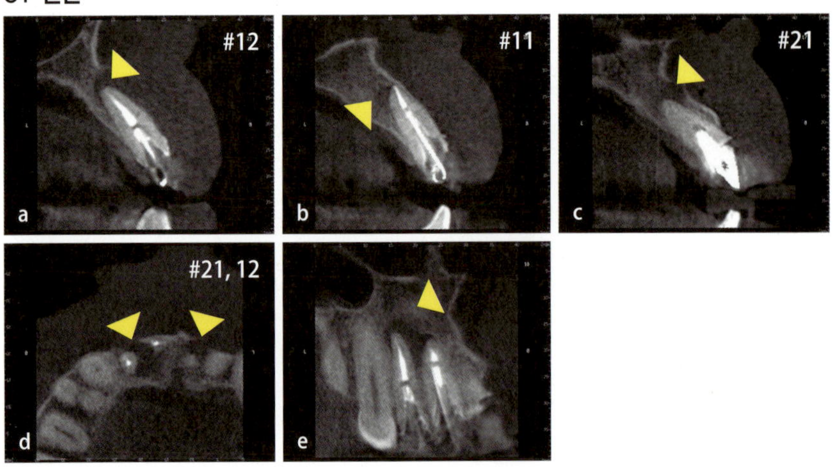

그림 15a~e. 이차원적으로 같은 병변처럼 보이지만 시상면(**a~c**) 진단에서는 다른 진행도를 볼 수 있다. 병변은 #12, 21은 순측, #11은 구개측으로 진행해 있다. 특히 #12는 순측 피질골을 팽융시키는 소견을 보였다. 한편 축상면(**d**)과 관상면(**e**)의 진단에서 #12, 11은 병변이 연결된 것처럼 보이고, #12, 21에 의해 순측 피질골까지 파괴되었다. 이상을 통해 #12 병변의 치료 난이도가 가장 높고, 오랜 치료 기간을 요한다고 진단했다.

근관충전 시 구내방사선사진

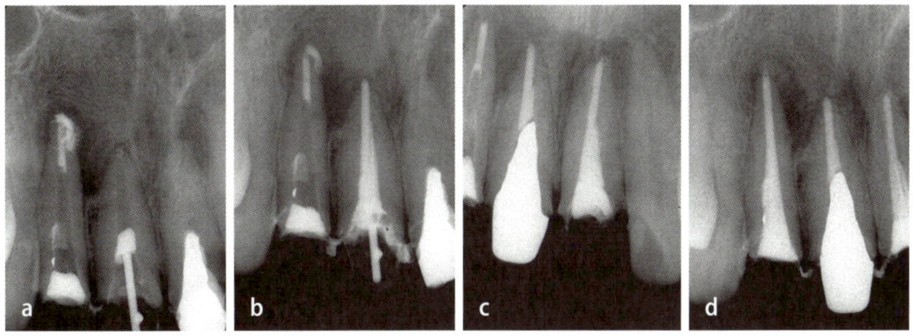

그림 16a~d. a : 치료 경과. 근관 밖에 수산화 칼슘제제를 사용해 병변부의 축소에 힘썼다. **b :** #11은 병변의 축소 경향을 확인한 후에 근관충전(치료 개시 5개월 후). **c :** #21, 치료 개시 9개월 후에 병변부의 축소 경향을 확인한 후 근관충전. **d :** #12, 예상대로 병변의 축소에 시간이 걸렸다. 치료 개시 11개월 후 근관충전.

근관충전 후 콘빔CT영상

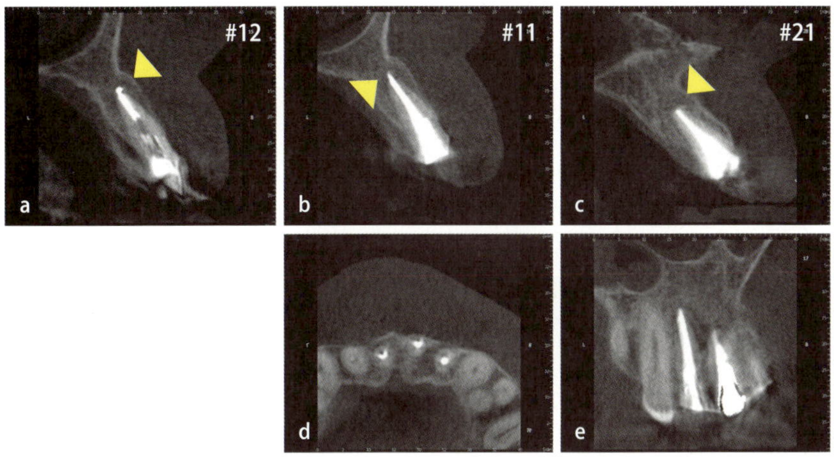

그림 17a~e. 근관충전 후 시상면(a~c), 축상면(d), 관상면(e). 치근단 병변의 치유 경향과 그에 동반해 피질골의 연속성이 회복된 것을 볼 수 있다.

술후 구강 내, 구내방사선사진 및 콘빔CT영상

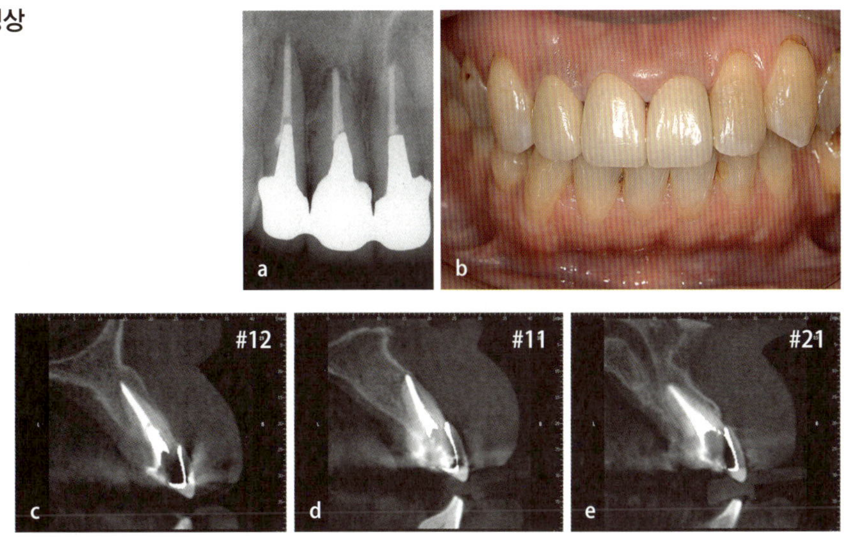

그림 18a~e. 보철물 장착 후 구강 내 사진과 구내방사선사진, 콘빔CT의 시상면. 병변은 축소되었지만 향후 주의 깊은 경과 관찰이 필요하다.

Point 8 근관치료의 환자 동의에 콘빔CT영상은 유효하다!

구내방사선사진에서는 병변의 진행도를 이차원으로밖에 진단할 수 없었다. 콘빔CT 진단을 추가하면 삼차원 진단, 특히 골의 소실 정도를 보다 정확하게 진단할 수 있다. 따라서 환자에게도 결과가 예측 가능한 치료 과정을 설명할 수 있다. 근관 처치는 치료 기간이 걸리므로 환자 동의를 확립하기 위해 콘빔CT영상을 이용해 설명하는 것이 효과적이다.

콘빔CT로 진단하면 안심! 이차원 진단을 보완해 근관치료에 성공한 증례에서 배우다

요즘 치근분지부 병변을 치유하는 데 어려움을 느끼는 임상가가 많은 것 같은데, 구내방사선사진과 콘빔CT를 활용하면 검사·진단을 확실하게 할 수 있다. 아래에 참고 증례를 소개한다.

콘빔CT로 이차원 진단을 보완해 진행한 증례

술전

구강 내 사진 및 구내방사선사진

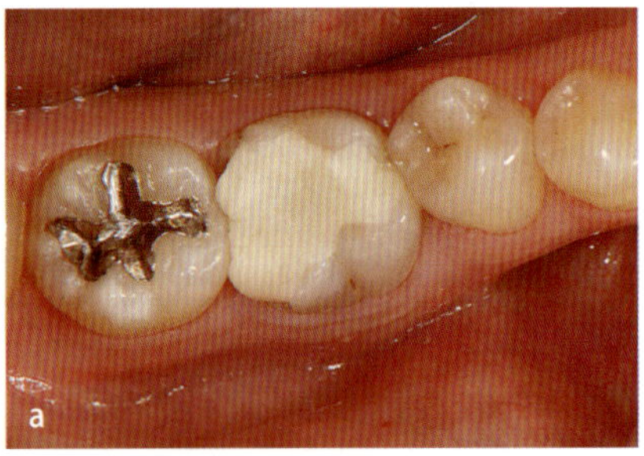

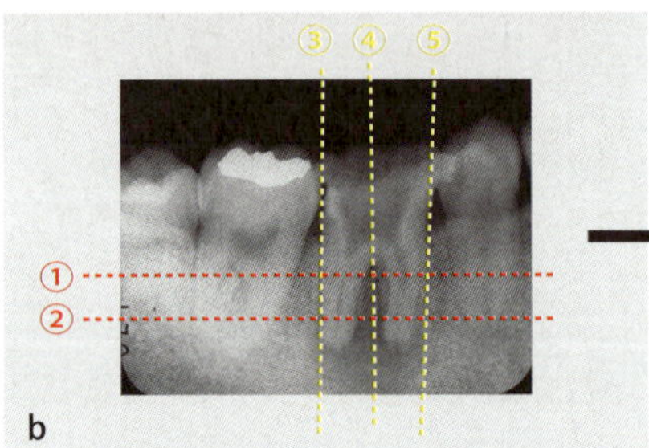

술전 콘빔CT영상

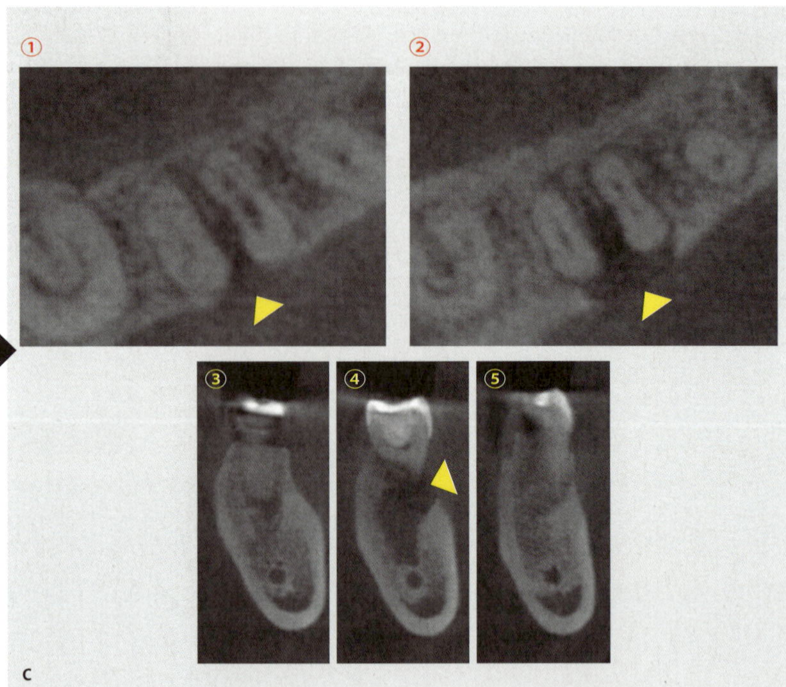

그림 19a~c. 환자는 #46의 인레이가 탈락해 내원. 치수 반응은 없었다. 구내방사선사진에서 치근분지부에 투과상이 관찰되어 치수 병변 유래의 치근분지부 병변을 진단. 콘빔CT상에서는 치근분지부 협측 피질골의 흡수가 보인다.

술후

구강 내 사진과 구내방사선사진

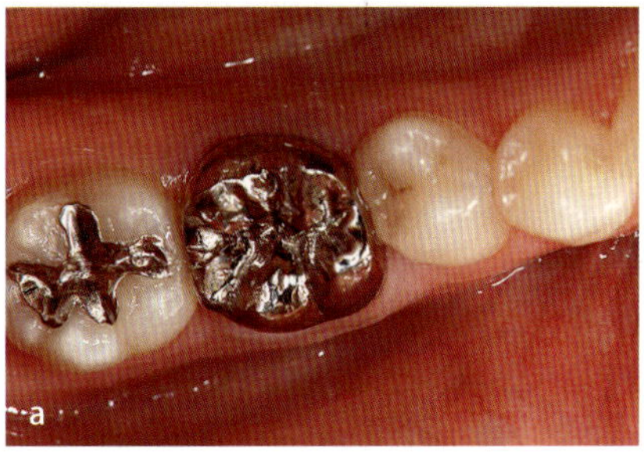

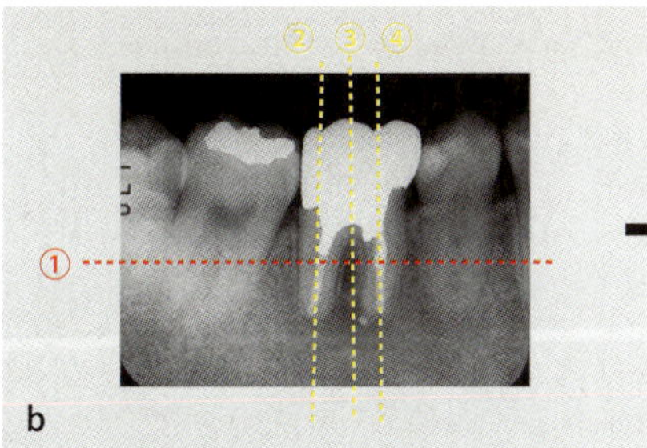

술후 콘빔CT영상

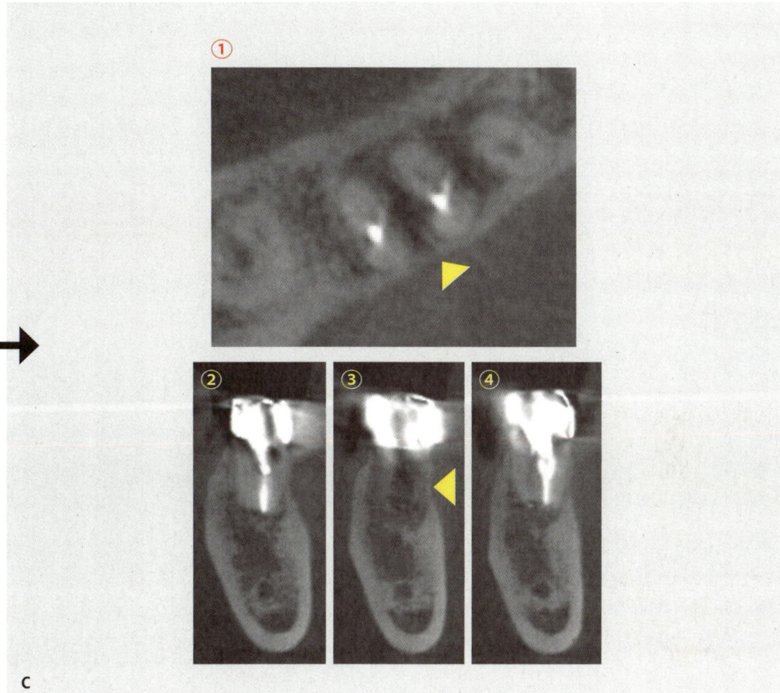

그림 20a~c. 술후 구내방사선사진(b)에서 치근분지부 투과상도 감소하고 골이 재생된 것을 확인할 수 있다. 콘빔CT상의 축상면, 절단면(c)에서 협측 치조골의 재생을 삼차원으로 확인할 수 있다.

Point 9 치수 병변 유래 치근분지부 병변의 감별진단은 콘빔CT로!

과거 치근분지부 병변은 구내방사선사진, 치주낭 검사, 치수 상태, 전악 치주병의 이환 등을 통해 종합적으로 평가했는데, 콘빔CT를 활용해 보다 확실하게 진단할 수 있게 되었다.

콘빔CT로 확인했더니 예상외로 까다로웠던 증례!

근관치료에서 악골 내 병변의 진행 정도는 파노라마나 구내방사선사진의 이차원 진단에 의존해 왔다. 그러나 그 진단으로는 골의 두께, 골질의 차이에 따른 골내 병변의 정확한 상태를 파악하기가 곤란하다. 치과 방사선에서 병변이 단순하게 보였는데 콘빔CT로 확인했더니 의외로 상황이 복합했던 증례를 경험한 적이 적지 않다.

치수-치주 병변이 혼재한 증례

초진 시 구내방사선사진

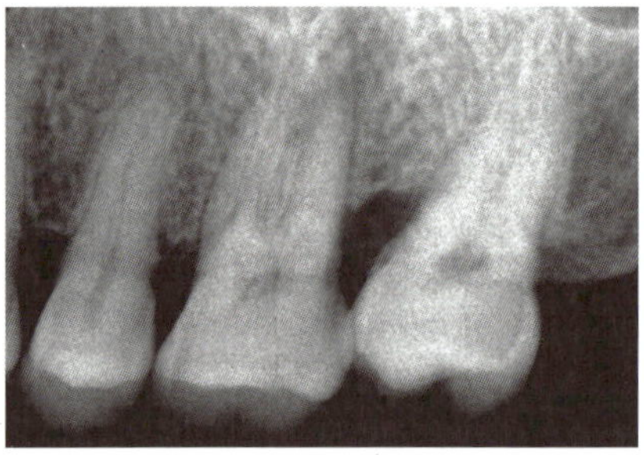

그림 21. 환자의 주소는 좌측 상악 구치부의 위화감, #26 근첨부의 투과상과 #26, 27 사이 골결손을 확인할 수 있었다. 치주낭은 #26 원심부는 6mm, #26의 근심, 협측, 구개측은 3mm였다. 근첨부 투과상의 원인 근은 구내방사선사진에서 확실하게 보이지 않았다.

콘빔CT 진단(절단면, 3D CT상)

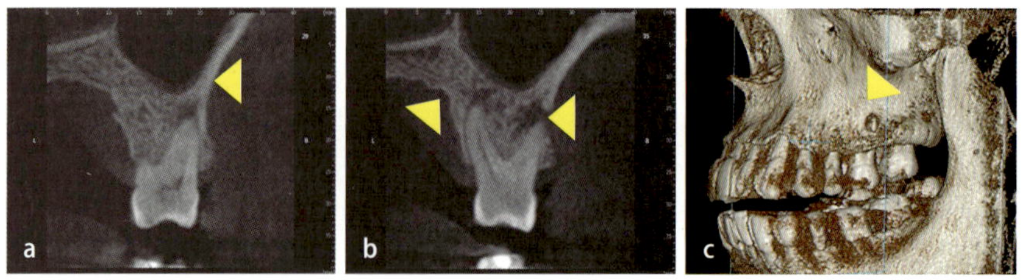

그림 22a~c. 콘빔CT 진단. **a**의 절단면상에서는 #26의 근심 협측치근을 축으로 하는 단면이고 협측 근첨에 병변이 관찰되지만 피질골까지 침윤은 없다. **b**는 원심 협측치근과 구개치근을 축으로 하는 단면이고, 협측 원심 근첨에 피질골의 파괴를 동반하는 병변의 존재, 구개 근첨에 병변을 볼 수 있다. Volume rendering상(c)에서도 원심 근첨부의 골파괴상을 확인할 수 있었다.

콘빔CT 진단(축상면, 시상면)

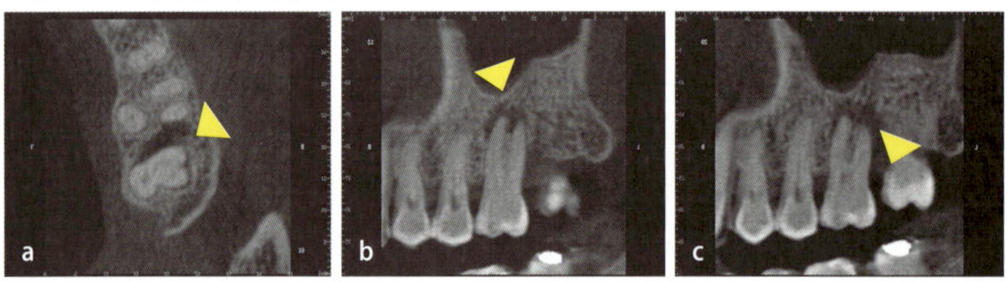

그림 23a~c. 콘빔CT상으로 진단. 축상면상(**a**)에서는 #26, 27 사이에 골결손이 관찰되었다. 시상면상에서는 협측 치근단 병변이 근심근에서 원심근까지 진행되고(**b**) 축을 이동시켜 촬영한 상(c)에서는 #26, 27 사이 치주낭과 교통하는 것으로 보인다.

근관충전 치료 시 구내방사선사진

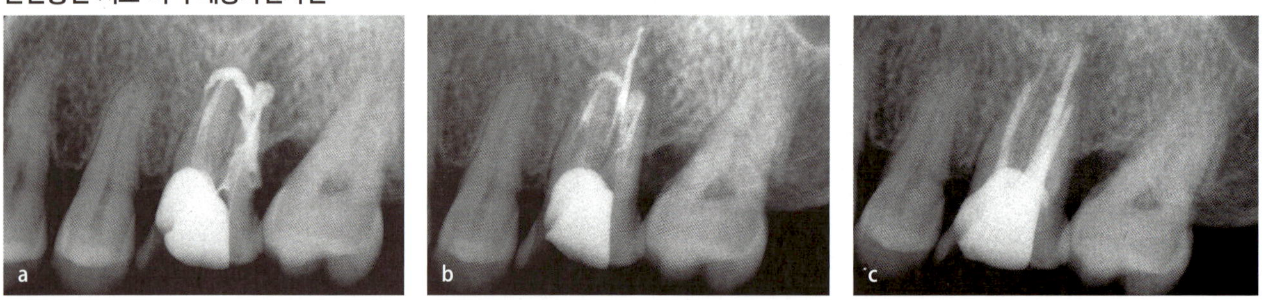

그림 24a~c. 치수-치주 병변을 진단했다. 마취하지 않고 수강을 천공하고 근관치료를 개시했다. 치수 반응이 없고 근관에서 냄새가 났다. **a :** 협측 원심 근첨부에 수산화칼슘제제를 사용했다. 근첨 병변부와 #26, 27 사이 골결손 부위와 개통하는 것을 확인했다. **b :** 근심 근첨부, 구개치근에도 수산화칼슘제제를 사용했다. **c :** 병변의 축소를 확인한 후 근관을 충전했다.

근관충전 후 골 보존

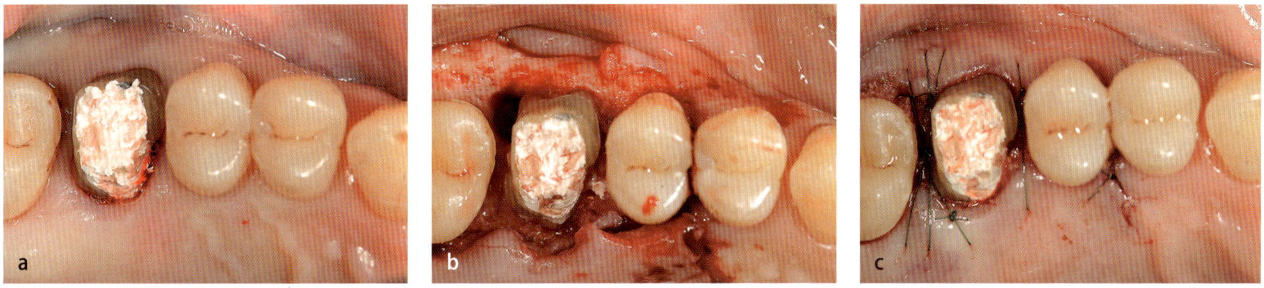

그림 25a~c. 근관을 충전한 후 3개월. 골결손을 개선하기 위해 판막을 열고 치근면 활택 및 인공골을 이식했다.

술후 4개월이 경과한 구내방사선사진

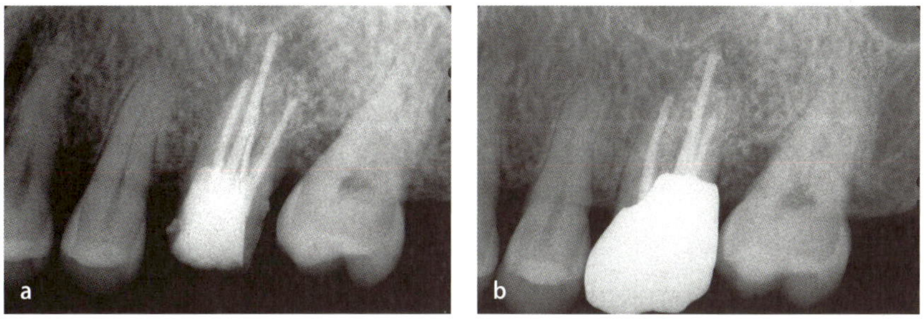

그림 26a, b. 수술 후 4개월이 경과한 구내방사선사진. 근첨부와 골결손부의 치유 경향을 확인. b는 보철물 장착 후 상태.

술후 콘빔CT영상

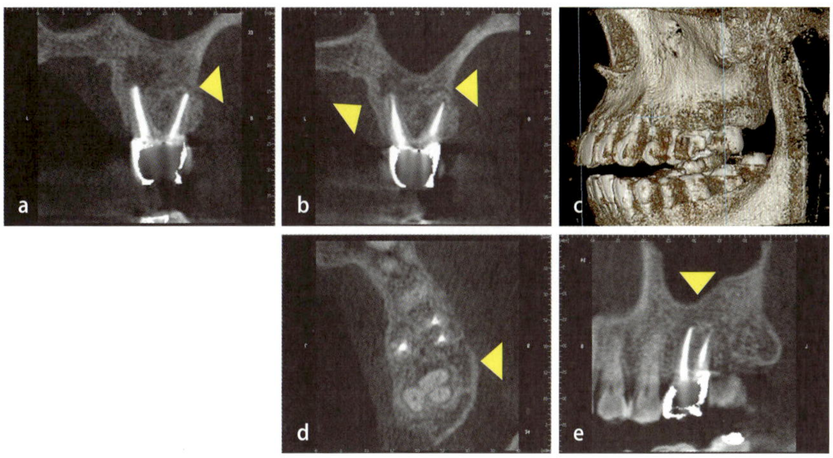

그림 27a~e. 관상면상에서는 #26의 근심 협측치근을 축으로 하는 단면, 협측치근 치근단 병변은 치유된 것으로 보인다(a). #26의 원심 협측치근과 구개치근을 축으로 하는 단면에서는(b) 협측 원심근 근첨의 피질골 파괴를 동반하는 병변도 치유되었다. 구개치근 치근단 병변도 치유 경향을 보였다. Volume rendering상(c)에서도 원심 근첨부의 골이 개선되었다. 축상면상(d)에서는 #26, 27 사이에 골결손이 개선되었다. 시상면상(e)에서는 근심근에서 원심근까지 진행된 협측 치근단 병변이 치유된 것을 알 수 있다.

Point 10 치수-치주 병변 증례는 콘빔CT를 활용하는 것이 유용하다!

대구치의 구내방사선사진에서는 치근이 중복되거나 피질골의 두께가 두껍거나 원심근을 확실히 알 수 없는 경우가 많다. 임상에서 진단이 곤란한 치수-치주 병변도 콘빔CT를 활용해 조건을 변경하면 많은 정보를 얻을 수 있고 정확하게 진단하는 데 도움이 된다.

근관치료에서 병변의 축소에 효과가 없었던 증례

초진 시 구내방사선사진

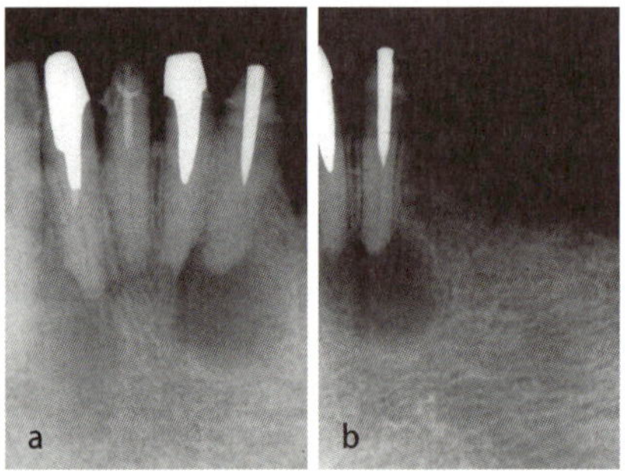

그림 28a, b. 환자는 전악 치료를 주소로 내원. 구내방사선사진에서 #43, 42, 41, #31, 32에 치근단 병변이 확인되었다. 아래에 #31, 32의 치료를 소개한다.

콘빔CT 진단

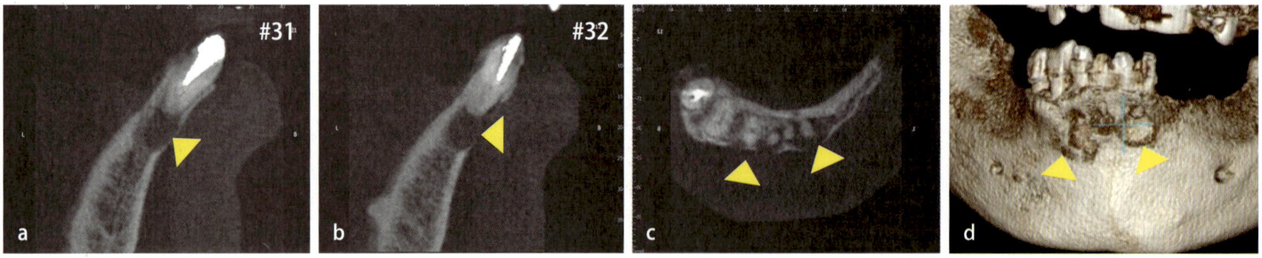

그림 29a~d. 절단면상에서 좌측 아래 #31의 근첨부에 병변이 관찰되지만 피질골까지 소실된 소견은 관찰되지 않는다(**a**). 또한 #32의 근첨부에 피질골의 파괴를 동반하는 병변(**b**)을 볼 수 있다. 축상면상(**c**)에서는 #43, 41, 32 순측 피질골의 파괴를 확인할 수 있다. Volume rendering상에서도 광범위한 골의 파괴를 볼 수 있다.

치료 경과①

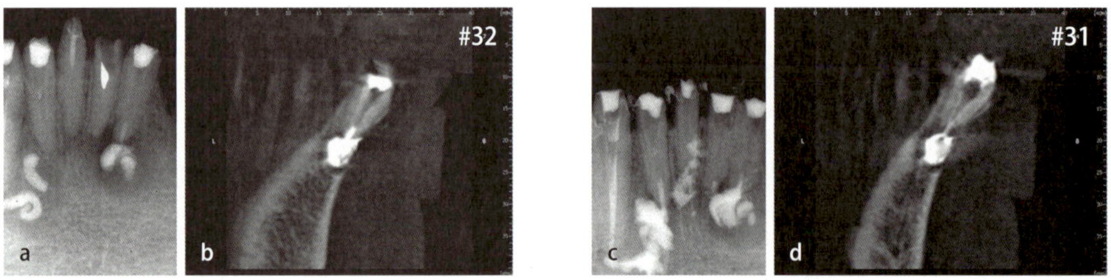

그림 30a~d. 치근단 병소로 진단하고 병변의 축소에 힘을 썼다. **a, b**는 치료 개시 3개월 후 구내방사선사진과 절단면상(**b**). #32 근첨부에 수산화칼슘제제를 사용했다. **c, d**는 치료 후 4개월이 경과. #31 근첨부에 수산화칼슘제제를 사용했다.

치료 경과②

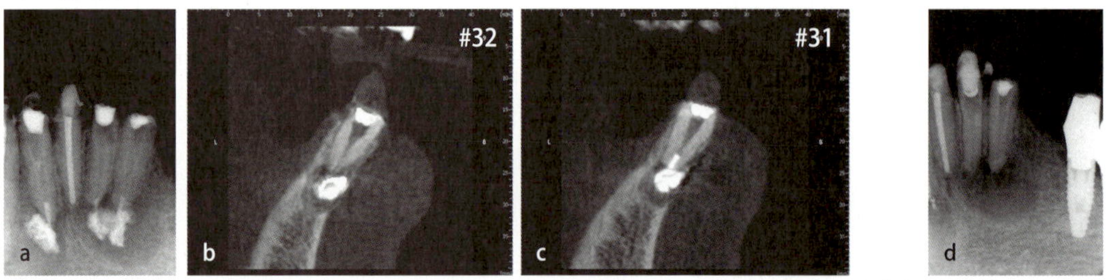

그림 31a~d. 치료 후 6개월이 경과해 #31, 32 근첨부에 수산화칼슘제제를 사용. **a~c**는 구내방사선사진과 절단면상. 치료 후 9개월이 경과한 구내방사선사진에서는(**d**) 수산화칼슘제제로 치료해도 치근단 병변에 변화가 없었다.

근관충전 치료 시 구내방사선사진 및 외과적 근첨 절제술 시행

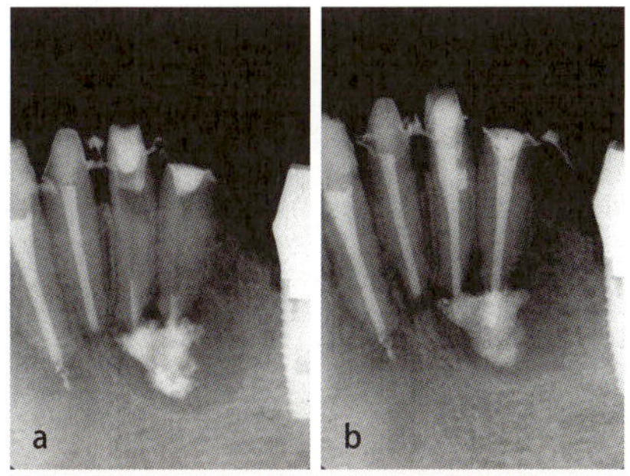

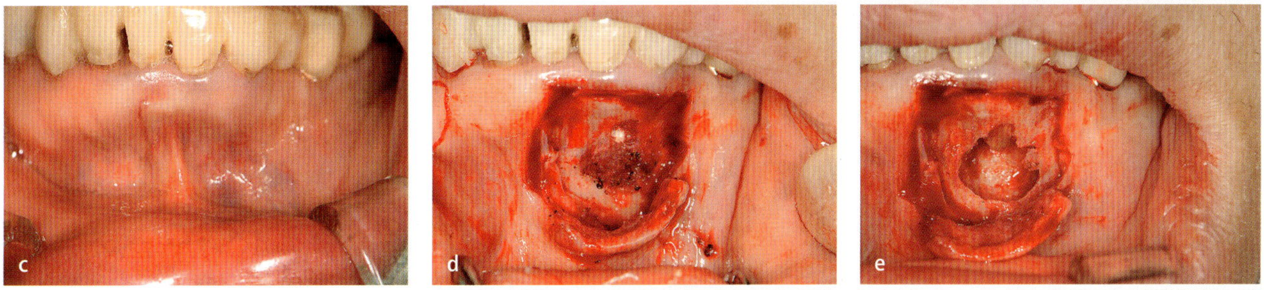

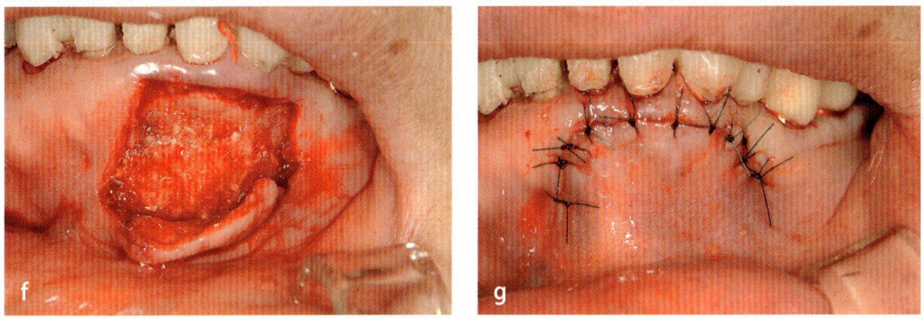

그림 32a~g. 10개월 후에 다시 수산화칼슘제제를 사용. 병변에 변화가 없고(**b**) 외과적 처치를 전제로 11개월 후에 근관을 충전했다. 외과적 근첨 절제에서는 콘빔CT상에서 병변부의 범위를 파악하고 절개선을 결정하는 데 참고했다(**c~g**).

근단 절제 후와 보철 개시 전 구내방사선사진과 콘빔CT영상

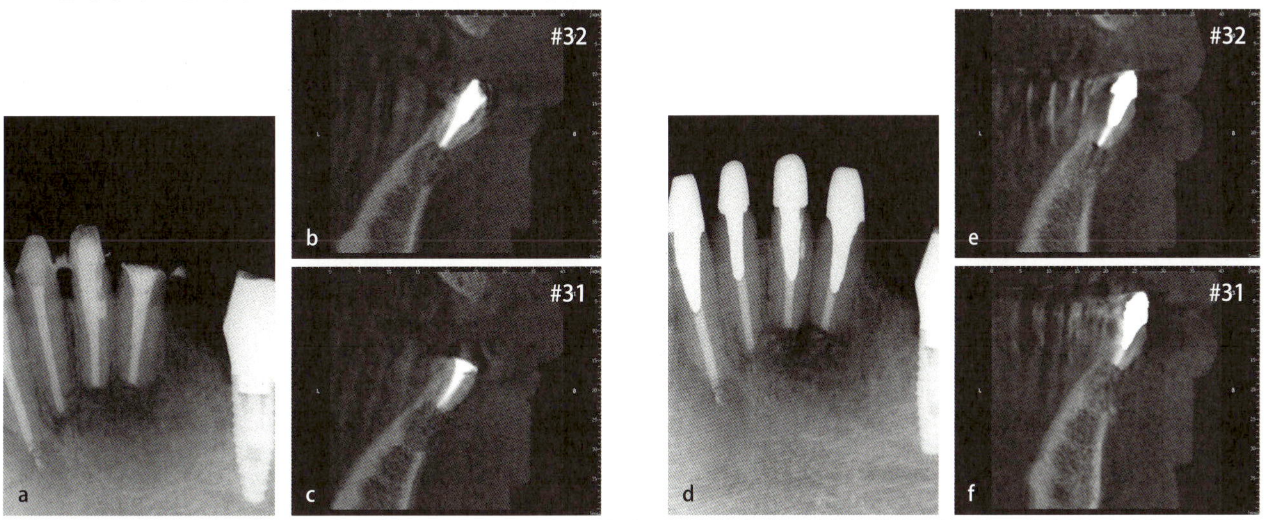

그림 33a~f. 근첨 절제 후 구내방사선사진(**a**)과 절단면상(**b, c**). 보철 치료의 시작 전 치유 상황을 확인하기 위한 구내방사선사진(**d**)과 절단면상(**e, f**).

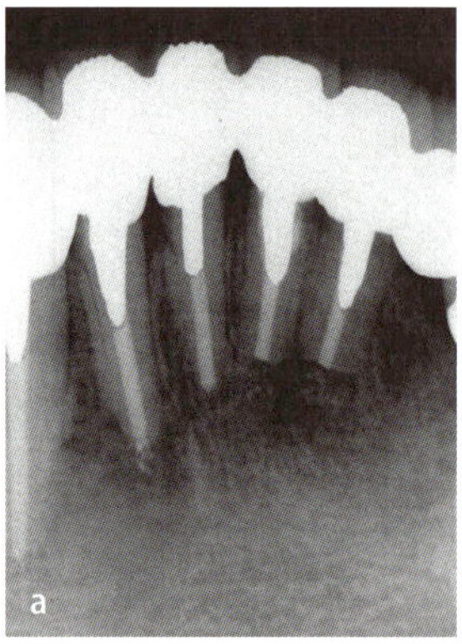

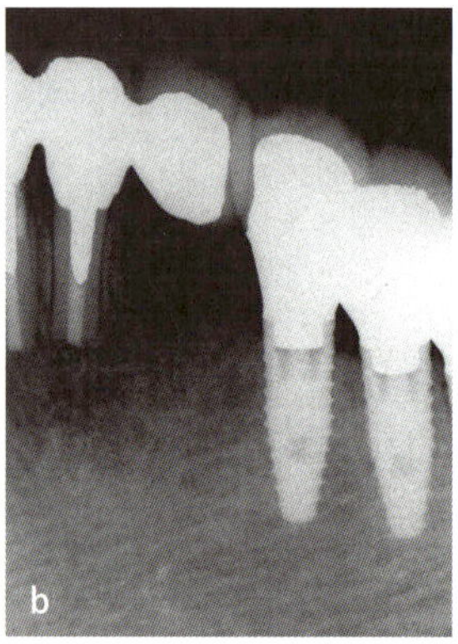

술후 구강 내, 구내방사선사진과 콘빔CT영상

그림 34a~f. 근첨 절제 후 6개월. 치유 개시 20개월 후 치과 방사선(**a, b**)과 구강 내 사진(**c**), 축상면상(**d**), 절단면상(**e, f**). 치근단 병변도 치유 경향을 보인다.

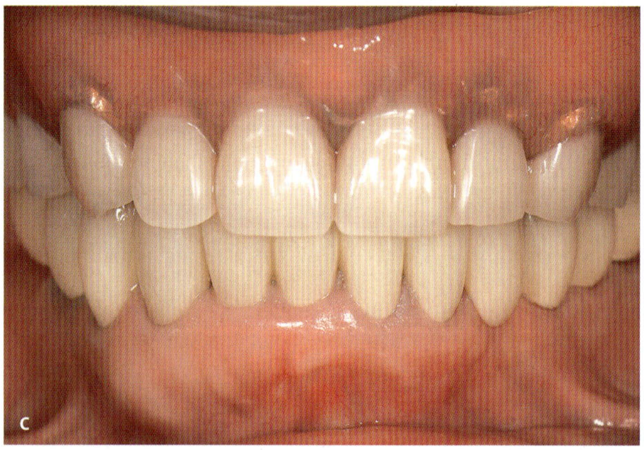

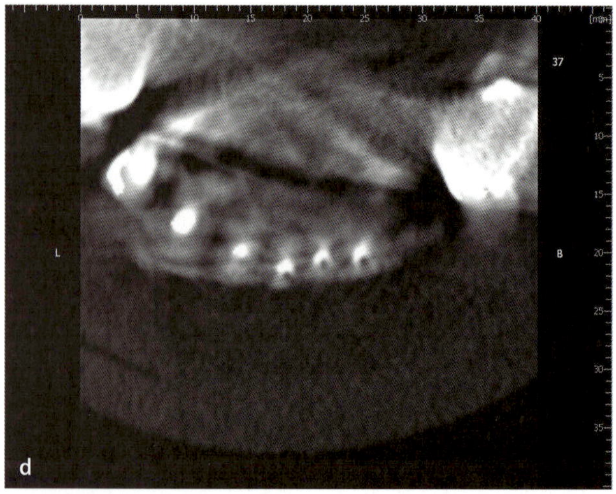

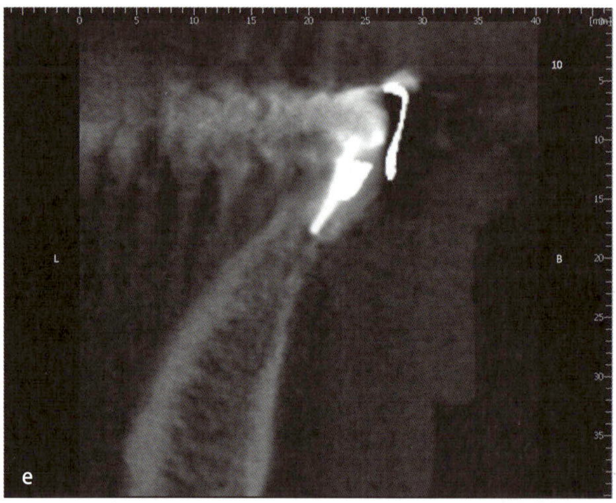

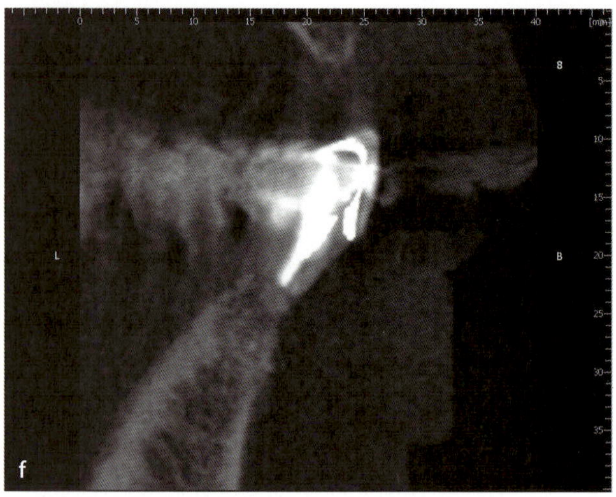

Point 11 치근단낭성 증례에서 골의 침윤 정도를 파악하는 데 콘빔CT는 필수 장비이다

치근단 질환은 치료가 까다롭고 예후를 예측하기가 곤란한 경우도 많다. 골에 침윤 정도를 파악하는 데 콘빔CT는 필수 장비이다. 초진 시 피질골의 소실 정도를 파악하고 인접치근과의 관계 등을 삼차원으로 파악하는 것이 중요하다. 또한 치유되고 있는지 경과를 진단할 때에 도움이 된다. 이번에 제시한 증례처럼 치료 경과가 바람직하지 않은 경우에는 다음 치료 방침을 결정(외과처치)할 때 검사와 진단에 참고가 된다.

콘빔CT로 치성 상악동염을 진단한 증례

초진 시 구내방사선사진

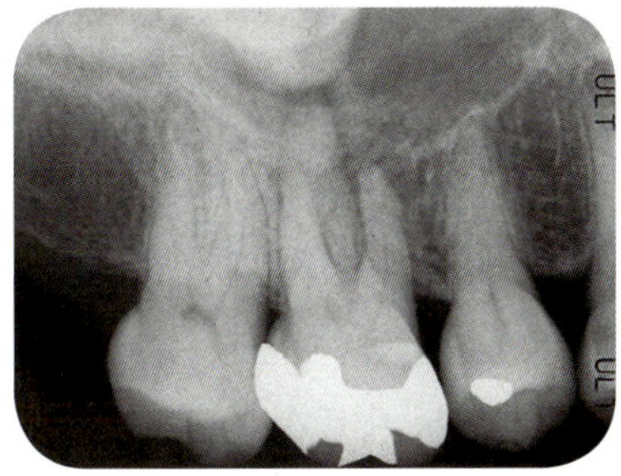

그림 35. 환자는 우측 상악부 교합통을 주소로 내원. 치과 방사선에서는 #16 구개치근에 투과상, 근심 협측 치근에 병변이 관찰된다. 특히 구개치근 주위 치주인대강의 확대가 현저하다.

콘빔CT로 진단

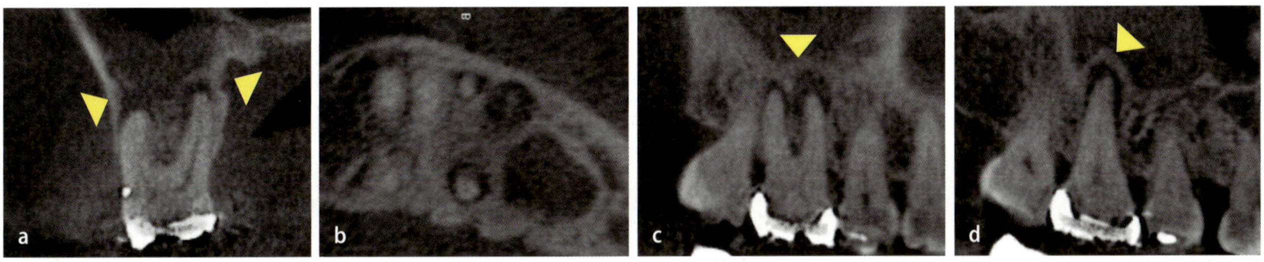

그림 36a~d. 관상면상(**a**)에서는 구개치근, 근심 협측치근의 골흡수를 분명하게 확인할 수 있다. 또한 상악동저선의 연속성이 소실되고 점막의 비후를 볼 수 있다. 축상면상(**b**)에서는 근심, 원심 협측치근, 구개치근에 근첨 골흡수가 관찰되었는데 피질골은 보존되어 있었다. 시상면상(**c, d**)에서는 협측 근첨 골흡수가 연결된 것처럼 보이고 구개치근 주변의 골흡수와 상악동저가 거상된 것 같은 소견을 확인할 수 있었다. 이상으로 치성 상악동염을 진단하고 #16의 근관치료를 개시했다.

근관치료 후 구내방사선사진 및 콘빔CT

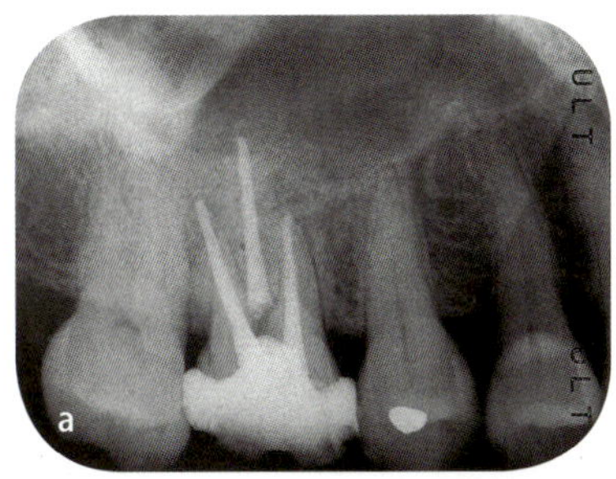

그림 37a~e. 근관충전 직후(**a**)와 보철치료 후 구내방사선사진(**b**). 치근단 병변부의 피질골이 파괴되지 않고 근첨부의 침출액은 조기에 소실되었다. 그러나 치근단 병변에 의한 상악동 점막의 비후가 연장되었다. 치료 개시 3개월 후 근관을 충전했다(**d, e**).

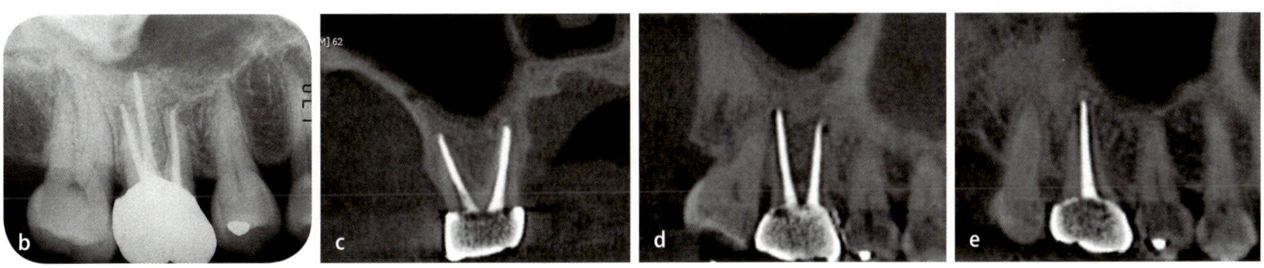

Point 12 상악동 점막과 치근 관계를 정밀검사 하는 데 콘빔CT가 유용하다

대구치부의 경우 치근의 중첩과 만곡같은 근관 형태로 인해 상악동 점막과 치근의 관계를 이차원으로 진단하는 데 한계가 있다. 그러나 콘빔CT에서는 세 방향의 단면을 검사해 근관의 상태, 상악동 점막과의 관계를 정밀검사 할 수 있다. 원인 치근의 진단에 효과적이며 치료의 효율성을 높일 수 있다.

콘빔CT로 확인하고 까다로운 증례를 보다 명확하게 치료한 예!

이번에는 구내방사선사진에서 까다로운 증례라고 진단했는데 콘빔CT 진단 후에 치료 계획이 명확해진 증례를 소개한다.

콘빔CT로 치료 계획이 보다 명확해진 증례

술전 구강 내 사진과 구내방사선사진

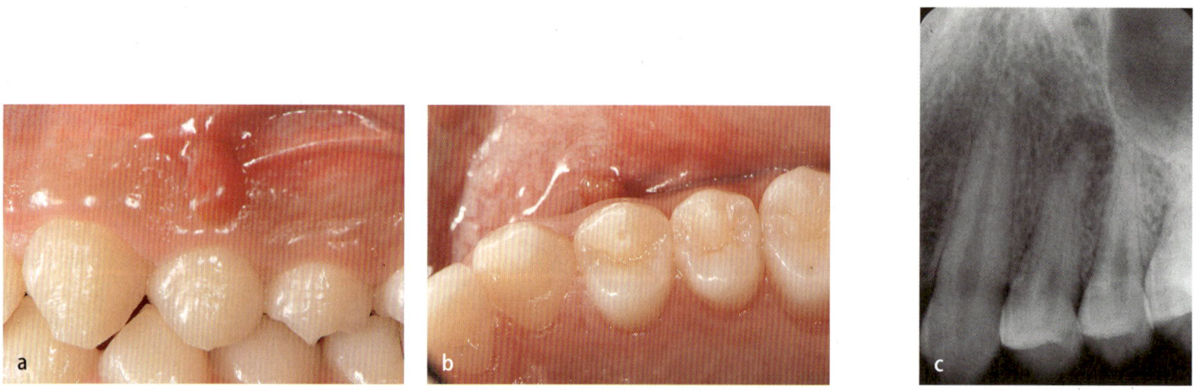

그림 38a~c. 초진 시 구강 내 사진과 구내방사선사진. 환자는 좌측 위 치은 종창을 주소로 내원. 구내방사선사진에서는 #34의 근첨에 투과상을 보이는 치근단 병변을 확인할 수 있다.

술전 콘빔CT영상

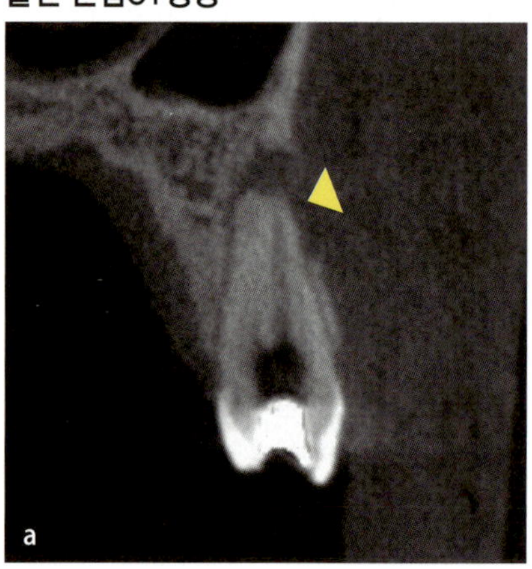

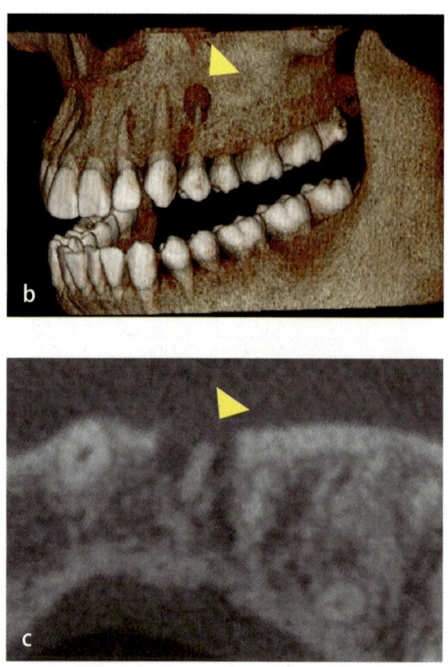

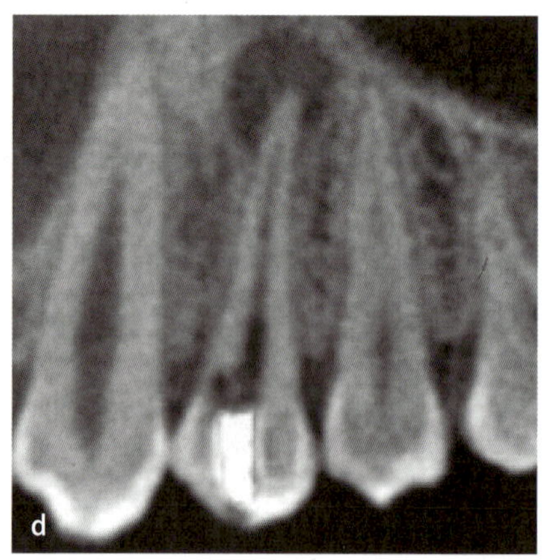

그림 39a~d. 콘빔CT상에서도 치근단 병변을 볼 수 있고 치근 주변을 따라 치주인대강의 확장, 협측 피질골의 흡수에 따른 근첨부의 노출을 확인할 수 있다.

초진　Vitapex　치근단 병변의 축소　초진 1년 후

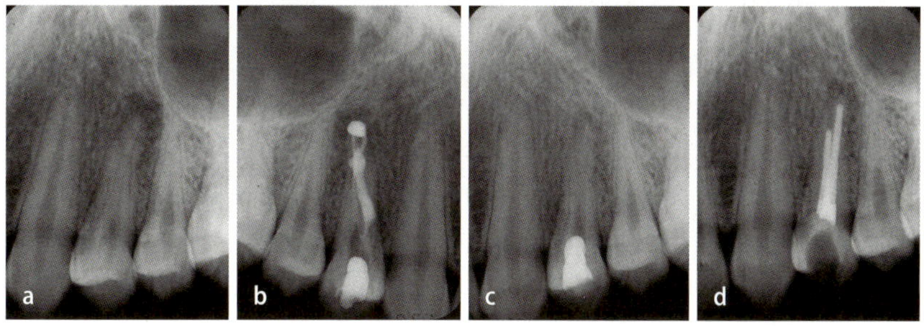

그림 40a~d. 병변부의 축소를 위해 수산화칼슘 제제를 여러 차례 사용. 치근단 병변의 축소 경향을 확인한 후 근관충전(초진 1년 후).

술후 구강 내 사진과 구내방사선사진

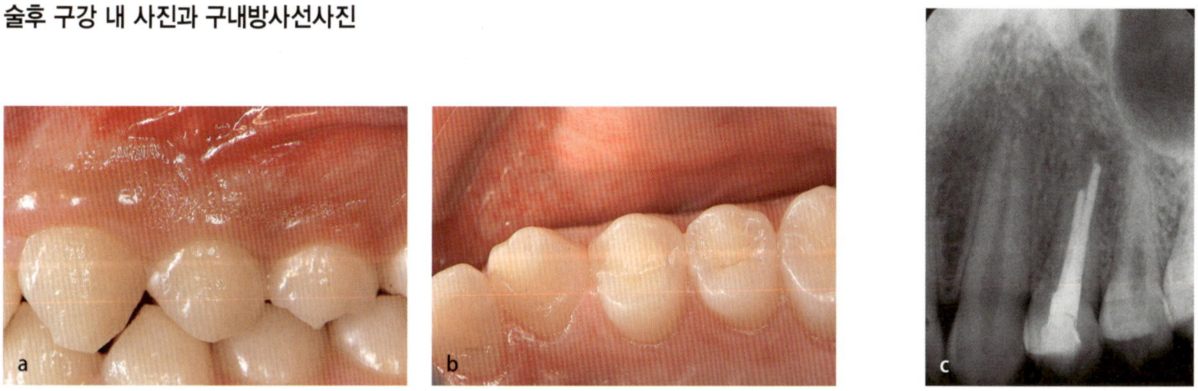

그림 41a~c. 술후 구강 내 사진과 구내방사선사진. #24 근첨부의 치은이 안정되고 구내방사선사진에서 치근단 병변이 축소된 것을 알 수 있다.

술후 콘빔CT영상

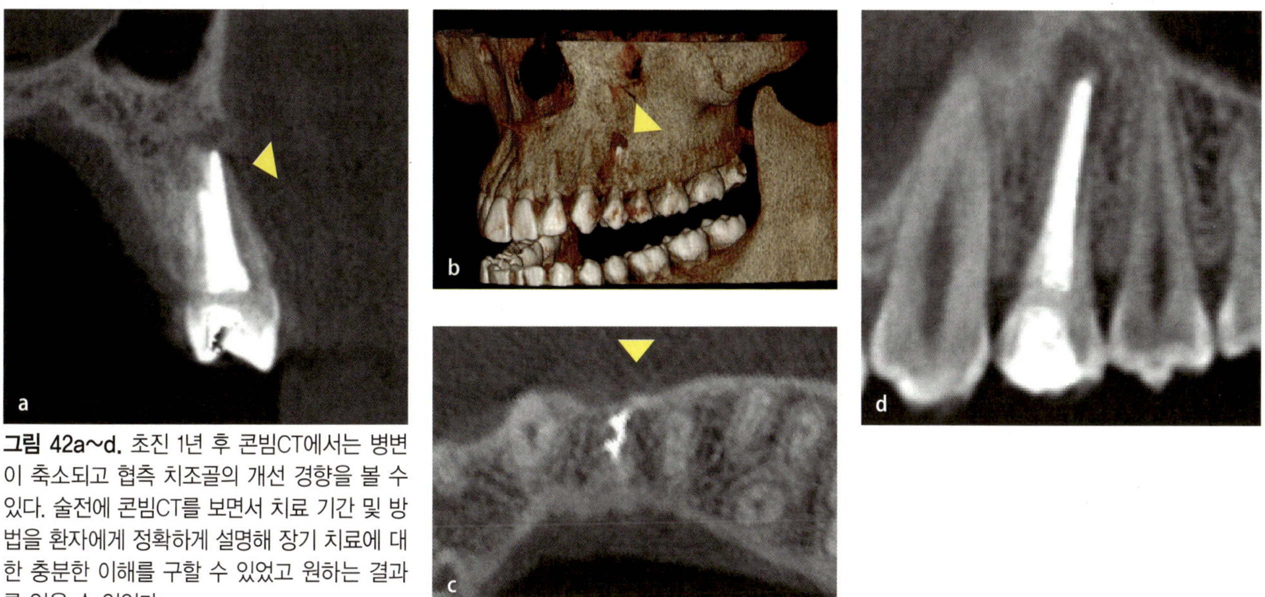

그림 42a~d. 초진 1년 후 콘빔CT에서는 병변이 축소되고 협측 치조골의 개선 경향을 볼 수 있다. 술전에 콘빔CT를 보면서 치료 기간 및 방법을 환자에게 정확하게 설명해 장기 치료에 대한 충분한 이해를 구할 수 있었고 원하는 결과를 얻을 수 있었다.

Point 13 콘빔CT 3D를 제시하면 환자도 장기 치료에 충분히 납득한다!

콘빔CT를 활용하면 구내방사선사진에서 판별이 곤란했던 협측 피질골의 파괴를 볼 수 있고 콘빔CT 3D를 제시해 오랜 기간의 근관치료의 필요성, 중요성을 충분히 이해시킨 후에 바람직한 예후를 보이는 치료를 진행할 수 있었다.

콘빔CT로 하악관과 병변의 경계가 뚜렷해진 증례

초진 시

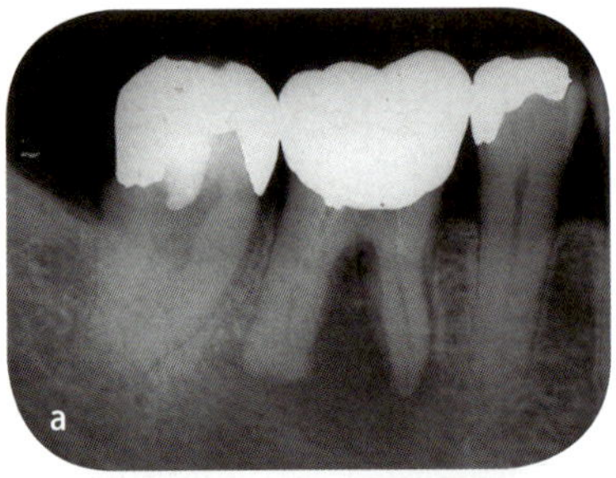

그림 43a~d. 초진 시 구내방사선사진(a). 우측 아래 교합통을 주소로 내원. 구내방사선사진에서는 치근분지부에서 근첨을 포함하는 엄지손가락 끝마디 크기의 투과상을 볼 수 있다. 콘빔CT상(b~d)에서는 치근 전체에서 하악관에 이르는 커다란 골흡수를 볼 수 있다.

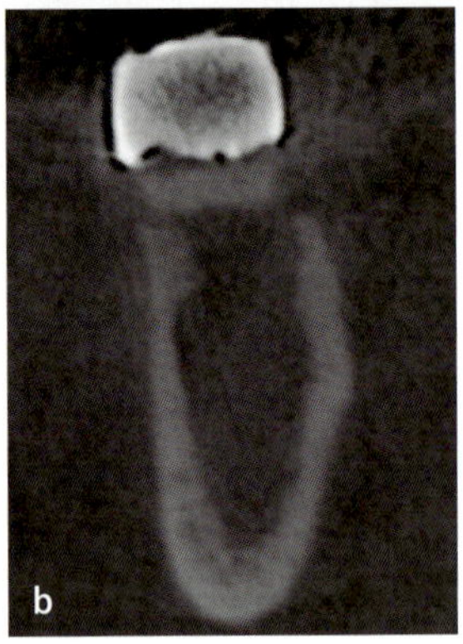

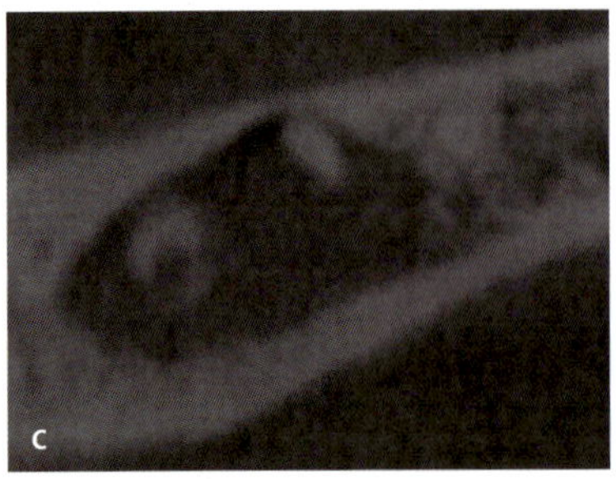

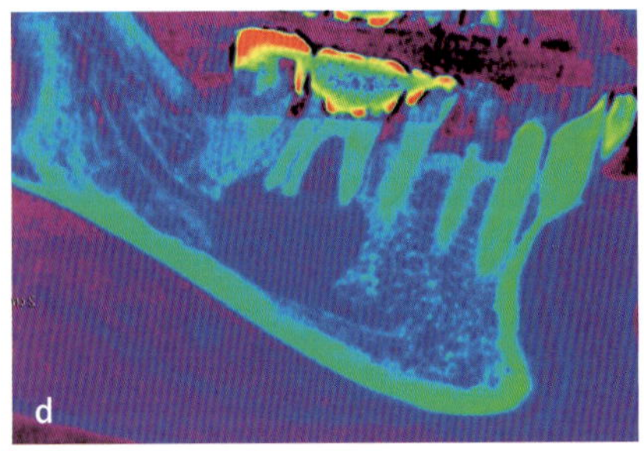

Point 14 영상을 컬러로 표시하면 환자가 충분히 납득한다

콘빔CT 슬라이스상을 컬러로 표시해 보다 확실한 환자 동의를 구하고 환자는 장기 근관치료의 중요성, 필요성을 시각적으로 쉽게 확인할 수 있다.

술후

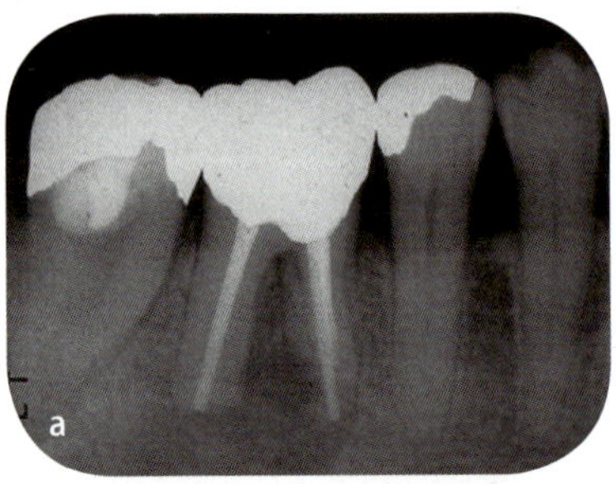

그림 44a~d. 술후 구내방사선사진(a). 골이 개선되고 병변은 축소 경향을 보였다. 콘빔CT상(b~d)에서는 치료와 함께 하악관과 병변의 경계가 선명해져 구내방사선사진에서 확인할 수 없었던 하악관과의 관계를 쉽게 파악할 수 있었다.

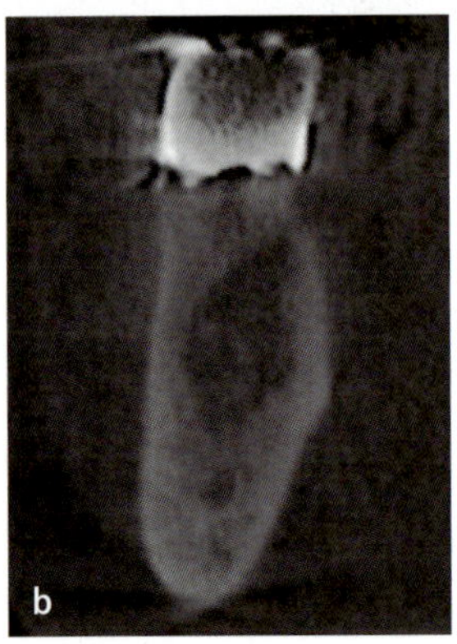

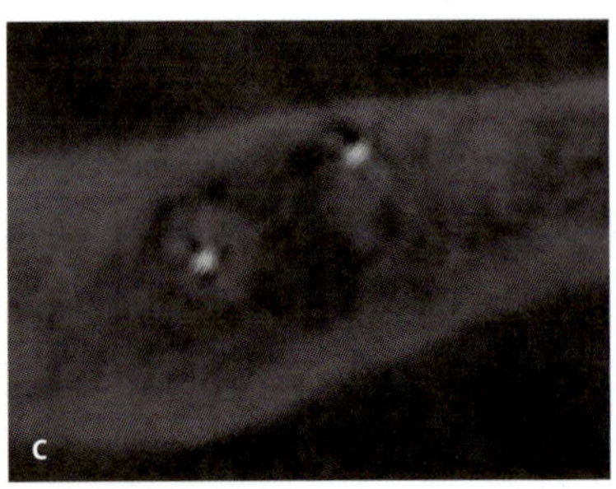

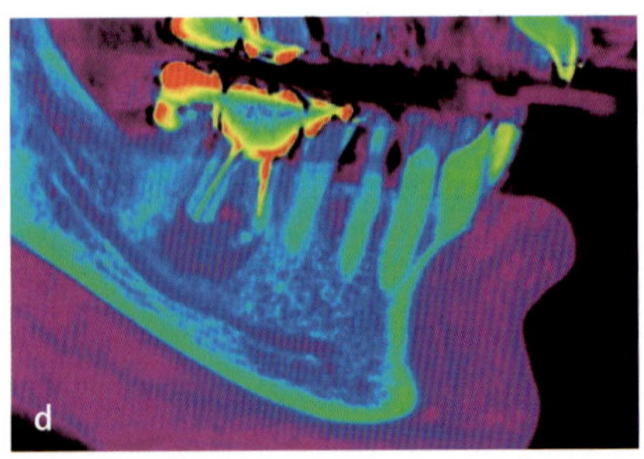

근관 내에 파일이 파절되어 재치료한 증례

초진 시 구강 내 사진과 구내방사선사진

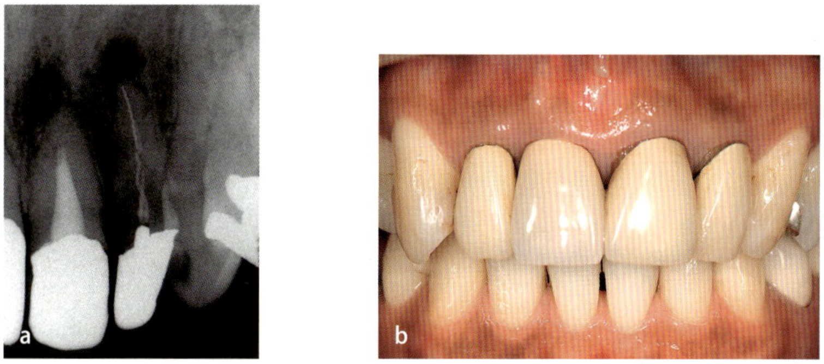

그림 45a, b. 환자는 전치 보철의 재치료를 주소로 내원. #22 근첨부에 투과상. 근관 내에 파절된 파일을 볼 수 있다.

콘빔CT로 진단

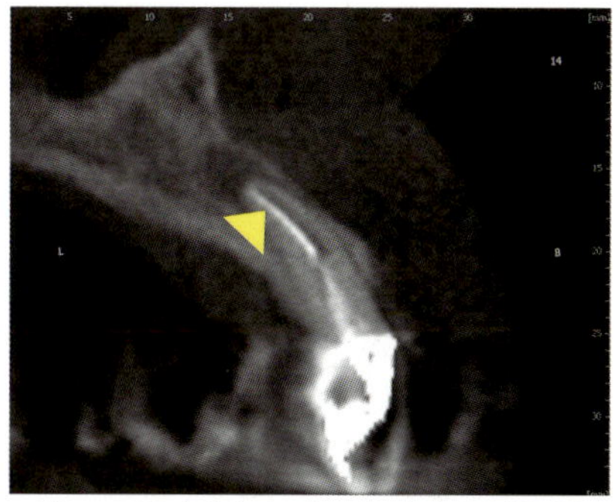

그림 46. 절단면에서 치근단 병변이 협측 피질골까지 침윤해 있지 않았다. 근관 내 파일은 구개측에 존재하고 근관 내에는 협측을 따라 artifact 가능성을 생각해 볼 수 있다. 치근단 병변은 파절된 파일이 원인이라기보다 artifact에 의해 가려진 근관 내부의 불완전한 폐쇄에 원인이 있다고 진단했다.

근관 형성과 칼슘제제의 사용

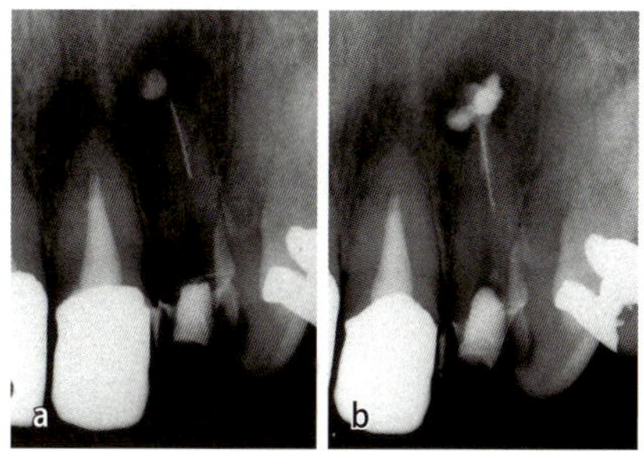

그림 47a, b. 근관 협측에 bypass를 형성하고 근첨부에 수산화칼슘제제를 여러 차례 사용.

술후 구내방사선사진 및 콘빔CT영상

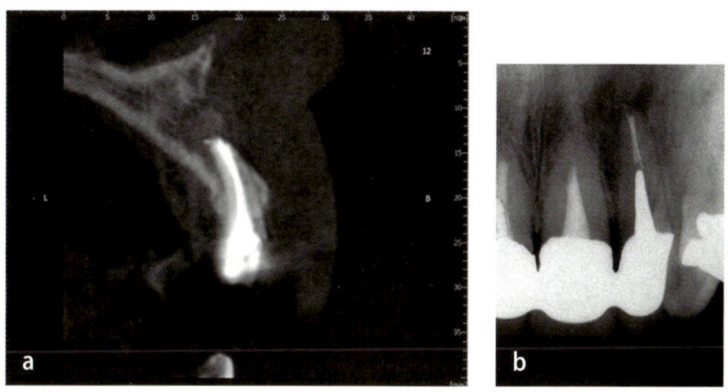

그림 48a, b. 병변의 축소를 확인한 후 근관을 충전했다. 절단면(a), 보철 시 구내 방사선사진(b)과 함께 병변의 축소를 확인할 수 있다.

Point 15 감염원의 진단에 콘빔CT는 힘을 발휘한다!

콘빔CT는 병변의 감염원을 확실하게 진단하는 데 있어서 삼차원으로 관찰할 수 있는데 그 장점이 있다. 치료할 때에도 파일의 삽입 방향과 근관의 확대 순서를 진단하는 데 도움이 된다.

나의 콘빔CT 활용법

환자에게 치료의 중요성과 필요성을 설득한다

근관치료를 진행할 때에 구내방사선사진, 파노라마방사선사진의 이차원 상에 콘빔CT의 삼차원적 상을 추가해 단층면, 관상면, 시상면, 축상면, 절단면의 다양한 각도에서 검사하면 확실하게 진단할 수 있다.

병변부의 상태를 Volume rendering에 의한 3D 표시, 단층 영상의 컬러 표시, 근관의 내시경 기능(endoscope)을 응용하면 환자에게 근관치료의 중요성, 필요성을 시각적으로 이해하기 쉽게 설명하고 보다 충실한 환자 동의를 구축할 수 있다. 이와 함께 장기간 통원에도 충분히 납득하고 치료를 지속적으로 유지할 수 있다.

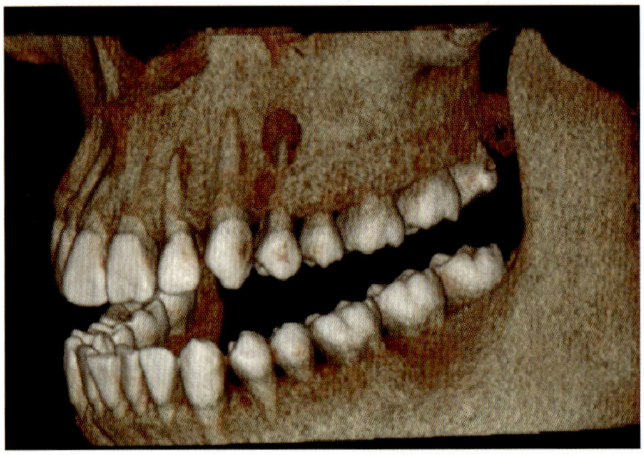

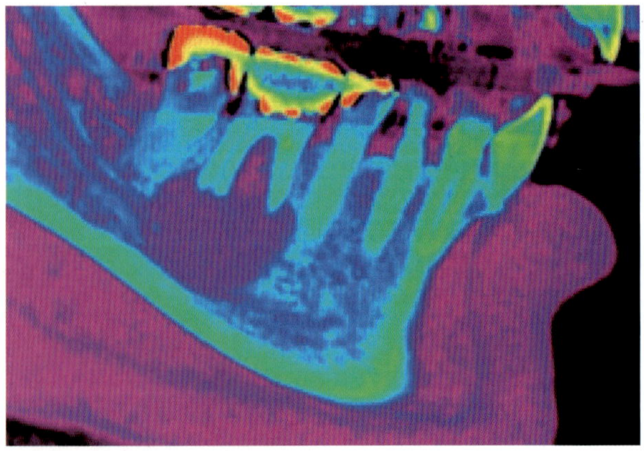

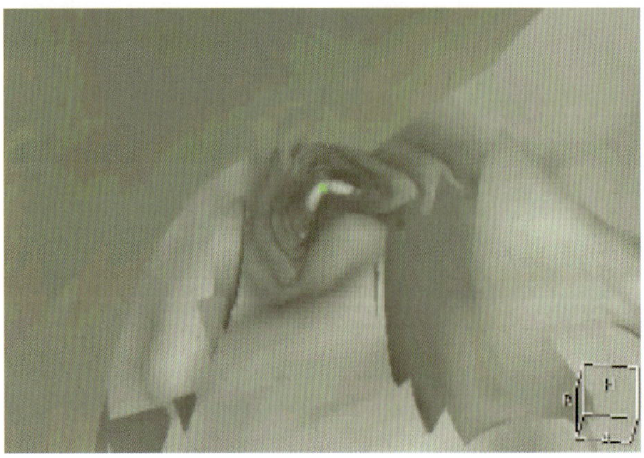

결론

근관치료에 구내방사선사진과 콘빔CT를 활용하면서부터 기존의 영상에서 진단하기 어려 웠던 병변부를 확실하게 진단할 수 있게 되었다. 그로 인해 효과적인 치료 계획을 세울 수 있고 예측성이 높은 치료가 가능해졌다. 향후 근관치료에 콘빔CT의 다양한 활용법을 기대한다.

참고문헌

1. 下川公一. エンド・ペリオの臨床診断力を探る. the Quintessence 1997；16(11)：66 - 85.
2. 恵比須繁之(編). 歯界展望別冊 エンド難症例. メカニズムと臨床対応. 東京：医歯薬出版, 2009.
3. 高橋慶壮ほか. エンド・ペリオ病変の臨床. 東京：医歯薬出版, 2009.
4. 篠田宏司(監), 新井嘉則(編). 歯科用小型 X 線 CT による 3 次元画像診断と治療. 東京：医歯薬出版, 2003.
5. 金田隆(編). 基礎から学ぶインプラント画像診断. 東京：砂書房, 2008.

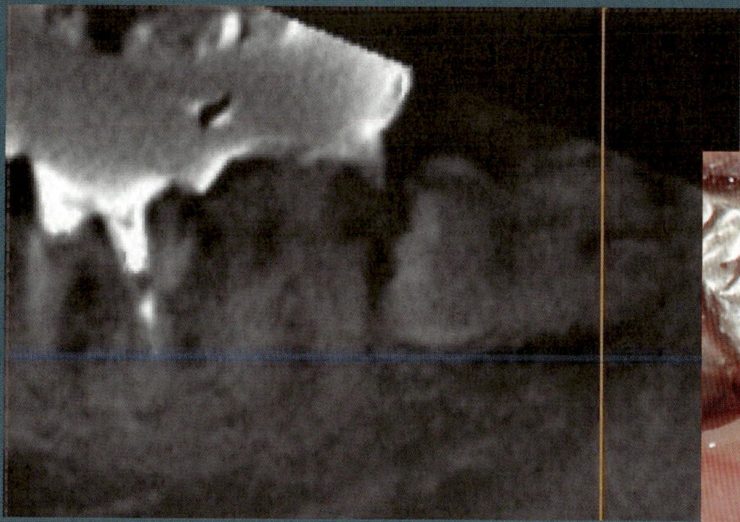

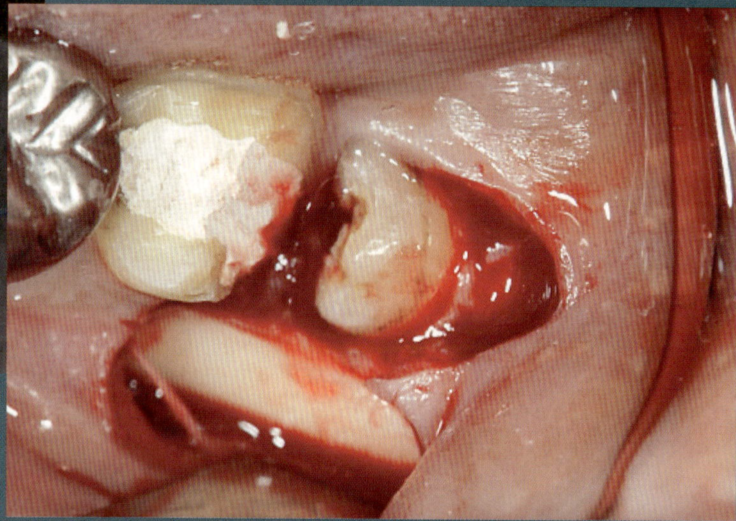

2.3 발치 및 구강 내 소수술

——— 콘빔CT로 발치 난이도의 기준이 변하다

해설 **荒木秀文** (Araki Hidehumi) / **泥谷高博** (Hijiya Takahiro)

왜 발치 · 구강 내 소수술 치료에 치과용 콘빔CT가 필요할까?

수술 시 위험을 피할 수 있다

발치는 일반 치과에서도 일상적으로 행해지는 수술의 하나이다. 그 중 매복치의 발치는 특히 난이도가 높은데, 일반 치과에서 진행하는 경우도 많이 있다. 술전 파노마라 방사선사진이나 구내방사선사진으로 충분히 검사하고 진단을 했지만, 상악동이 개통되거나 치근의 상악동 내 매입 등으로 상악동염과 하치조신경의 감각이상 같은 부작용이 발생해 소송으로 진행하는 증례도 적지 않다. 이들 문제를 해결하기 위해 치아와 해부학적 구조의 삼차원적 위치 관계를 아는 것은 매우 중요하다.

한편 치성 종양이나 낭은 일상 임상에서 드문 질환이지만 방치하면 중증화되기 쉽고 조기 발견이 그 예후를 좌우한다. 이차원의 방사선상에서 정상으로 보이지만 실제로는 외층 피질골의 두께로 인해 내부 투과상이 가려진 것으로 정상이 아닐 수 있다. 따라서 삼차원 확인이 필요하다는 것은 예전부터 지적되어 왔고 의과용 CT가 효과가 있다는 것을 알고 있지만 높은 방사선 조사량과 비용 때문에 치과에 널리 활용되지 않았다. 최근에는 다행히도 저선량의 치과용 콘빔CT가 보급되어 일반 치과에서도 사용할 수 있게 되었다. 콘빔CT는 검사·진단 그밖에도 VR(Volume rendering) 영상을 이용해 환자가 이해하기 쉬운 정보를 제공하는 기능도 구비하고 있다. 앞으로 환자 동의용 응용 수단으로 콘빔CT의 가능성을 전망한다.

표 1. 발치·소수술에서 콘빔CT의 유효성

① 치아와 하악관의 위치 관계를 검사
② 치아와 상악동의 위치 관계를 검사
③ 치아의 위치 이상을 검사
④ 치근의 형태 이상을 검사
⑤ 외상(탈구·골절)의 검사
⑥ 치성 종양, 낭의 형태·크기의 검사
⑦ 비치성 종양, 낭의 형태·크기의 검사

콘빔CT 활용 "기본편"

치과용과 콘빔CT, 이차원 및 삼차원 진단의 비교

하악 지치 발치 시 진단과 대응 예를 살펴보자

하악의 매복 지치 발치 시 하치조신경이 손상될 확률은 Valmaseda-Castellon, Gulicher의 보고에 따르면 0.4~6%라고 한다[1-3].

하치조신경 손상에 따른 마비 증상(경증에서 중증)은 다양하지만, 감각이상이나 마비로 인해 생활의 질이 떨어지고 소송으로 발전하는 예도 있다. 이런 사태를 예방하기 위해서도 하치조신경이 손상될 위험을 정확하게 평가하고 그것을 환자에게 설명하는 것이 중요하다.

Sedagharfar는 하악 매복 지치 발치 시 하치조신경의 노출과 손상은 파노라마방사선상의 4가지 특징과 깊은 연관이 있다고 보고했다[4,5]. 그 특징은 다음과 같다.

① 치근의 음영

② 하악관 피질골의 침범

③ 하악관 분지

④ 치근의 좁아짐

이번에는 ①의 패턴을 예로 들어 이차원 및 삼차원 진단을 비교, 해설하려고 한다.

하악 매복 지치 발치 시 하치조신경의 노출은 파노라마방사선상의 4가지 특징과 관련이 깊다

① Darkening of the root

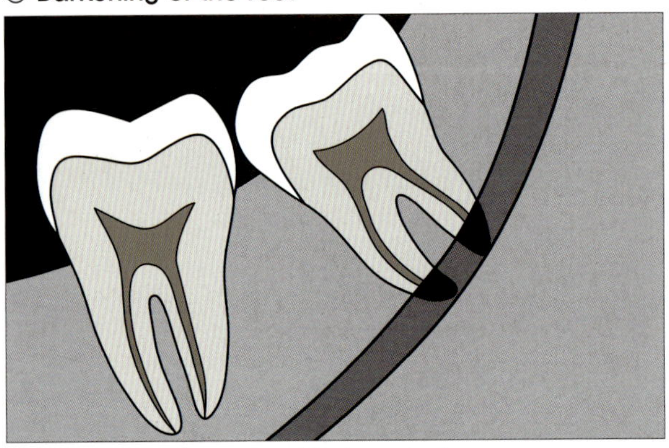

② Interruption of the white line of the mandibular canal wall

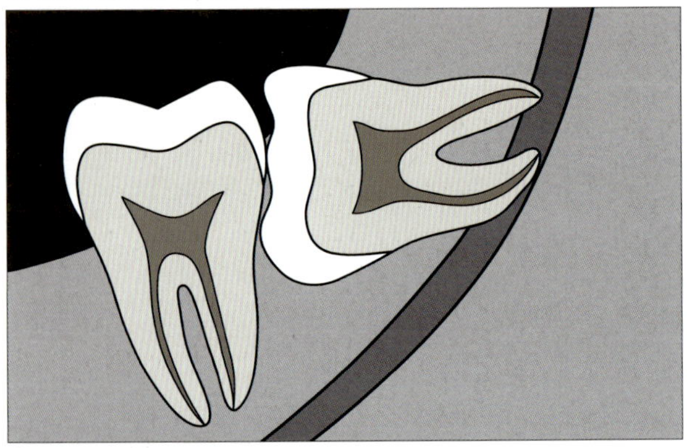

③ Diversion of the mandibular canal

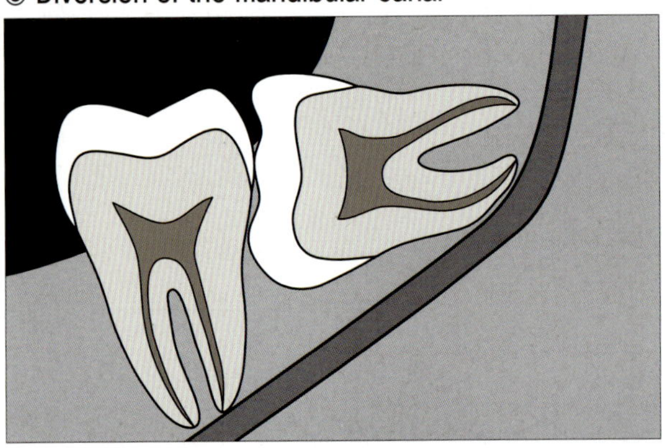

④ Narrowing of the root

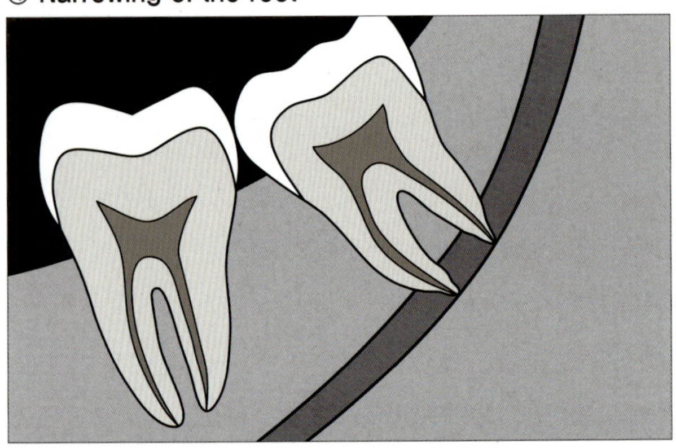

Point 16 술전 정확한 진단과 신중한 발치 조작이 필요하다!

하악 지치와 하악관이 근접해 있는 증례는 지각마비가 발생할 가능성이 높은데, 발치 시에 신경이 노출돼도 마비가 없는 증례가 있는 반면, 하악관과 치근 사이에 거리가 있는 증례에서 감각마비를 일으키는 경우도 있다. 그것은 발치 시 부적절한 기계적 조작으로 하악관에 힘이 가해졌거나 난이도가 높아 발치 시간이 연장되어 하악관에 영향을 미친 가능성이 고려되므로 술전에 정확한 진단과 신중한 발치 기술이 필요하다[6].

파노라마방사선 진단의 한계를 알다

파노라마방사선 진단

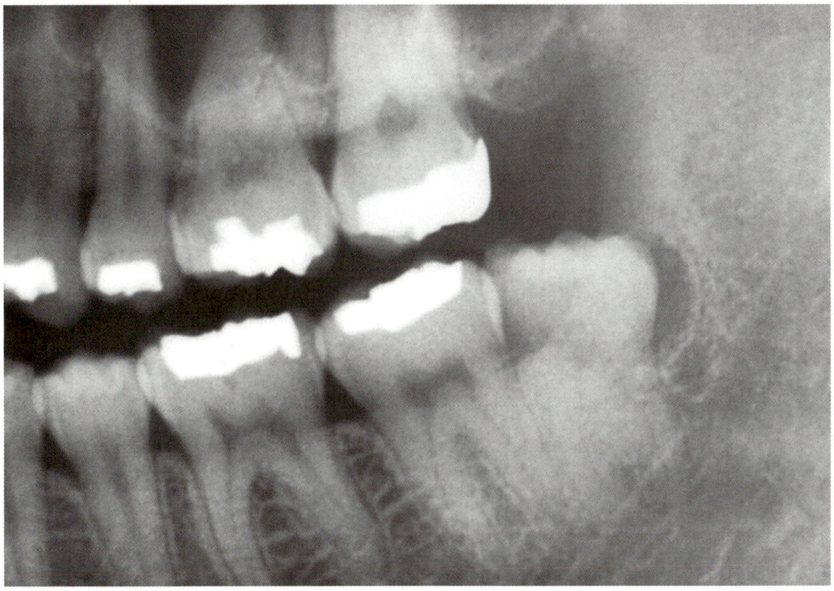

그림 1a. 파노라마방사선사진에서 원심근은 하악관과 교차하고 그 범위는 상연에서 하연에 걸쳐 있다. 하악관의 상하연 피질골선은 비교적 뚜렷하다. 원심근의 치주인대강 및 치조백선은 약간 흐릿하고 하악관과 교통하는 부분은 투과성이 증가해 'darkening of the root'처럼 보인다.

콘빔CT 진단

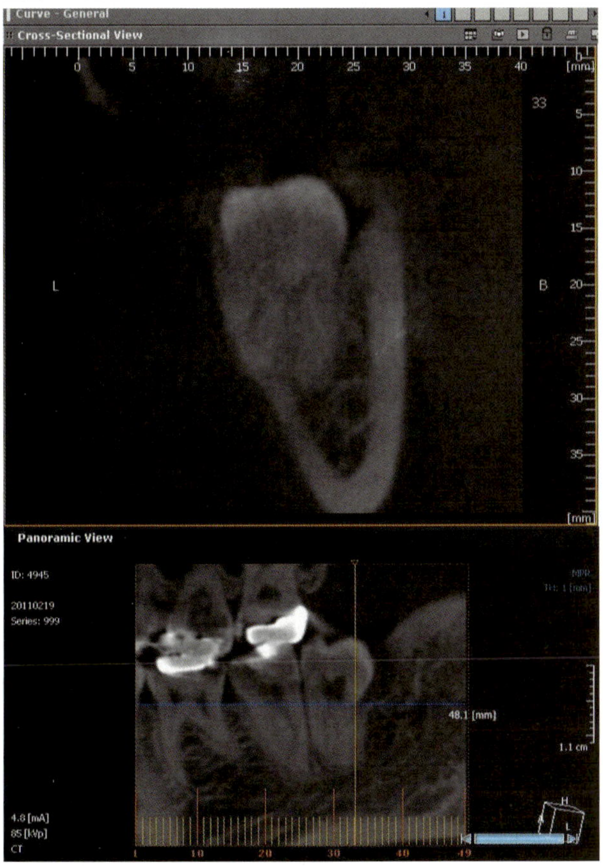

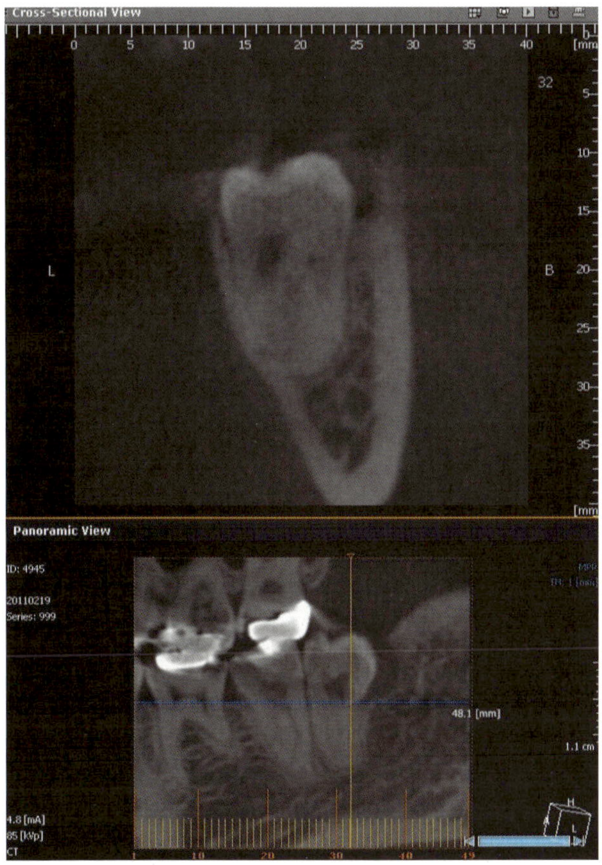

그림 1b, c. 콘빔CT로 확인하자 원심근은 하악관 설측에 위치하고 그 거리는 최소 1mm 이상 확보되었다. 하악골의 설측 피질골을 넘어 치근이 천공된 상황을 확인할 수 있다. 경험이 풍부한 치과의사라면 이차원 영상만으로(치주인대강 양상의 투과성 선과 하악관의 피질골선이 선명하다는 이유에서) 발치를 결정할 수도 있겠지만 객관성이 떨어질 위험이 있다. 설측 골절과 치근의 매입 등에 주의가 필요하지만, 발치에 따른 하악관의 노출과 손상의 위험이 거의 없는 증례임을 콘빔CT로 알 수 있었다.

콘빔CT영상의 슬라이스법

주위 조직과 위치 관계의 파악이 중요하다

발치나 구강 내 소수술 시 먼저 주위 조직과의 위치 관계를 파악할 필요가 있다. 그러려면 구강 내 치열이나 치조골을 기준으로 콘빔CT영상을 슬라이스하는 것이 기본이다. 그러나 종양의 구체적인 형태를 파악하려면 대상물의 장축 방향을 기본으로 하는 슬라이스법이 필요하고 VR상을 작성하면 시각적으로 보다 이해하기 쉬운 진단 재료를 얻을 수 있다.

하악 지치의 영상 진단에서 콘빔CT영상의 슬라이스법

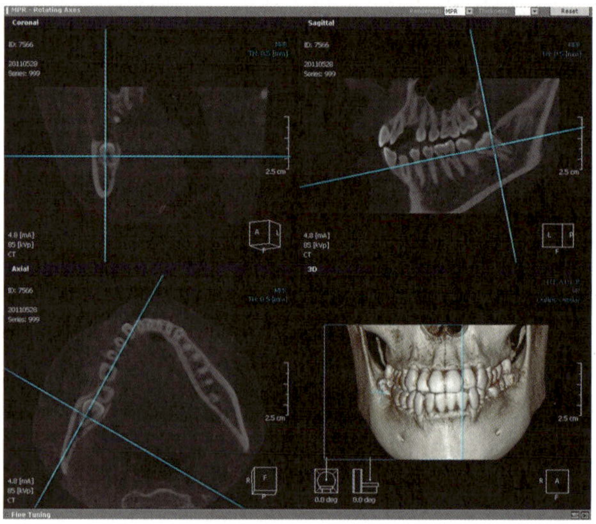

그림 2a. 시상면, 축상면에서 지치의 중심부에 십자 가이드가 오도록 맞춘다. 시상면에서 가로축이 교합평면과 평행해지도록 조정하고 축상면에서 지치부 치열궁의 장축 방향으로 평행하게, 협설적으로 거의 정중앙의 위치에 세로축을 맞춘다.

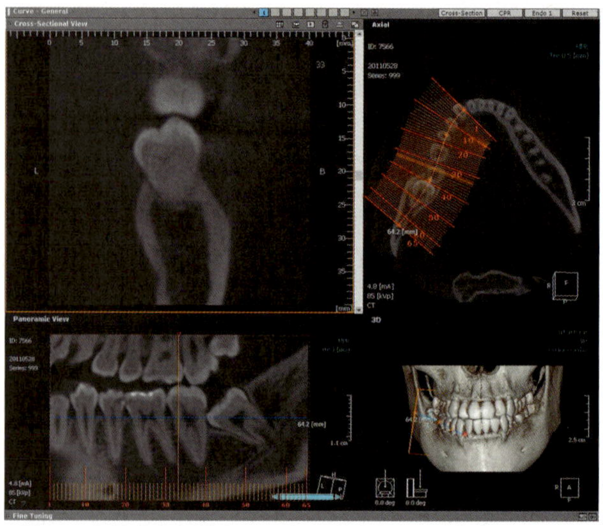

그림 2b. 축상면에서 임의로 두께를 설정하고 치열에 직교하는 평면으로 분할하면 절단면으로 재구축할 수 있다.

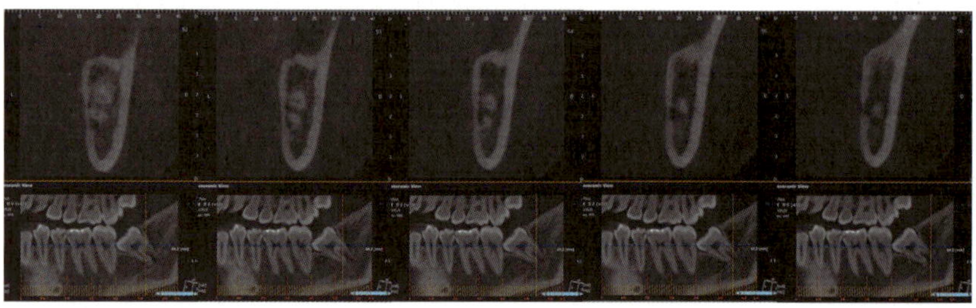

그림 2c. 절단면 재구성 영상. 구내방사선사진과 파노라마방사선사진으로 판단할 수 없는 협설적 하악관과 하악 지치의 위치 관계를 진단할 수 있다. 또한 치근의 삼차원 형태도 파악할 수 있다.

Point 17 지치와 하악관의 위치 관계를 파악한다

교합평면과 치열궁을 기준으로 맞추면 치근과 하악관의 삼차원적 위치 관계를 파악할 수 있다. 치근의 형태가 복잡한 경우에는 VR상에서 보다 정확하게 이미지할 수 있다(그림 3 참조).

매복치의 장축 방향으로 맞춘 슬라이스법 : 응용편

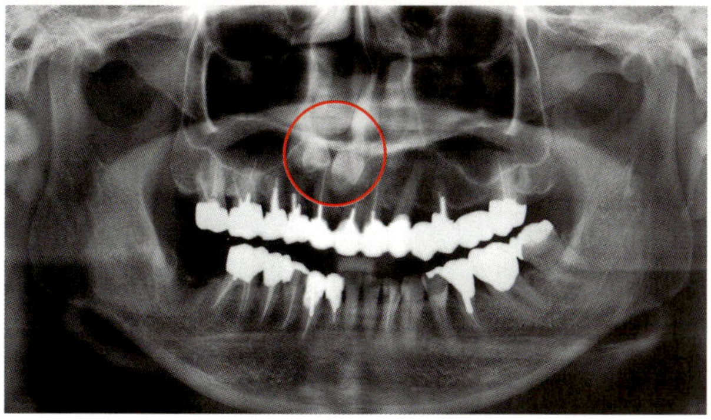

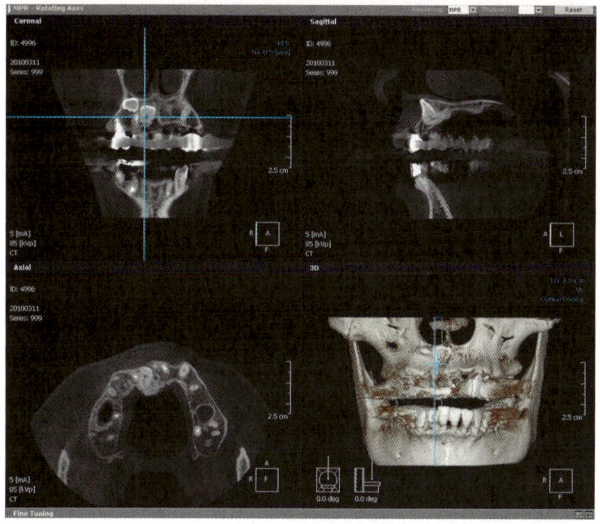

그림 3a. 치아 개수를 보면 #11과 #13이 매복해 있다고 추측할 수 있는데, 치관과 치근의 방향·형태까지는 알 수 없다.
그림 3b. MPR상에서 매복치에 십자 가이드를 맞추고 매복치의 위치·치근 방향·근의 형태를 찾는다.

그림 3a | 그림 3b

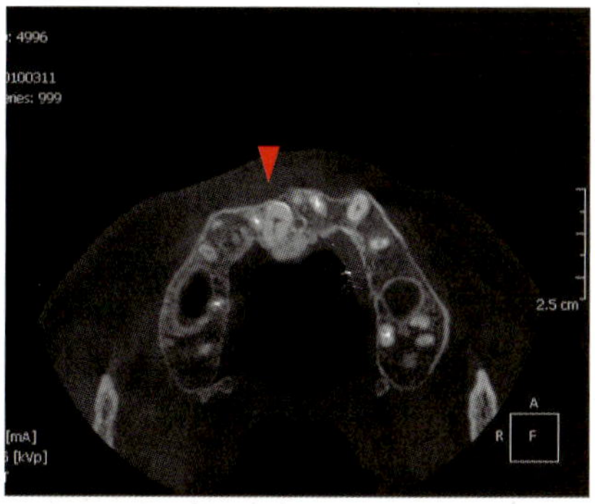

그림 3c. 축상면상에서는 #11의 협설적 위치를 확인할 수 있다. 전방이 치관 방향, 일부 절치관과 접촉해 있다.

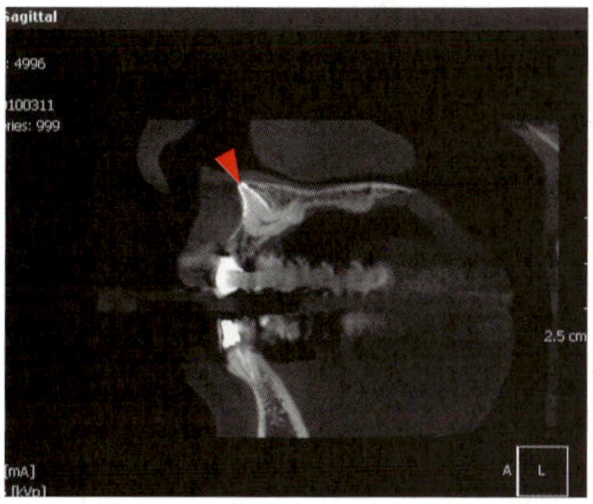

그림 3d. 시상면상을 보면 #11의 치관 방향은 전상방, 치근 방향은 후상방으로 커브를 그리므로 교정해서 정출하기도 발치하기도 곤란한 상황을 생각해 볼 수 있다.

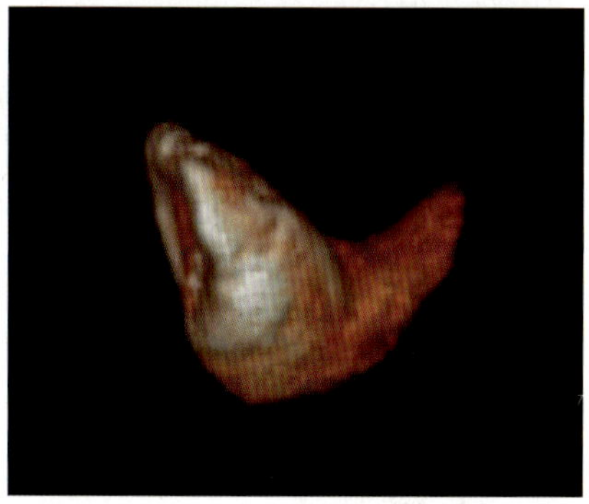

그림 3e. VR상 : #11의 입체상을 파악할 수 있다. 이렇게 VR상은 입체상을 파악하는 데 유용하다.

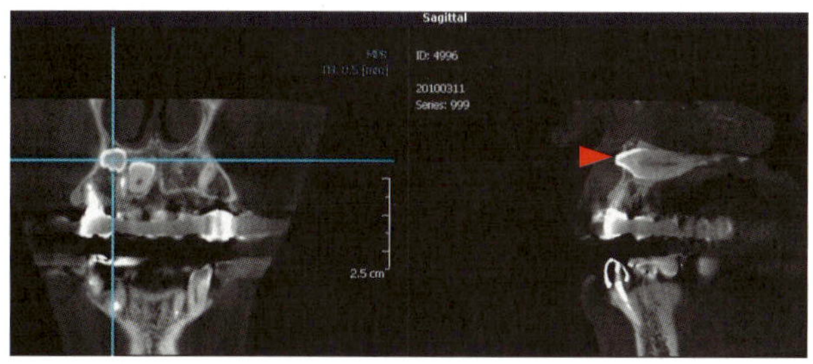

그림 3f. 시상면상을 보면 #13은 수평으로 매복하고 상방은 비강저와 접촉해 있다.

Point 18 매복치의 장축 방향에 맞춘 슬라이스법

MPR상에서 시작해 매복치에 시상면상, 관상면상, 축상면상으로 십자 가이드를 맞추는데, 매복치의 방향이 불분명한 경우에는 일단 관상면상에서 매복치 중앙부에 초점을 맞추고 시상면상에서 매복치의 방향을 찾는다. 시상면상에서 치아의 장축 방향·전후 방향을 알 수 있고 #11을 견인하기도 발치하기도 곤란한 상황을 생각할 수 있다. 또한 VR상에서 보면 치아의 입체상을 얻을 수 있어 진단에 유용하다. 상세하게 보고 싶다면 그곳에서 멀티 슬라이스를 실행하면 된다. 관상면상에서 #13에 초점을 맞춰 시상면상에서 방향을 보면 #13은 수평 방향의 매복치 상방이 비강저에 접촉해 있는 것을 알 수 있고 이것도 발치가 곤란하다는 것을 알려주는 정보이다.

진단·치료가 변화하다 "심화편"

콘빔CT로 발치 난이도의 기준이 변화하다

콘빔CT로 치아의 협설적 위치, 치근 형태, 인접하는 신경·혈관과의 위치 관계, 상악동과 근접 등을 확인할 수 있다. 과거에는 까다로운 증례로 여겨졌던 발치가 간단해지고 반대로 간단하다고 생각했던 증례에 생각지 못한 함정이 있다는 것을 깨닫기도 한다. 이번에는 일반 치과 임상에서 특히 술후 문제가 많은 하악 지치의 발치 증례를 제시하고 콘빔CT의 유용성을 소개한다.

이차원 진단에서 까다로운 증례라고 생각했는데 콘빔CT 진단 후 발치가 가능해진 증례

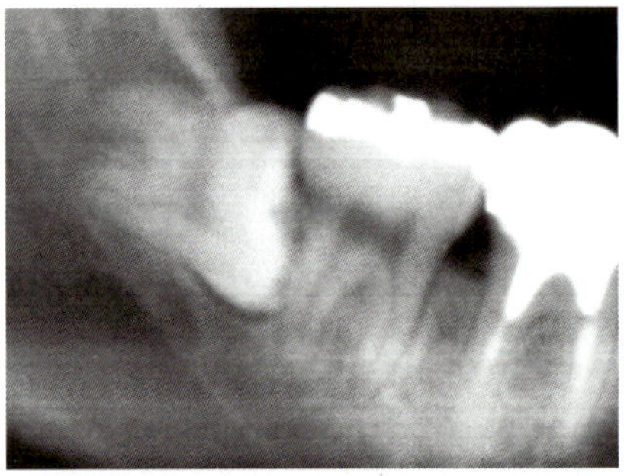

그림 4a. 환자는 34세 남성. #48의 치근이 두 개이고 하악관과 교차해 있다. 하악관이 손상되어 마비 증상과 술중 출혈 위험이 있고 많은 일반 개업의가 발치를 단념하는 증례이다.

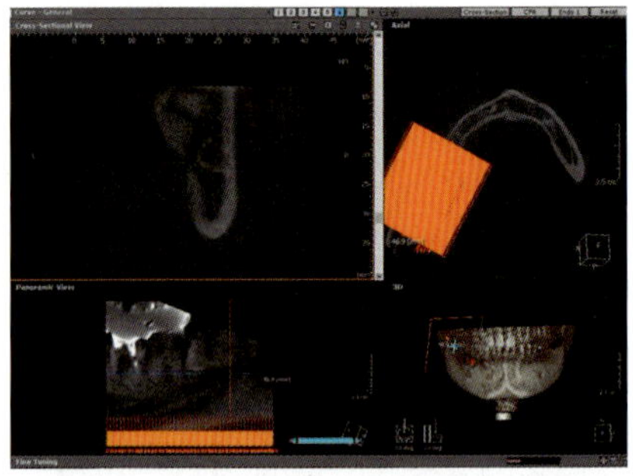

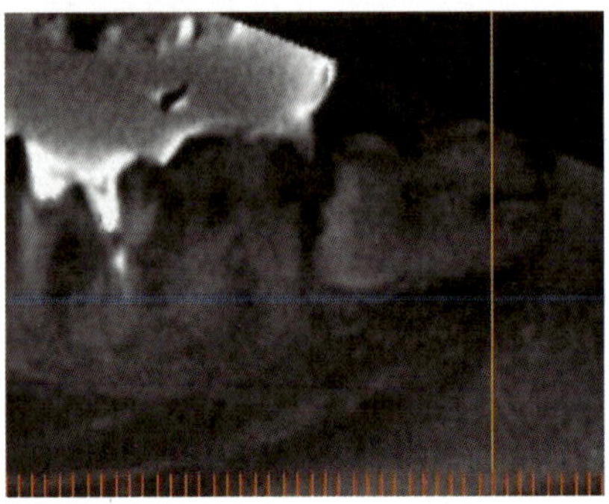

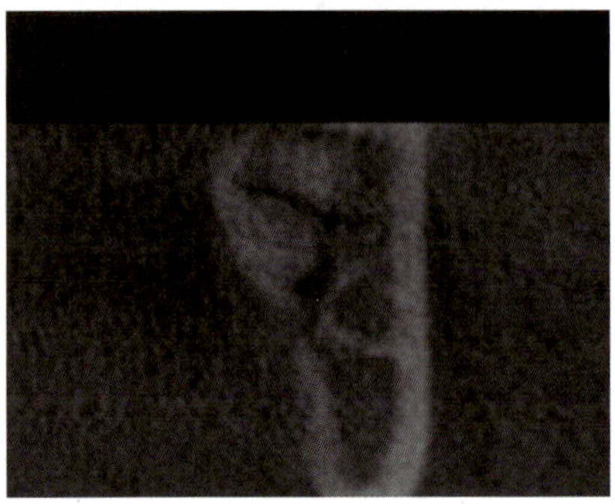

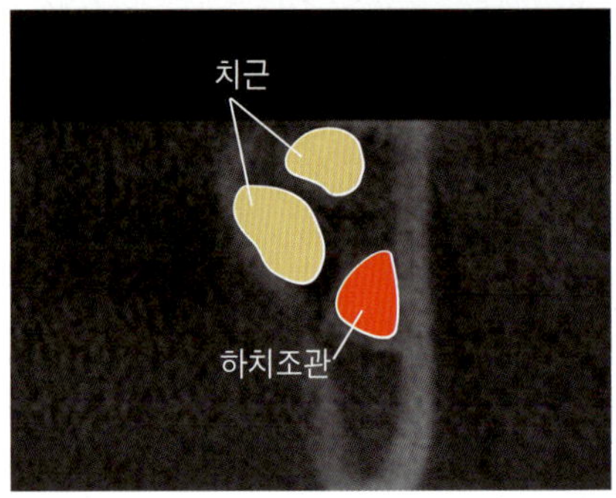

그림 4b~e. 콘빔CT에서 치근과 하치조관 사이에 약 1.5mm의 거리가 보인다.

그림 4b
그림 4c | 그림 4d | 그림 4e

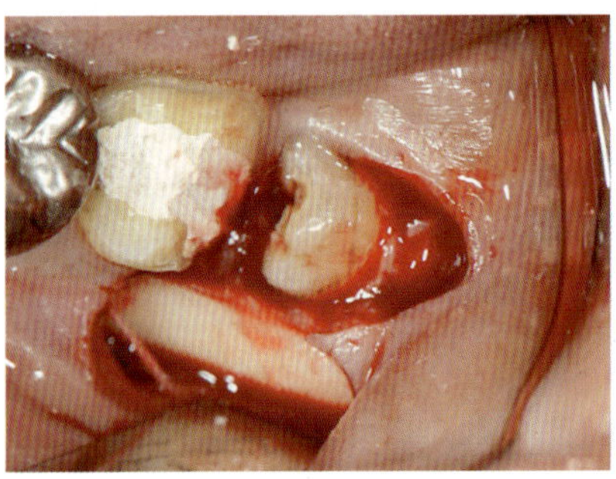

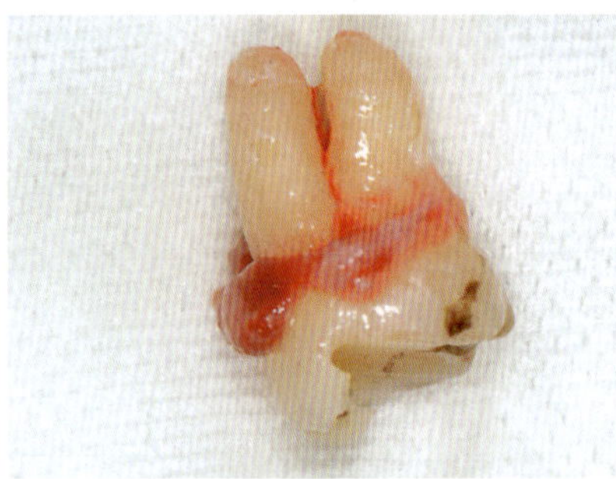

그림 4f | 그림 4g

그림 4f. 발치 시 구강 내 사진. 콘빔CT를 보면서 하악관에 부하를 가하지 않도록 발치기자의 삽입 위치, 탈구 방향을 고려하면서 발치했다.
그림 4g. 발거한 지치. 삼차원 이미지가 있어 발치할 수 있다. 따라서 환자의 부담을 경감하는 데 큰 효과가 있다.

Point 19 **이차원 영상의 함정! 첫 번째**

일반 개업의는 위의 증례를 꺼리는 편이고 실제로 이차원 영상만 가지고 안이하게 발치해서는 안 된다. 그러나 콘빔CT로 확인하면 발치가 가능한 증례가 의외로 많다.

콘빔CT로 확인해 예상외로 까다로운 증례로 밝혀진 증례 : #38 매복치

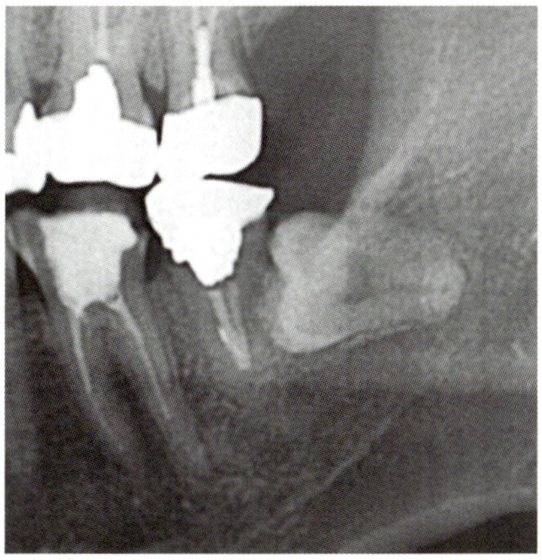

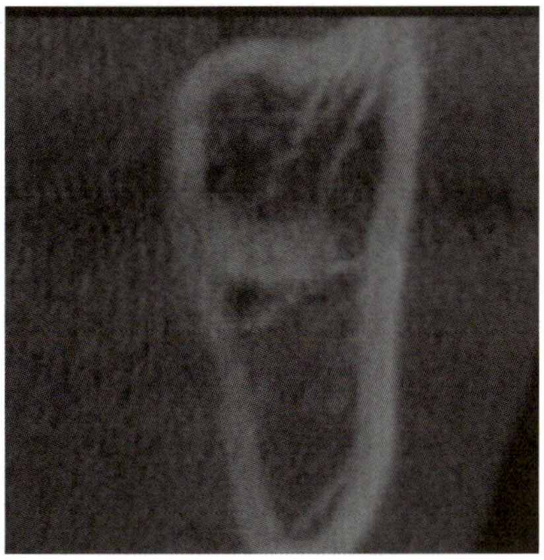

그림 5a, b. 환자는 24세 남성이고 #38은 콘빔CT의 절단면상에서도 근첨 만곡부의 크기를 확인할 수 있다.

그림 5a | 그림 5b

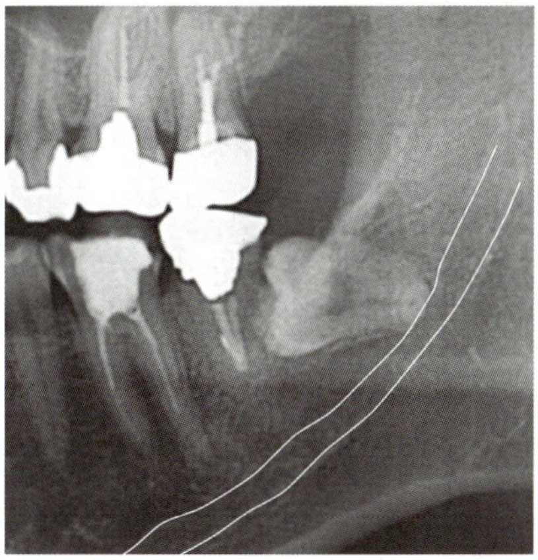

그림 5c. 술전 파노라마방사선사진. 하악관에 근접해 있지만 단근치이고 비교적 쉬운 증례처럼 보인다.

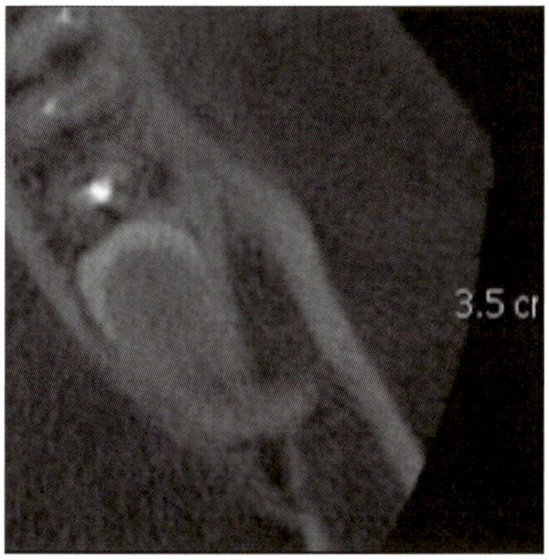

그림 5d. 축상면상에서 치근의 심한 만곡을 볼 수 있다.

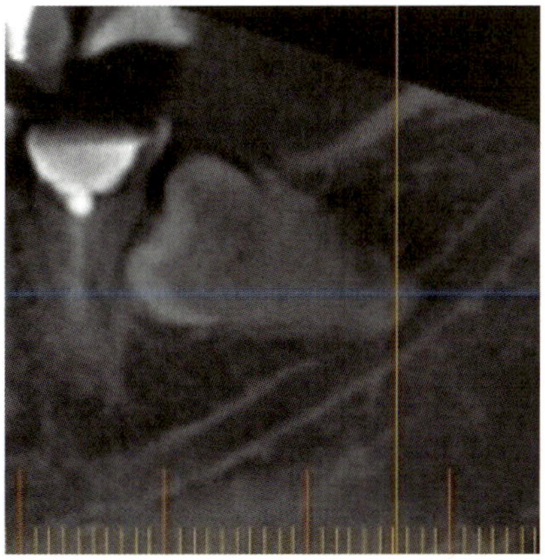

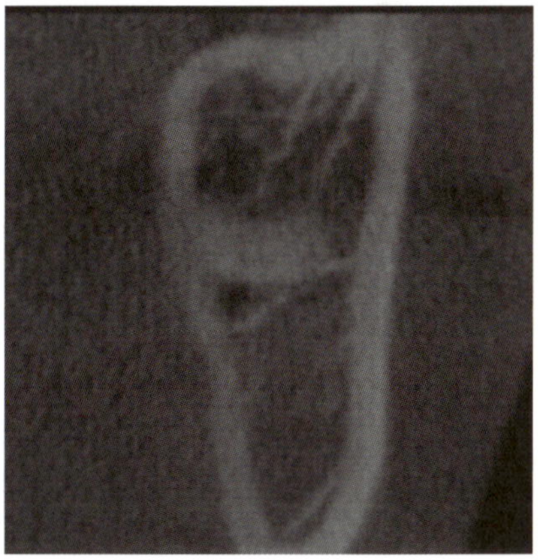

그림 5e, f. 시상면상과 절단면상에서도 근첨 만곡부의 크기를 확인할 수 있다.

그림 5e | 그림 5f

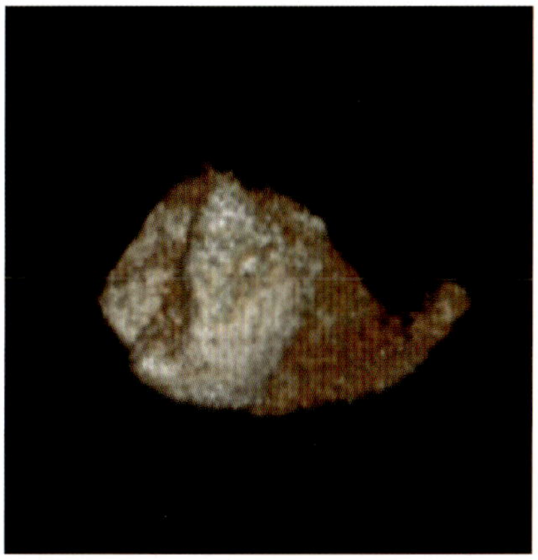

그림 5g. VR상을 작성. 보다 구체적인 시각 이미지를 확인할 수 있고 환자에게 설명하는 데 도움이 된다. 결국 이 환자는 대학병원의 구강외과에 의뢰하기로 했다.

Point 20 이차원 영상의 함정! 두 번째

단근치의 협설적 만곡은 이차원 영상에서 놓치기 쉬우므로 주의가 필요하다.

콘빔CT는 종양 · 낭의 확진에 도움이 된다

일반 치과에서 구강외과 영역인 낭과 종양이 의심되는 증례는 드물지만 발견이 늦어지면 중증화되기 쉽다. 콘빔CT는 축상면 영상과 관상면 영상을 조합하면 낭·종양을 조기에 발견할 수 있어 매우 유용한 수단이다. 실제로 낭·종양을 발견해 대형 사고로 이어지지 않은 증례를 소개한다.

치과 방사선에서 간과하기 쉬운 계란 크기의 치근단낭

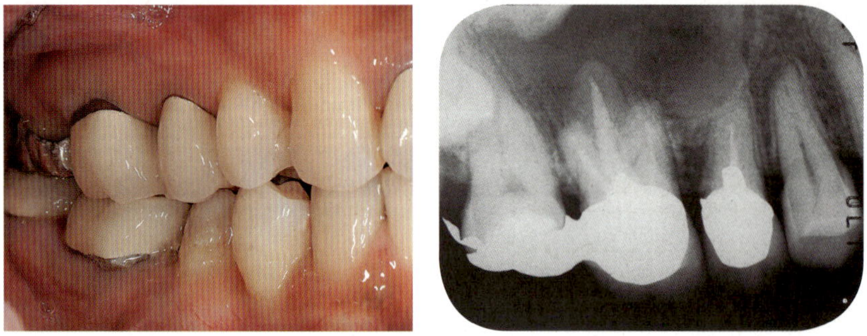

그림 6a | 그림 6b

그림 6a, b. 좌측 : 초진 시 구강 내 사진, 우측 : 구내방사선사진. 환자는 60세 여성. 3주 전부터 우측 위 치은이 붓기 시작했다고 호소했다. #15, 16 근첨 해당부에 탄성이 있으며 파동이 없는 치은의 종창이 촉진된다. #15의 동요 2도(Glickman의 분류). 주치 치과의는 #17의 동통은 이갈이에 기인한다고 진단했다. 교합을 조정한 후 경과를 관찰하기 위해 정기검진을 받고 있지만, 증상이 개선되지 않아 본의원을 내원했다. 구강 내 사진, 구내방사선사진에서 특별한 이상이 없고 앞의 의원에서 내린 진단이 타당하다고 생각했지만 환자가 뺨 부분의 감각이상을 강하게 호소해 삼차원으로 확인하기 위해 콘빔CT를 촬영했다.

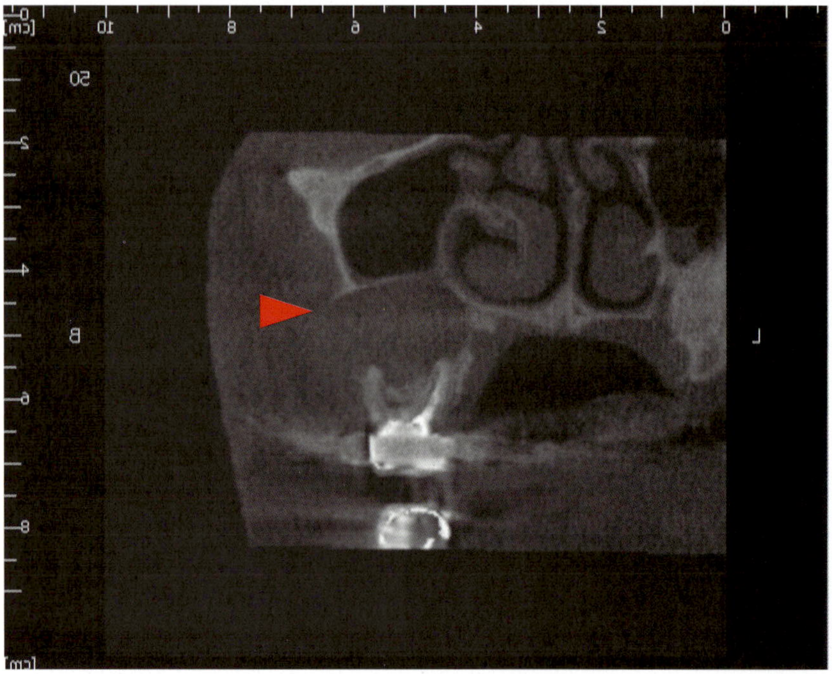

그림 6c. 관상면상. 거대한 골풍융부가 확인되었다(화살표). 상악동은 상방으로 거상된 상태이다.

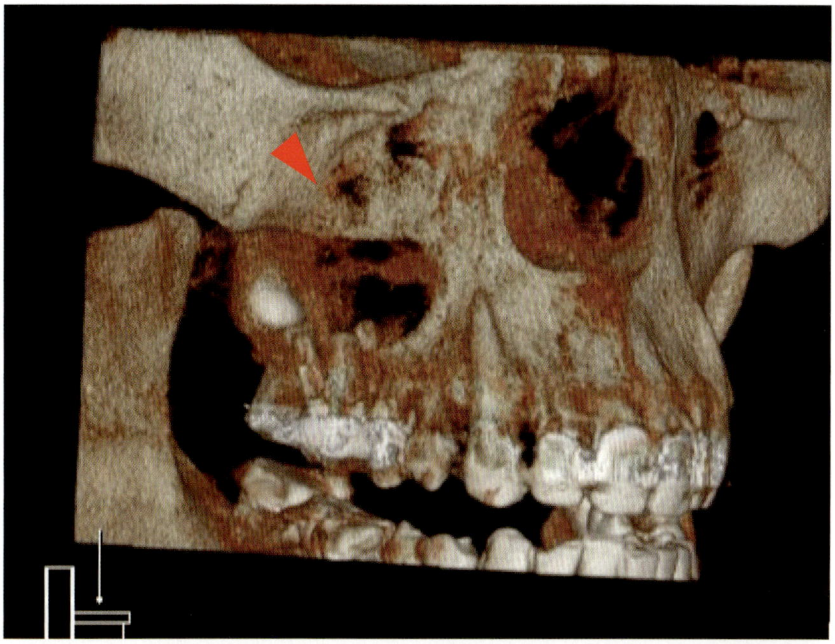

그림 6d. VR상. 거대한 치근단낭. 콘빔CT상에서 #16의 근첨 주위에 광범위한 낭성 골흡수가 보인다.

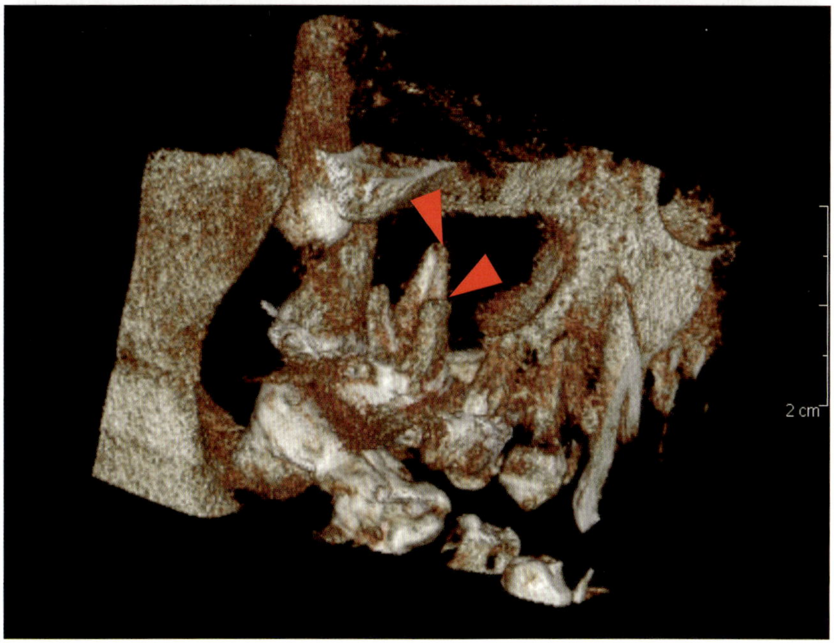

그림 6e. VR상. 근심 협측치근, 구개치근의 근첨부는 흡수된 것처럼 보인다.

그림 6. VR상에서 #16의 근첨 주위에 광범위한 낭에 의한 골흡수가 보인다. VR 흡수상에서는 근첨이 흡수된 것처럼 보인다. 구강외과에 의뢰했더니 생검으로 치근단낭을 진단했다. #16의 근단절제와 적출술을 통해 #16을 보존할 수 있었다. 이 증례도 콘빔CT로 확인하지 않았다면 증상이 심각해진 후에 비로소 진단을 받았을 것이다.

Point 21 VR상을 조합하면 보다 입체적인 이미지가 가능하다

축상면상, 시상면상, 관상면상, VR상으로 확인하면 낭성병소의 형태와 크기뿐만 아니라 원인이 된 치근까지도 추측할 수 있다.

콘빔CT가 없으면 조치가 늦어졌을 증례 : 악성림프종

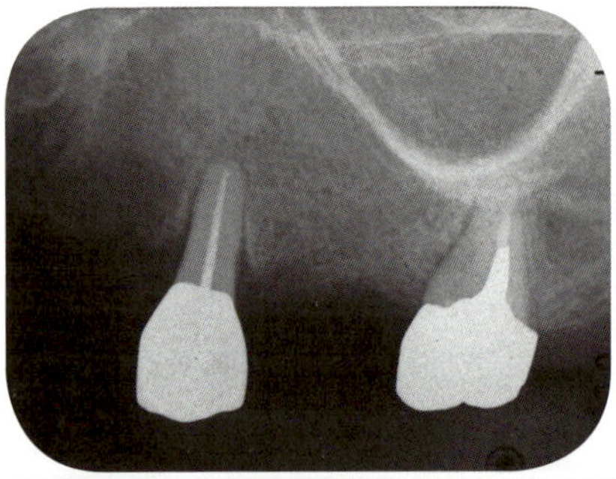

그림 7a. 환자는 60세 여성. 주소는 3주 전부터 좌측 위 치은이 부었다이다. #25, 26 근첨 해당부에 치은 종창이 있고 탄성이 있으며 파동은 촉진되지 않았다. #25의 동요 2도(Glickman의 분류). 치근막의 확대는 보이지만 특별한 이상 소견은 없다. 만성 근첨성 치주조직염에서 볼 수 있는 파동이 느껴지는 종창이 없어 콘빔CT 촬영했다.

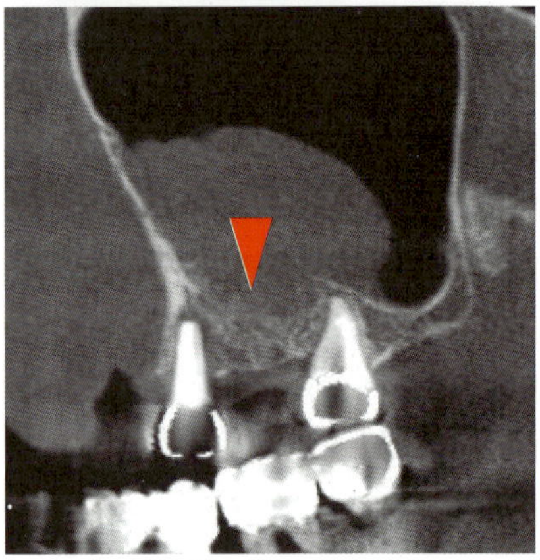

그림 7b. 시상면상. 상악동의 점막에 국소적 비후가 관찰된다. 상악동저선이 부분적으로 소실되고 그 주위 치조골에 불규칙한 흡수를 볼 수 있다.

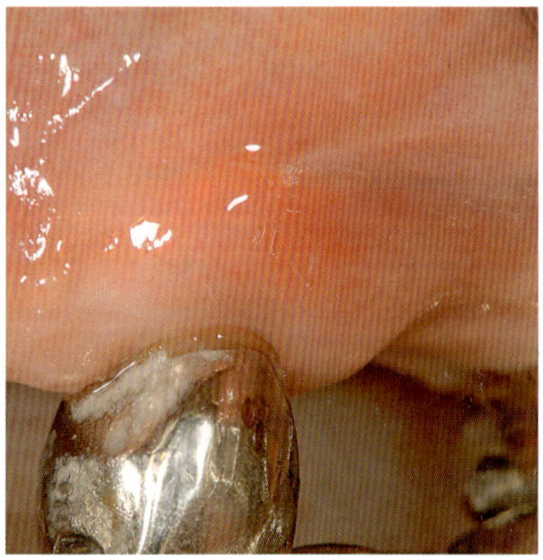

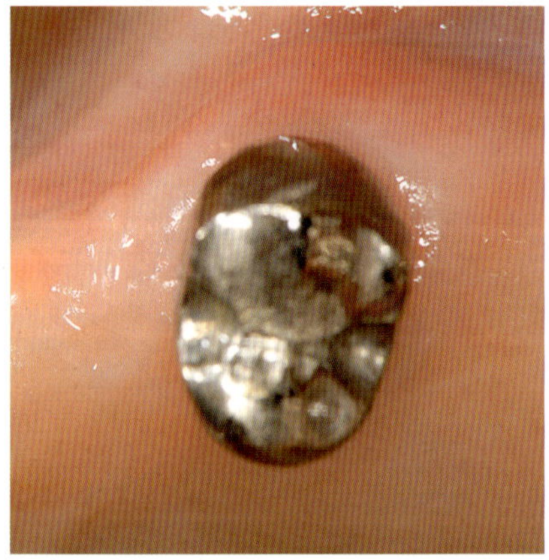

그림 7c, d. #24의 구강 내 사진. 이상 소견이 관찰되지 않는다.

그림 7c | 그림 7d

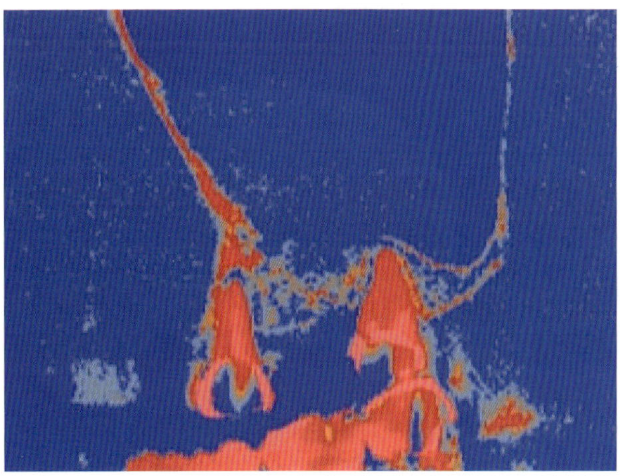

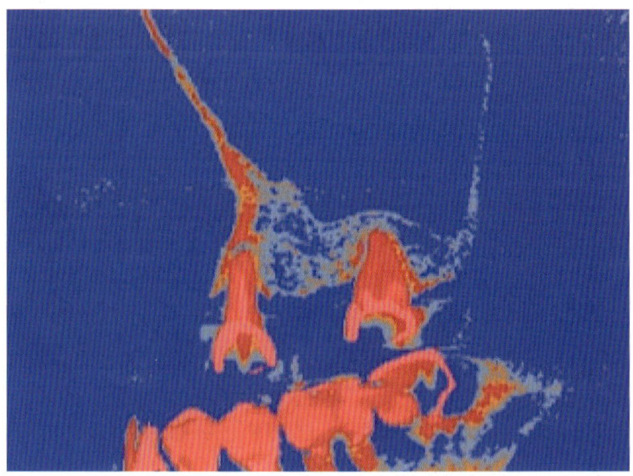

그림 7e, f. Sagittal 컬러상. e : 술전. 성긴 골질과 상악동저선이 불분명함. f : 술후. 골밀도의 개선과 상악동저선의 선명화. 이 증례는 구강외과에 검사를 의뢰해 생검으로 악성림프종을 진단받았다. 그 후 암센터 혈액내과에서 치료를 진행하고 조기 발견해 항암제만 투여하고 있는데 병변이 소실되었다는 보고를 받았다. 현재 경과가 양호하다.

그림 7e | 그림 7f

Point 22 **Screening 시 보조 자료로 유효한 콘빔CT**

기존의 진단 자료·방법으로는 악성 병소를 감별하기가 불가능하다. 경험이 충분한 구강외과의도 잘못 screening할 수 있다. 앞으로 콘빔CT는 이런 증례에 힘을 발휘하는 보조 수단이 될 것이다.

법랑질모세포종

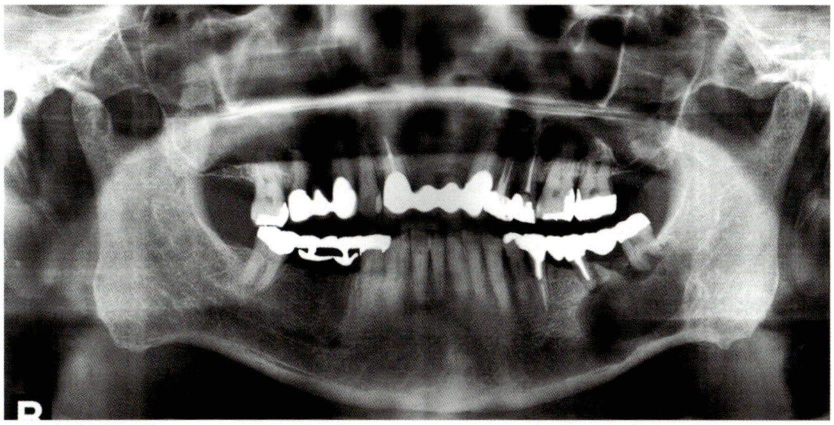

그림 8a. 초진 시 파노라마방사선사진. 환자는 77세 남성. 주소는 좌측 안쪽이 붓는다이다. #38 협측의 근첨 해당부 치은에 가벼운 종창이 있었다.

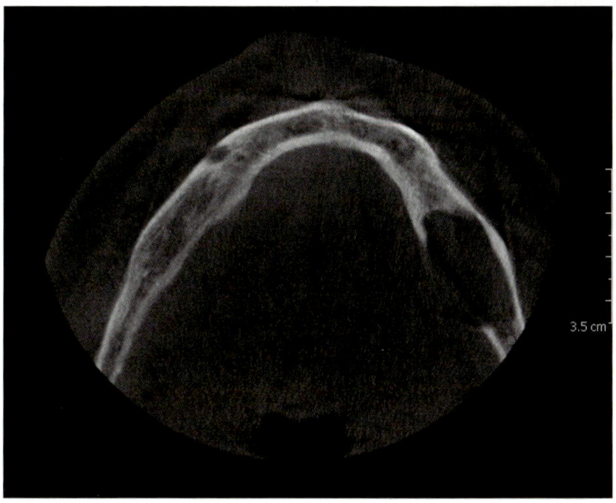

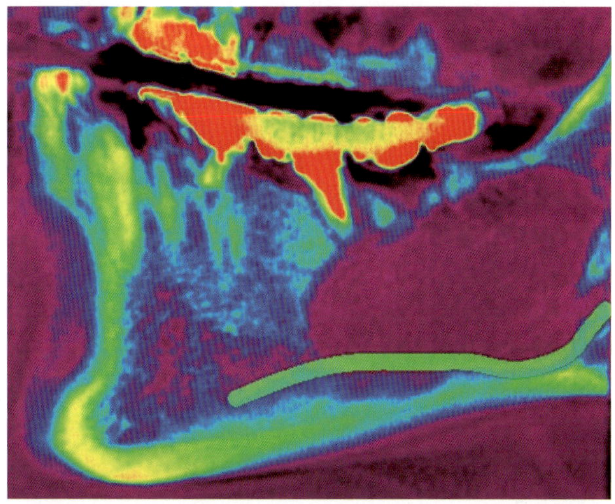

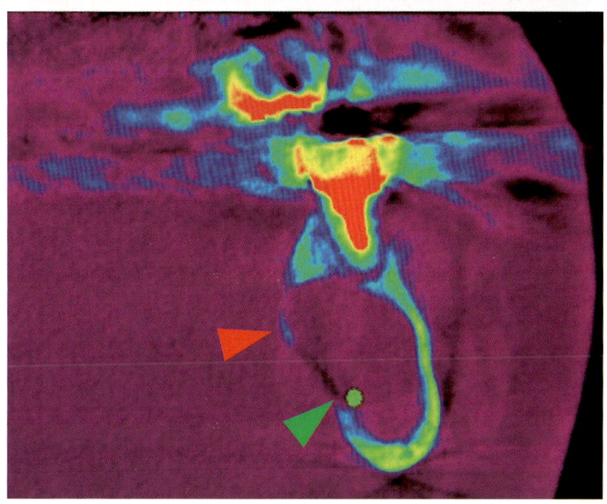

그림 7e | 그림 7e
그림 7e

그림 8b. 축상면상. 하악 좌측 구치부 해당부에 경계가 선명한 커다란 단방성 골흡수가 보인다. 설측 피질골은 비박 및 일부 소실된 상태이다.
그림 8c. 시상면 컬러상. 하치조신경(녹색 화살표)이 하방으로 변이된 상태이다.
그림 8d. 관상면 컬러상에서는 병변의 확대와 설측 피질골의 비박화를 볼 수 있다(붉은 화살표). 하치조신경(녹색 화살표).
그림 8b~d. 하치조신경은 하방으로 변위되고 마비와 저림 증상은 없다. 구강외과에 정밀검사를 의뢰했더니 진단명은 법랑모세포종이었다. 환자는 고령자이기도 해 개창술을 시행하고 경과를 관찰 중이다.

Point 23 종양과 해부학 구조의 위치를 확인하는 데 유효하다

콘빔CT는 수술 전 진단에 유효하고 특히 해부학적 부위를 색으로 표시해 환자의 이해를 돕고 환자 동의에 힘을 발휘한다.

#21, 22 사이 불투과상은? : 치아종

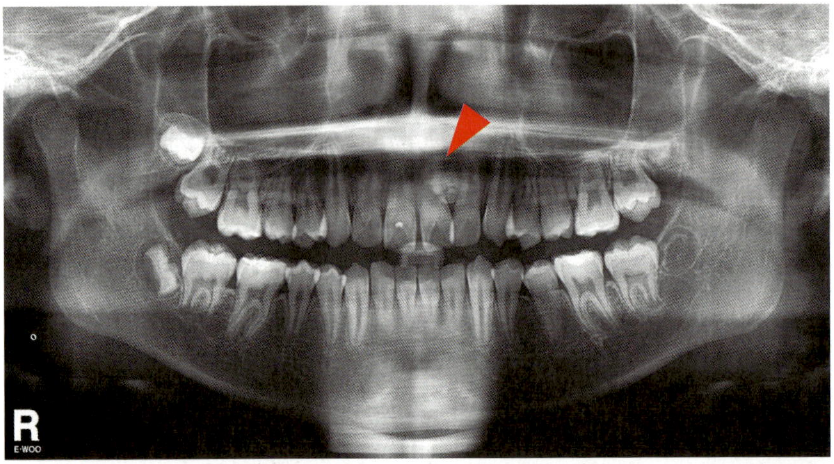

그림 9a. 초진 파노라마방사선. #21, 22 사이에 불투과상이 보인다. 환자는 17세 남성. 주소는 치열교정이다. 검사를 위해 파노라마방사선을 촬영했더니 #21, 22 근첨부에 불투과상이 관찰되어 콘빔CT로 확인했다.

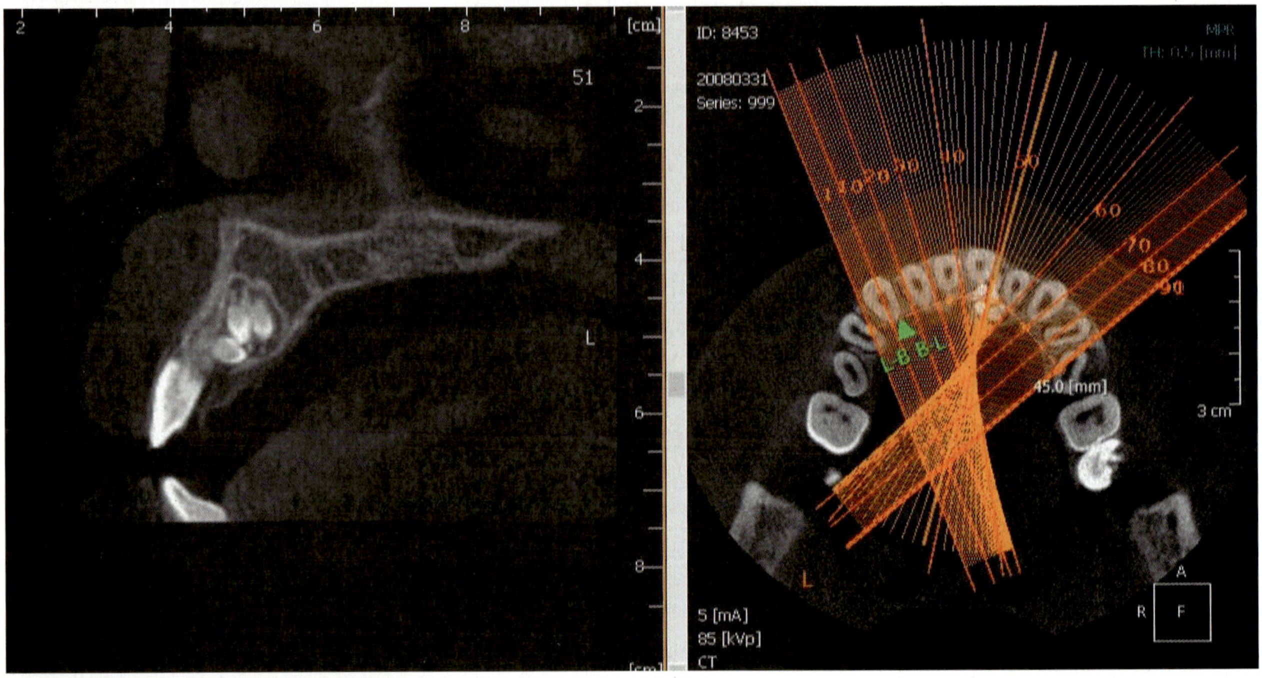

그림 9b. 절단면상에서 골흡수상에 둘러싸인 다수의 치아 비슷한 경조직이 보인다.

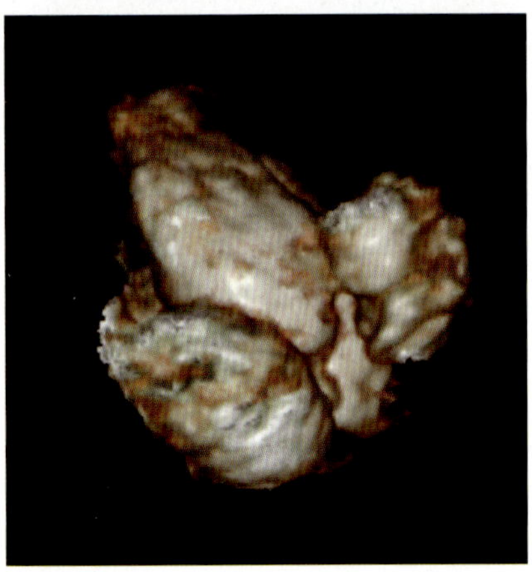

그림 9c. VR상에서 치아 비슷한 형태가 보인다. 최종 진단은 생검으로 결정하겠지만, 콘빔CT상에서 복합 치아종을 예상할 수 있다.

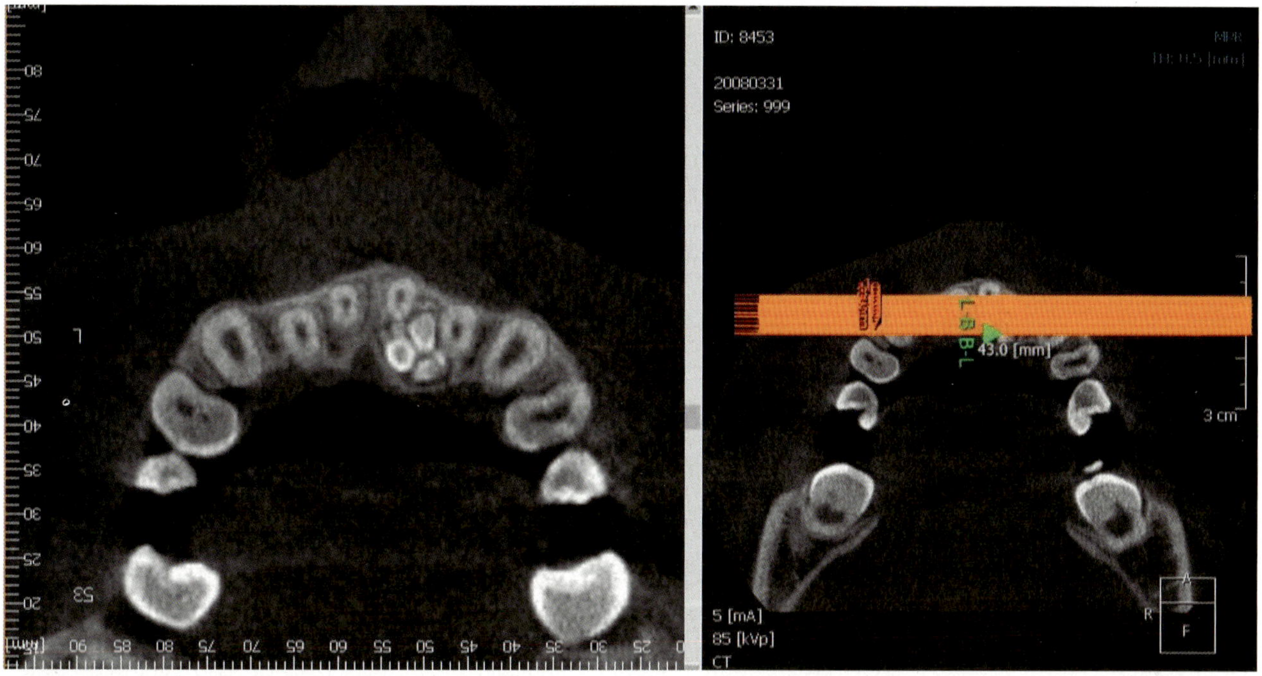

그림 9d. 축상면상에서 경계가 뚜렷한 골흡수상 내에 치아 비슷한 경조직이 관찰된다. 교정치료를 결정. 치아종이 치아 이동 시 방해가 될 수 있어 의뢰서에 콘빔CT 데이터를 첨부하고 구강외과에 처치를 의뢰했다. 생검 결과 진단명은 복합 치아종이었다. 구강외과의는 '콘빔CT 데이터가 있어 위치 관계가 명확해지고 최소한의 침습으로 치료할 수 있었다'고 알려왔다.

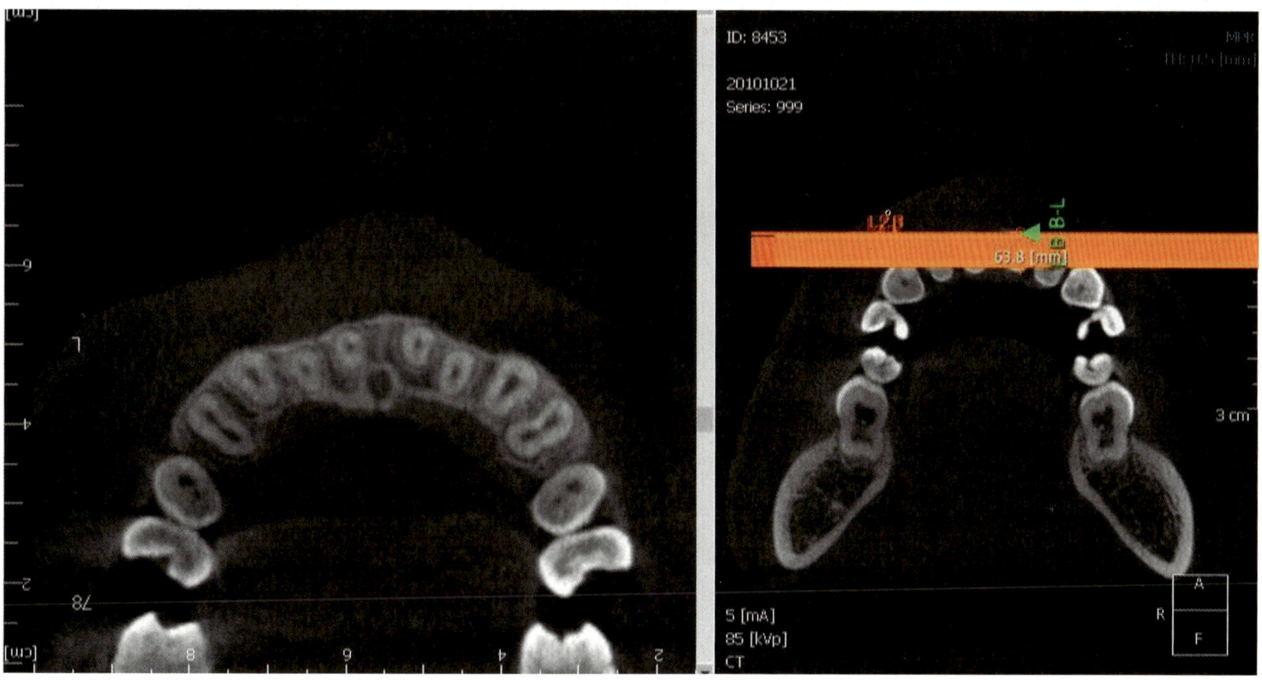

그림 9e. 술후. 치아종을 완전히 적출했다. 콘빔CT 데이터를 받아 치료하기가 쉬웠다는 연락을 받았다.

Point 24 치성 종양의 감별에는 다면상이 유효하다!

치성 종양의 감별에는 많은 단면에서 정보를 얻을 수 있으므로 다면상이 유효하다.

콘빔CT를 활용하면 악안면 영역의 다양한 병변이 보인다!

일반 개업의도 종양·낭과 같은 질환 이외에 악안면 영역의 병변을 만날 가능성은 충분히 있다. 콘빔CT를 활용해 지금까지 발견하지 못한 내용을 진단하고 환자에게 보다 쉽게 설명할 수 있게 되었다. 이번에는 골절 증례와 타액선 질환을 제시하고 콘빔CT의 유용성을 설명하고자 한다.

상악골 골절(협골부 골절) : 안면 두개부에 외상이 있으면 치과가 아닌 다른 과를 수진하는 예가 많다!

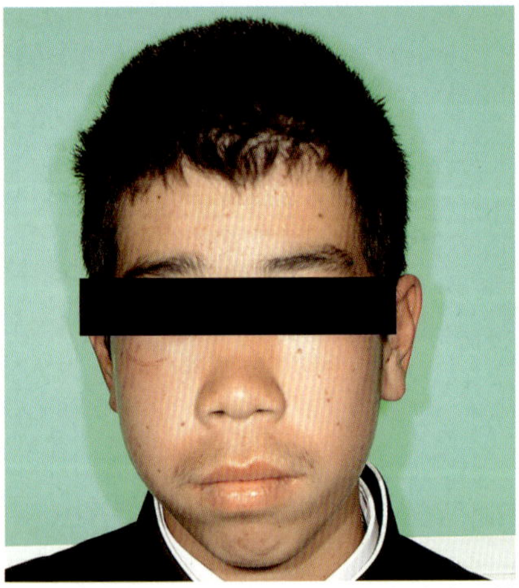

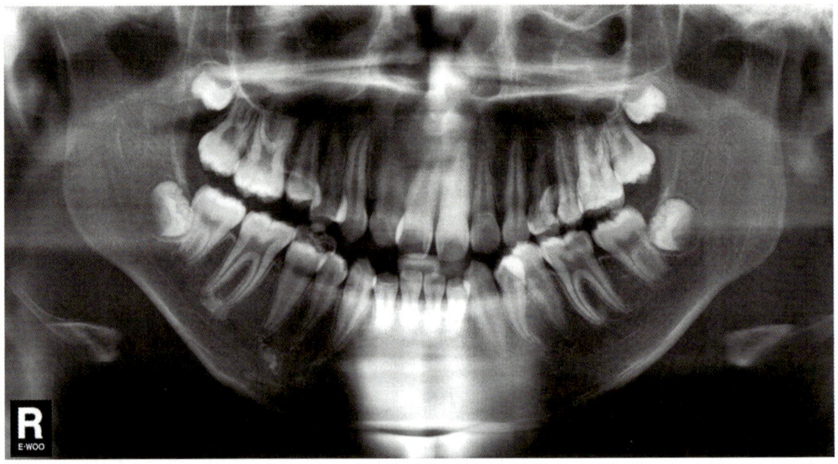

그림 10a. 클럽 활동 중에 야구공에 맞아 우측 안와부에서 협부에 걸쳐 종창이 심하다. 이곳의 타박상은 해부학적 위치 때문에 부상 후 뇌신경외과나 이비인후과를 수진하는 경우가 많다. 이 환자도 뇌신경외과를 수진해 검사를 받고 이상이 없다는 진단을 받았다. 그 후 통증이 계속되어 충치가 있다고 생각해 내원하였다.
그림 10b. 파노라마방사선에서 이상을 찾을 수 없다.

그림 10a | 그림 10b

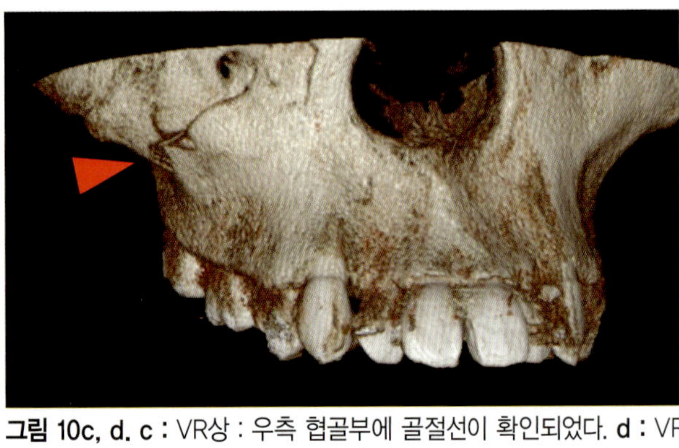

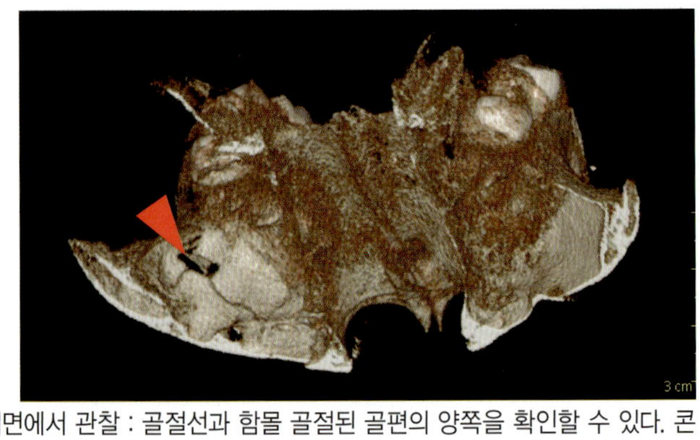

그림 10c, d. c : VR상 : 우측 협골부에 골절선이 확인되었다. **d :** VR상 내면에서 관찰 : 골절선과 함몰 골절된 골편의 양쪽을 확인할 수 있다. 콘빔CT에서 골절이 확인되어 정형외과를 소개했다. 골절의 초기로 진단해 간단히 치료할 수 있는 기간은 부상 후 2주까지이고, 4주 이상이 경과하면 오래된 골절로 다루어진다. 이 환자는 다행히도 콘빔CT로 조기에 발견해 간단히 회복할 수 있었다.

그림 10c | 그림 10d

Point 25 악안면 영역의 외상은 콘빔CT로 확인하자!

골절은 발견 시기가 치료의 예후를 좌우한다. 외상 부위의 통증이 사라지지 않는 증례는 일단 콘빔CT로 확인해야 한다.

타석증 : 감별진단에 복수의 촬영법이 필요한 타석증도 콘빔CT로 한방에 해결!

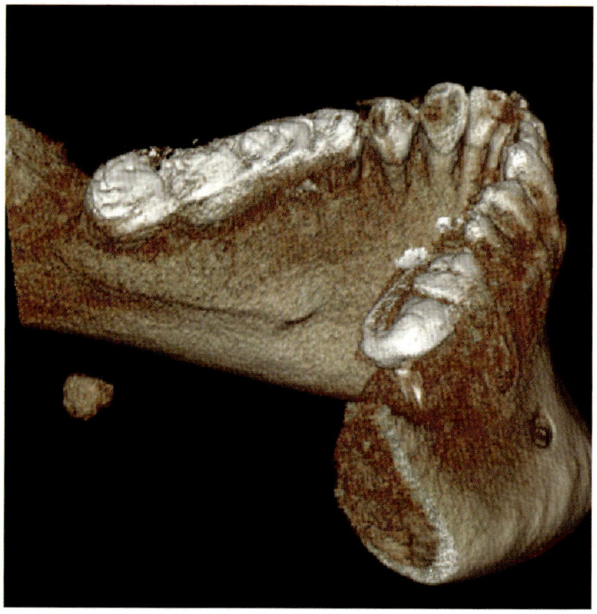

그림 11a. 환자는 45세 남성. 하악이 붓고 식후에 통증이 있어 내원. 두손 촉진으로 골처럼 단단한 종기의 존재를 발견해 콘빔CT로 정밀 검사했다. 타석증은 타액선 도관 내에 결석이 발생하는 질환이다. 주로 악하선의 주도관 내와 실질조직 내에 발생한다고 한다[8]. 좌측 악하선부에 치관 크기의 타석을 확인할 수 있다.

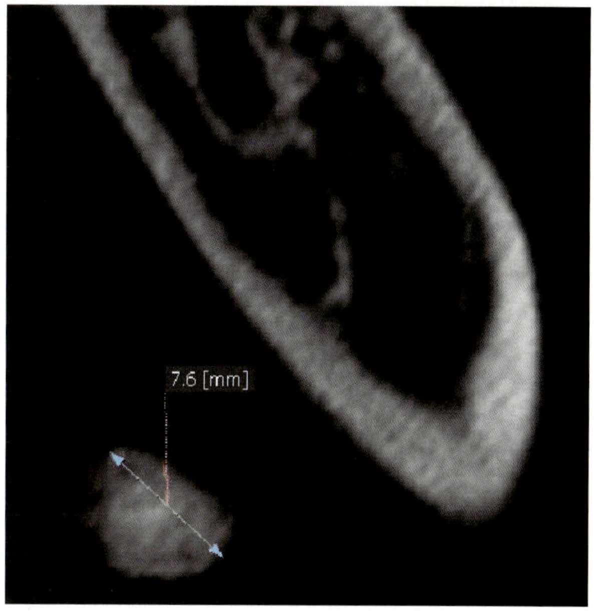

그림 11b. 콘빔CT의 측정값은 약 7.6mm.

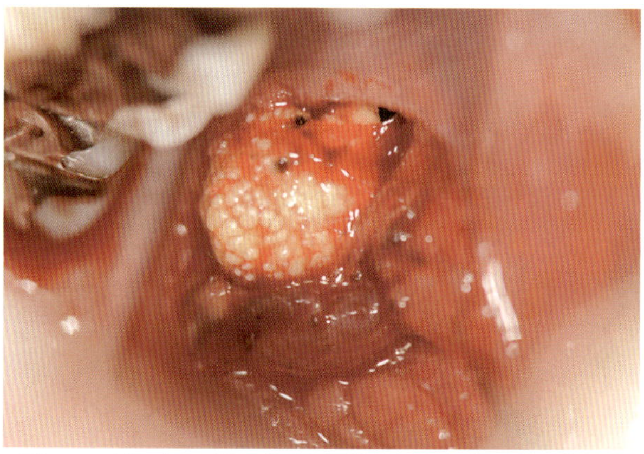

그림 11c. 적출 시 콘빔CT의 VR상 이미지에 가까운 타석을 확인할 수 있다.

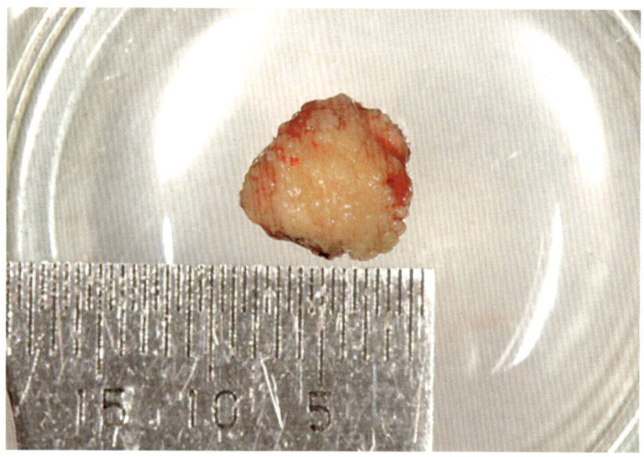

그림 11d. 콘빔CT의 측정값(7.6mm)과 거의 비슷한 값을 보인다.

Point 26 **콘빔CT 측정값은 실측치에 가깝게 신뢰할 수 있다**

타석증의 검사에는 파노라마방사선과 함께 교합 방사선을 사용하고(타액선염이 발병할 때에는 조영술을 이용하기도 한다) 두 영상을 조합해 삼차원 이미지를 판독해 진단한다. 콘빔CT를 응용하면 판독 경험이 적은 임상의도 이해하기 쉬운 삼차원 영상을 얻을 수 있다.

나의 콘빔CT 활용법

'자가치아이식에 콘빔CT 진단은 유효하다'

최근 치아이식은 예후가 양호한 치료법으로 일반 임상가 사이에 널리 행해지고 있다. 콘빔CT 진단을 응용하면 이식치와 이식상의 크기를 술전에 알 수 있고 보다 확실하게 시술을 계획할 수 있다.

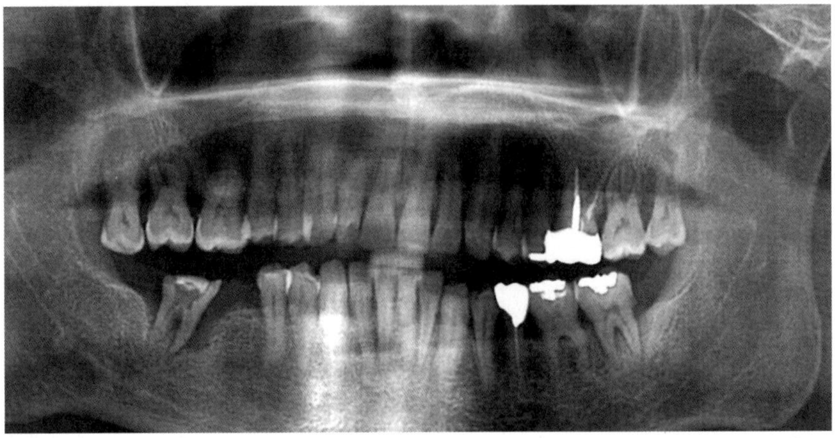

그림 12a. 환자는 50세 남성이고 #28을 이식할 예정이다. 초진 시 파노라마방사선사진. #47은 보존이 불가능하다고 진단. 발수 처치 후 자연 정출을 통해 골의 재생을 계획했다.

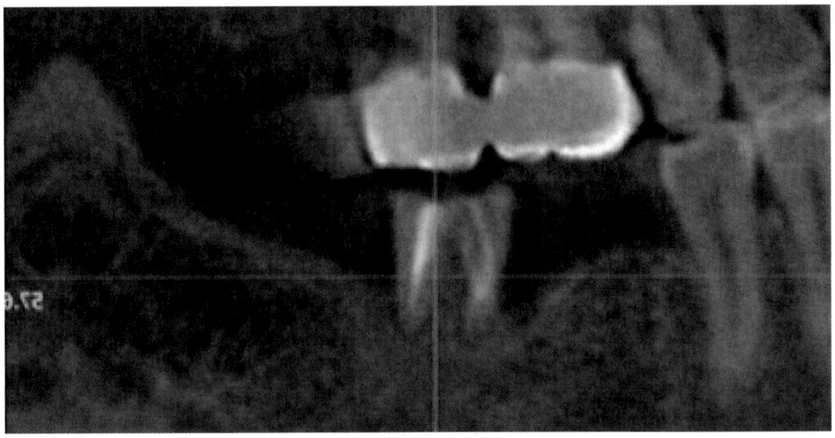

그림 12b. 이식처치 직전 상태. #47의 자연 정출을 통해 주위골이 재생된 것을 볼 수 있다.

그림 12c | 그림 12d

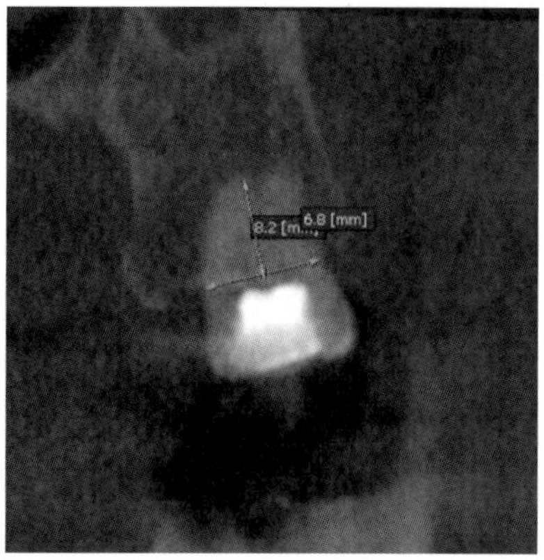

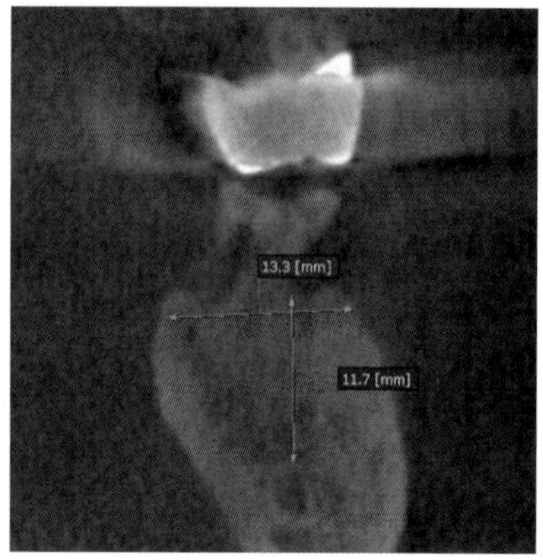

그림 12c, d. 콘빔CT로 술전 계측①. 이식 지치 치근의 협설측 최대 폭경과 치근장, 이식상 골의 협설측 직경, 골절~하악관까지 거리를 계측한다.

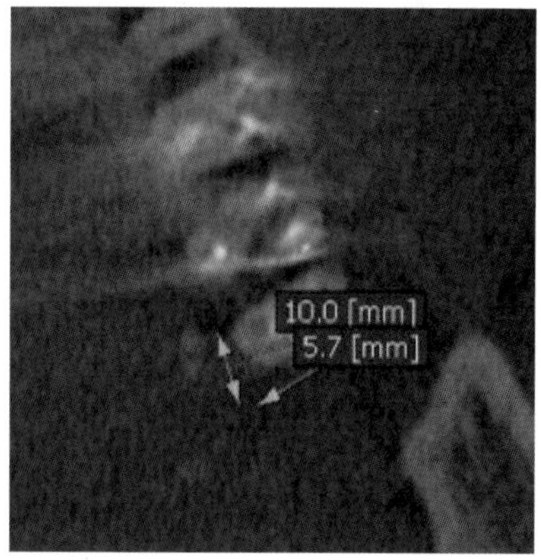

그림 12e. 콘빔CT로 술전 계측②. 이식 지치 치근의 근원심 최대 폭경과 협설측 최대 폭경을 계측. ①과 ②를 계측해 이식이 가능한지 또한 이식 부위의 골형성량을 계획한다.

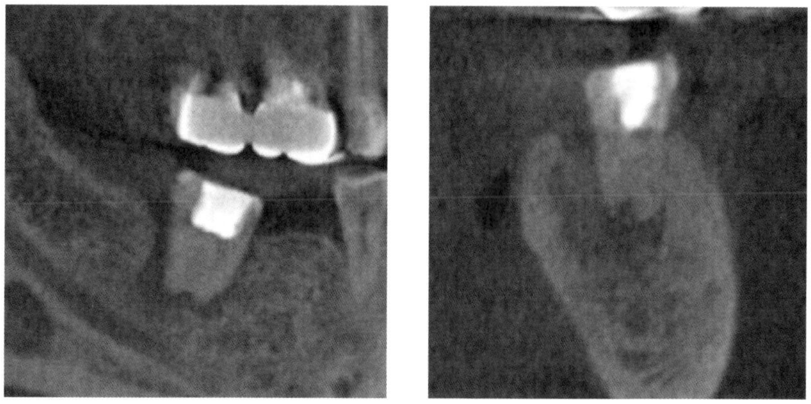

그림 12f. 이식 후 콘빔CT를 활용해 확인.

결론

일반 임상을 행할 때에 발치 등의 구강 내 소수술은 피해갈 수 없는 분야 중의 하나이다. 그리고 그것은 간단한 증례에서 숙련도를 요하는 증례까지 다양하다. 사소한 실수가 신경 손상이나 이상 출혈 등 심각한 상황을 야기할 가능성도 있다. 부적절한 기술·진단은 경우에 따라 의료 소송으로 발전할 수 있다. 그러나 콘빔CT를 활용하면 비교적 정확하게 진단할 수 있고 안심하고 치료에 임할 수 있다고 생각한다.

또한 증상이 있어도 원인을 찾지 못하는 다양한 병변을 콘빔CT를 사용해 찾을 수도 있다. 조기 발견하여 전문기관에 신속하게 의뢰했을 때 환자의 생명을 구할 수도 있다.

술자 환자 모두를 위해 향후 콘빔CT의 보급은 기대할 만하다.

참고문헌

1. Valmaseda-Castellon E, Berini-Aytes L, Gay-Escoda C.Inferior alveolar nerve damage after lower third molar surgical extraction: a prospective study of 1117 surgical extractions.Oral Surg Oral Med Oral Pathol Oral Radiol Endod. 2001;92(4):377 - 383.
2. Gulicher D, Gerlach KL.Sensory impairment of the lingual and inferior alveolar nerves following removal of impacted mandibular third molars.Int J Oral Maxillofac Surg. 2001;30(4):306 - 312.
3. Ghaeminia H, Meijer GJ, Soehardi A, Borstlap WA, Mulder J, Berge SJ. Position of the impacted third molar in relation to the mandibular canal. Diagnostic accuracy of cone beam computed tomography compared with panoramic radiography.Int J Oral Maxillofac Surg. 2009;38(9):964 - 971.
4. Sedaghatfar M, August MA, Dodson TB.Panoramic radiographic findings as predictors of inferior alveolar nerve exposure following third molar extraction. J Oral Maxillofac Surg. 2005;63(1):3 - 7.
5. Tantanapornkul W, Okochi K, Bhakdinaronk A, Ohbayashi N, Kurabayashi T. Correlation of darkening of impacted mandibular third molar root on digital panoramic images with cone beam computed tomography findings.Dentomaxillofac Radiol. 2009;38(1):11 - 16.
6. 伊熊大助，比嘉努，新垣敬一，天願俊泉，狩野岳史，屋宜宣寿，喜屋武健，比嘉優，砂川元．CT 画像による下顎智歯と下顎管の位置関係に関する検討．Ryukyu Medical Journal 2008；27(1・2)：29 - 33.
7. 道健一，久野吉雄，野間弘康(編)．カラーアトラス 口腔外科の臨床. 東京：医歯薬出版，1985.
8. 上野正，伊藤秀夫(監修)．最新口腔外科学　第３版．東京：医歯薬出版，1986.

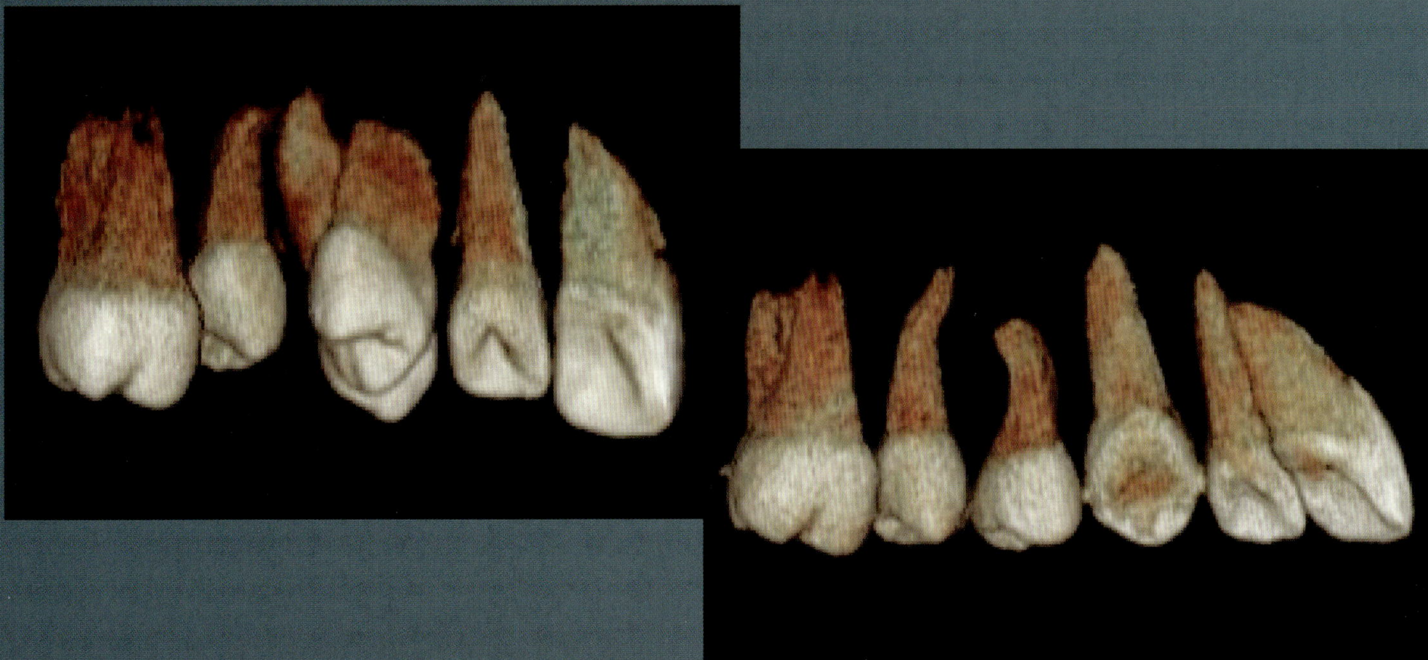

2.4 교정치료

——— 교정치료의 검사·진단도 삼차원의 시대가 오다

해설 **金成雅彦 (Kanenari Masahiko)**

왜 교정치료에 치과용 콘빔CT가 필요할까?

삼차원 검사·진단을 통해 보다 예측성 높은 수준의 교정치료를 진행한다.

교정치료의 검사·진단에 사용하는 자료는 치아 모형, 파노라마, 두부방사선규격사진(정면, 측면), 구강 내 사진, 안면 사진, 악기능 검사 등이다. 이것들을 사용한 삼차원 검사는 치아 모형과 환자의 안모, 모든 연조직을 직접 시진·촉진·계측하는 데 제한이 있었다. 치근은 치조골 내에 존재하고 bone housing을 크게 일탈해 치아를 이동할 수 없다. 따라서 치아와 골조직의 상대적인 위치 관계를 삼차원으로 조사해야 한다. 또한 부정교합이어도 치관부는 구순압과 설압 및 교합압이 조화로운 위치에 존재하려고 하고 건전한 치근은 bone housing을 스스로 일탈하려고 하지 않는다. 치관이 이동한 후 치근이 bone housing에서 벗어나면 그에 따라 연조직이 퇴축해 심미적인 예측성에도 큰 영향을 미친다. 즉 삼차원의 검사·진단을 통해 교정치료를 보다 예측성 높은 수준으로 끌어올린다.

교정치료 시 콘빔CT의 유효성을 표 1에 소개한다.

표 1. 교정치료 시 콘빔CT의 유효성

해부학적 검사·진단의 유효성	① 치조골 내 치아의 삼차원적 위치 관계의 파악 ② Bone housing의 검사 : 술전 → 치아의 이동 한계를 파악 술후 → 치조골 내 치아의 배열 상태를 파악 ③ 매복치·과잉치의 정확한 위치·형태를 파악 ④ 각 치축과 기준 평면의 관계를 파악 ⑤ 상악 구치와 상악동저의 위치 관계를 파악 ⑥ 상악동의 형태와 점막의 상태를 파악 → 귀, 코 질환의 확인 ⑦ 혀와 악관절의 변위 ⑧ 악안면 골격의 삼차원 형태와 대칭성 → 외과적 교정의 진단
임상에서 검사·진단의 유효성	⑨ 교정치료 전후 피조골의 두께 → GBR, PAOO 등의 필요성을 파악 ⑩ TAD의 식립 위치를 검사(임플란트 교정)

콘빔CT 활용 "기본편"

이차원과 삼차원 진단의 차이

구내방사선사진과 콘빔CT를 이용해 미맹출 치아를 관찰한다

구내방사선사진에서는 보통 등각촬영법과 평행촬영법을 이용하는데 상악 전치부는 주로 등각촬영법을 선택한다. 미맹출 치아의 위치·형태를 구내방사선사진(이차원적)으로 삼차원으로 예측하는 데는 한계가 있다.

이번에는 콘빔CT의 삼차원 검사를 통해 확실하게 검사·진단한 증례를 해설한다.

증례 1. 미맹출치①

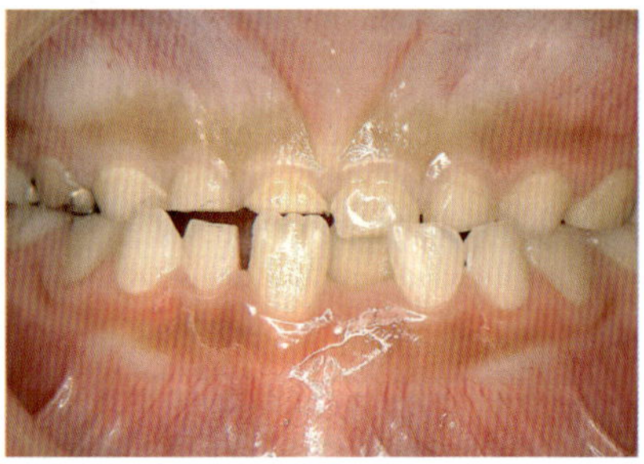

그림 1a. 초진 시 구강 내 사진. 전치부 총생, 좌측 전치 반대교합을 확인할 수 있다.

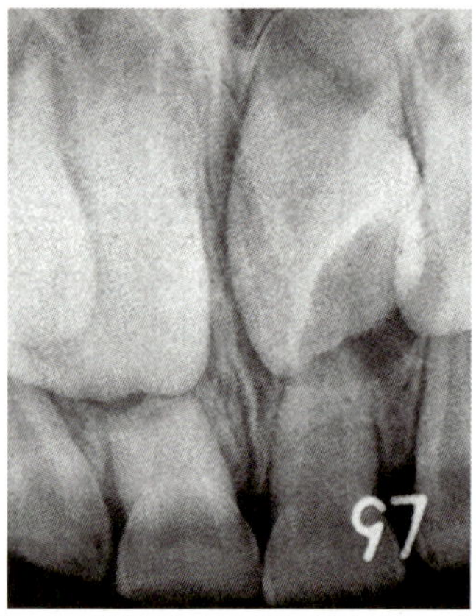

그림 1b. 이차원 방사선영상. 후속 영구치를 검사하기 위해 촬영. #21이 단순히 회전된 것을 알 수 있다.

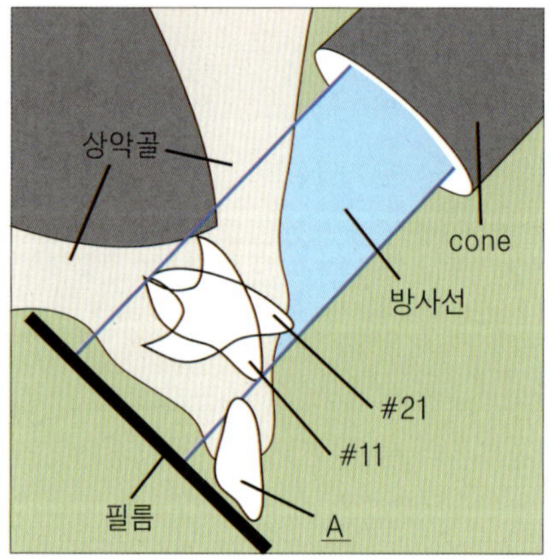

그림 1c. 이등분법. 방사선필름에는 순측 경사가 있든 없든 동일한 각도로 찍힌다.

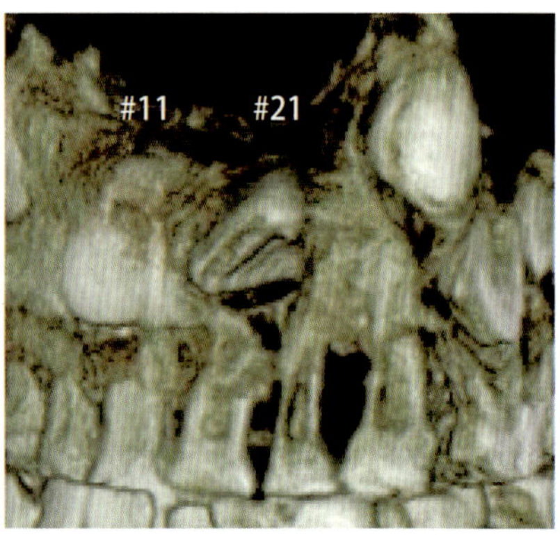

그림 1d. 콘빔CT에 의한 Volume rendering상. #21이 크게 순측으로 경사진 것을 확인할 수 있다.

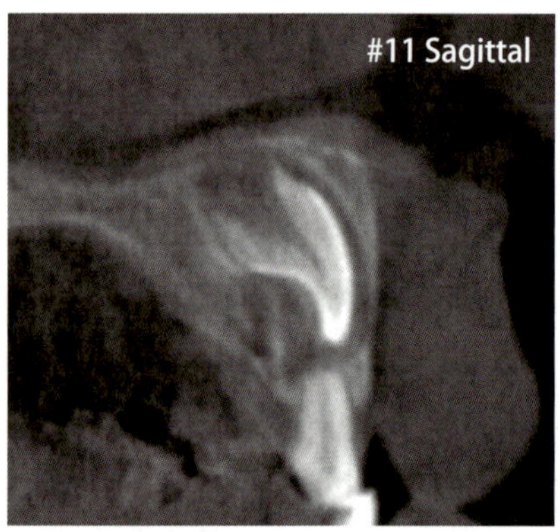

그림 1e. 콘빔CT에 의한 #11의 시상면상.

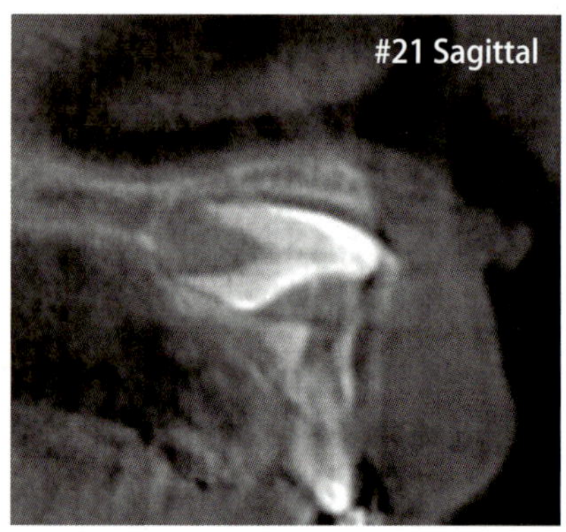

그림 1f. 콘빔CT에 의한 #21의 시상면상.

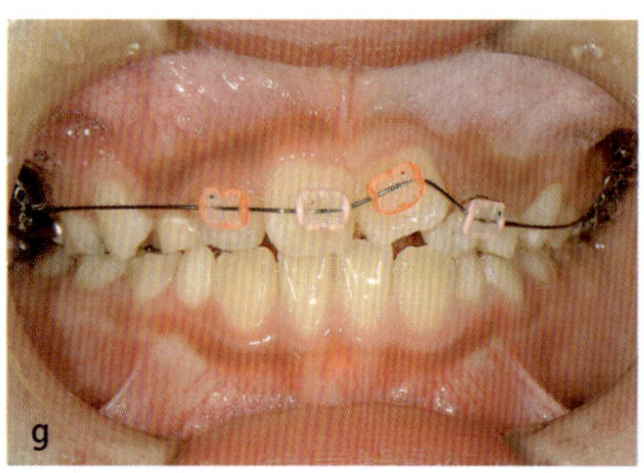

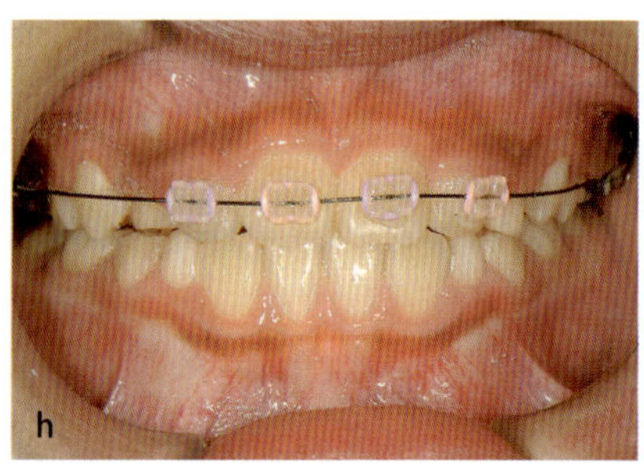

그림 1g. 2 × 4로 치료 개시.
그림 1h. 총생과 회전이 개선되었다.

증례 1(그림 1)

환자 7세 여자

주소 전치의 동요가 신경 쓰인다

구내방사선사진에서 #21의 회전이 확인되었지만, 콘빔CT검사에서 순설적 경사 이상이 확인되어 치료의 필요성을 조기에 파악할 수 있었다.

증례 2(그림 2)

환자 6세 여자

주소 상악 전치가 아프다

구내방사선사진에서 정중 과잉치 2개를 확인할 수 있었는데, 상악 중절치의 순측에 위치하는지, 구개측에 위치하는지 파악할 수 없다. 보통은 구개측에 존재하는 경우가 많은데, 술전 콘빔CT 진단에서 삼차원의 위치 관계를 파악한 후에 발치했다. 이 시기에 발치하지 않았다면 그림 2d의 방향으로 영구치가 맹출해 부정교합이 발생했을 것이다. 발치한 결과 그림 2e의 방향으로 치아가 맹출해 반대교합을 피할 수 있었다.

증례 2. 미맹출치②

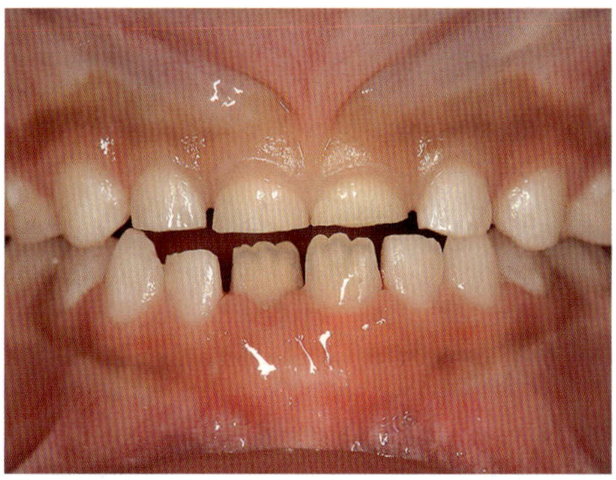

그림 2a. 전치부가 반대교합이므로 교합을 조정한 상태.

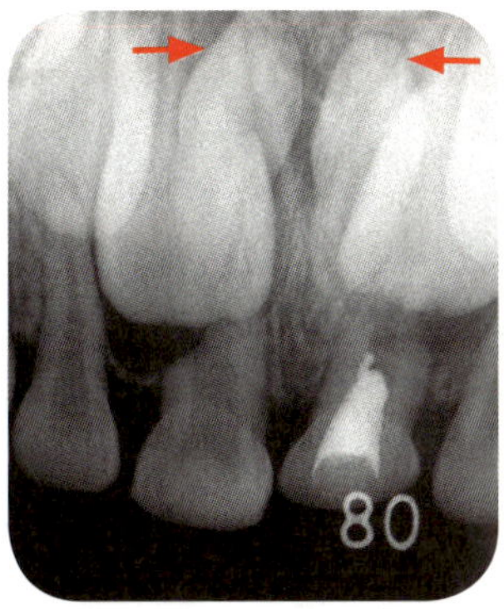

그림 2b. 2개의 정중 과잉치(화살표)가 보이지만, 상악 중절치의 순설적 위치 관계는 알 수 없다.

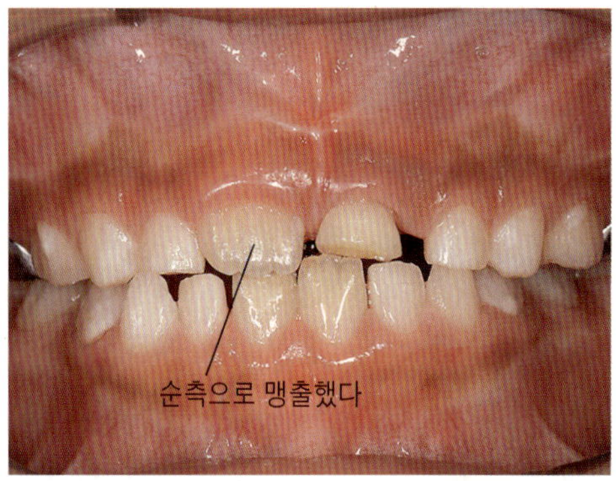

그림 2c. 과잉치 발치 후 6개월 경과, 우측 중절치의 피개 관계가 개선되었다.

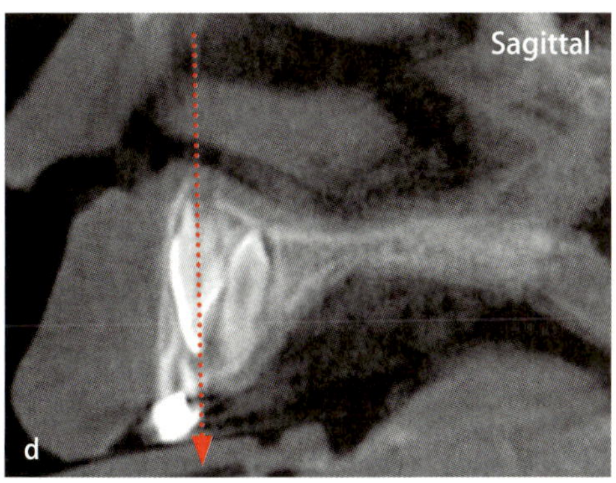

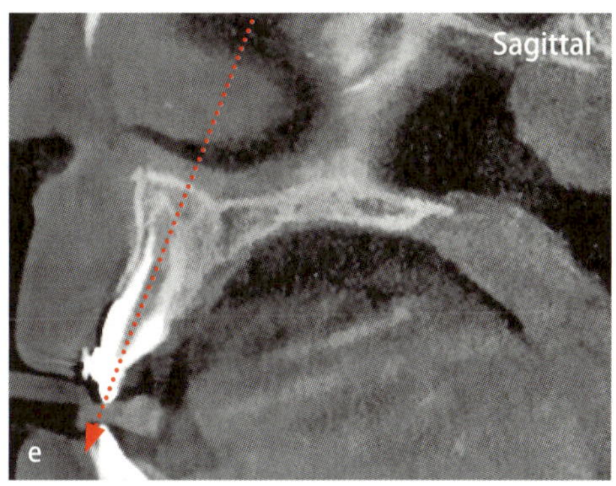

그림 2d. 과잉치를 발치하지 않으면 ···›의 방향으로 맹출한다.
그림 2e. 과잉치를 발치했더니 ···›의 방향으로 맹출했다.

Point 27 이차원 및 삼차원의 차이

일반 방사선사진에서는 매복해 있는 후속 영구치의 맹출 방향을 정확하게 검사할 수 없다. 콘빔CT로 삼차원적으로 검사하면 장차 부정교합을 예측할 수 있고 교정치료의 검사·진단·치료 계획에 기여한다.

파노라마방사선사진과 콘빔CT를 능숙하게 사용한다

① 혼합 치열기에 후속 영구치와 매복치를 관찰한다

교정치료에서 치아 이동은 이차원의 이동이 아니라 삼차원의 이동이다. 따라서 검사·진단도 삼차원으로 진행해야 한다. 혼합 치열기에는 후속 영구치의 유무와 위치·매복 시 위치 관계(순설적, 근원심적 각도, 치아의 폭경)에서 맹출 공간을 얼마나 확보하느냐가 중요하다(그림 3a, b). 맹출 공간이 부족할 경우 전방 또는 측방으로 확대하거나 구치부의 원심 이동을 해야 된다. 그래도 아직 맹출 공간이 크게 부족할 경우 발치 교정을 피할 수 없다고 보호자에게 설명하는 것도 혼합 치열기 단계에 가능할 것이다. 즉 혼합 치열기는 삼차원의 검사가 효과적이다.

② 혼합 치열기에 치열 전체의 맹출 상태를 관찰한다

혼합 치열기에는 치열 전체의 맹출 상태를 관찰하는 것도 교정치료에 반드시 필요하다. 그림 c처럼 치열을 콘빔CT로 검사하려고 하면 전체 이미지를 파악하기가 곤란하다.

후속 영구치와 매복치의 관찰

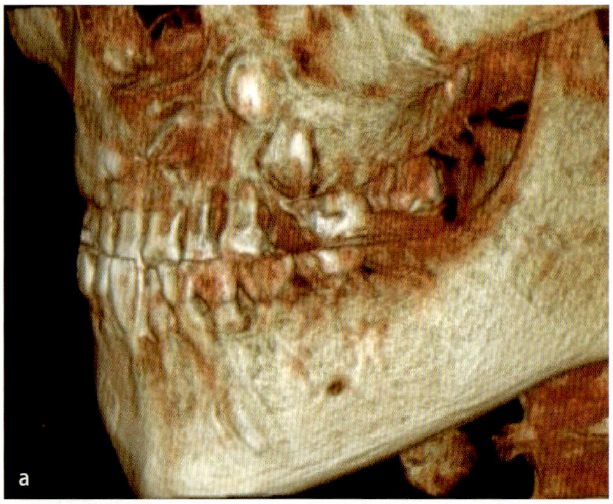

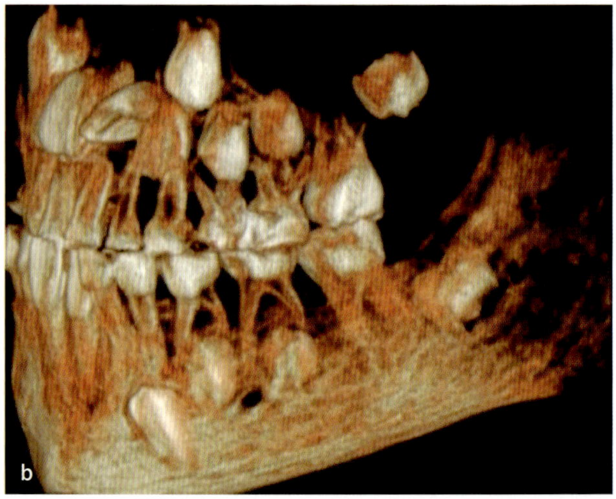

그림 3a, b. 후속 영구치의 삼차원적 위치 관계를 알 수 있다.

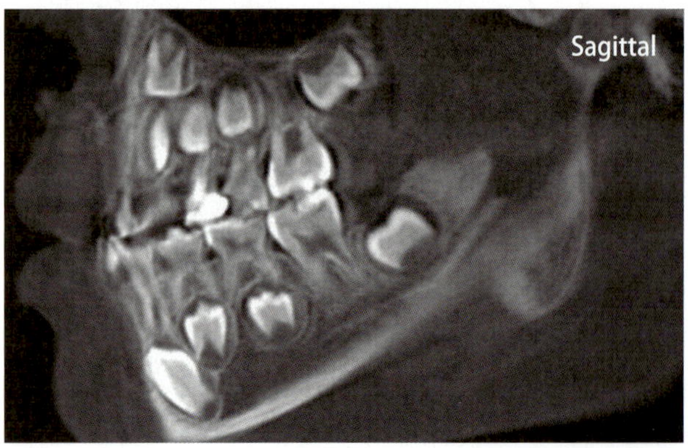

그림 3c. 후속 영구치와의 관계 등 구강 한 단위의 검사에는 부적합하다.

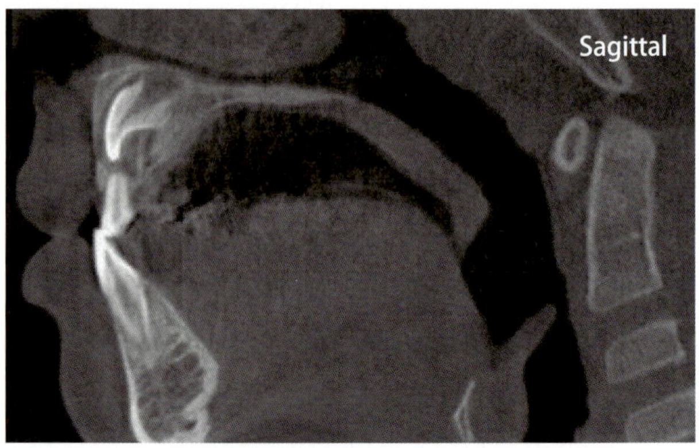

그림 3d. 치아 단위의 삼차원적 위치 관계를 파악할 수 있다.

치열 전체 맹출 상태의 검사는 파노라마방사선사진(그림 3e)에서 비교적 용이하고 보호자에게 조언을 할 때에도 적절한 방법이라고 생각한다. 그림 3e에서는 상악 정중부에서 과잉치의 존재, 측절치의 선천성 결여, 측방 치군의 맹출 순서, 제2대구치의 맹출 가능성의 확인, 제3대구치의 결손, 영구치 치근의 완성도 등을 간단히 진단할 수 있다.

그러나 유치와 후속 영구치의 삼차원적 위치 관계는 그림 3d처럼 콘빔CT의 슬라이스 영상을 추가하면 더 명확해진다. 그림 3d에서는 혀의 위치가 낮은 것도 확인할 수 있다. 저위설은 하악 전돌 환자에게서 흔히 볼 수 있고 상악골의 열성장을 동반하는 경우가 많다고 한다. 그림 3d의 환자도 전치부가 반대교합이므로 pearl이 달린 가철식 장치로 혀의 기능 훈련이 필요하고 상악골의 성장 촉진을 계획한다.

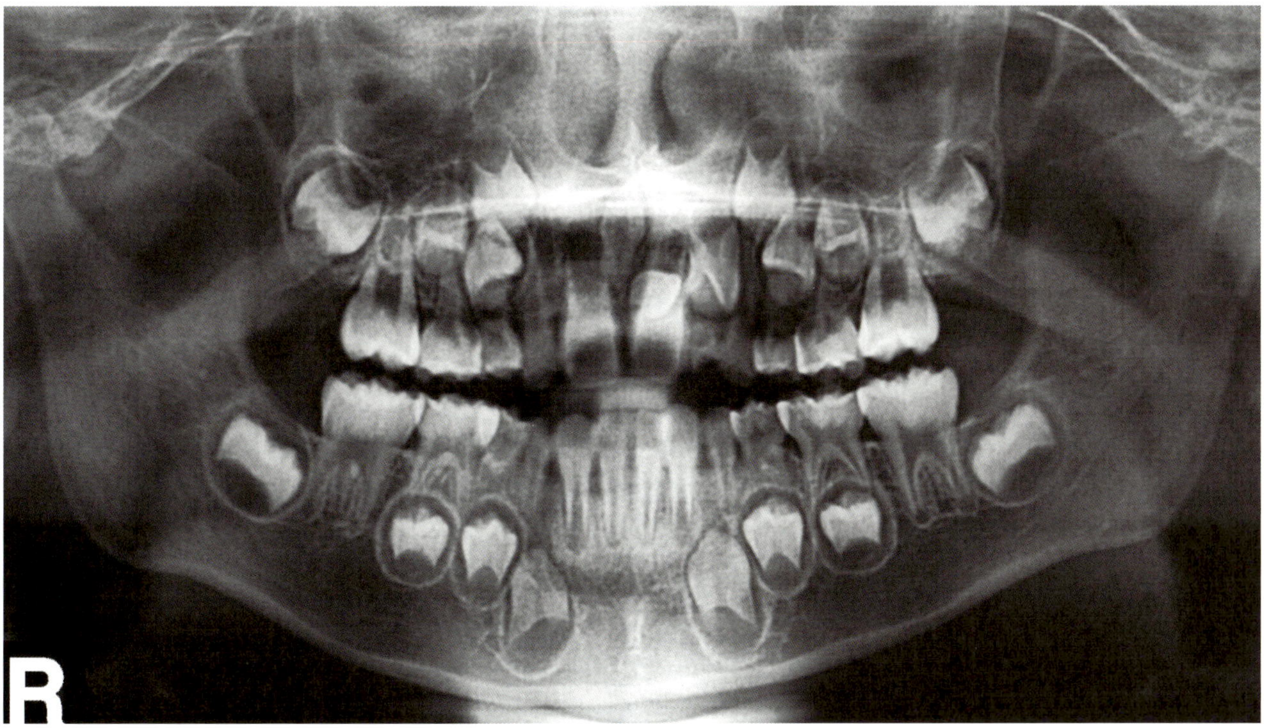

그림 3e. 기존의 파노라마방사선사진은 후속 영구치의 유무와 유치와의 관계 등 구강의 전반적 상태에 대한 검사에 유용하다.

Point 28 콘빔CT와 파노라마방사선

혼합 치열기 검사에는 파노라마방사선사진이 중요하다. 콘빔CT를 이용해 구강 한 단위로 검사하면 1기 치료의 치료 목표인 후속 영구치의 맹출 가능성의 유무를 파악해 치료 계획에 이용할 수 있다.

교정치료의 검사 · 진단과 치료 계획의 수립

본원에서 사용하는 'PreVista'에는 두부방사선규격사진을 획득할 수 있으므로 교정치료에 큰 도움이 된다. 구강 내 사진, 안면 사진, 모형, 두부방사선규격사진에 콘빔CT에 의한 삼차원 영상을 추가하면 치료 계획을 보다 정확하게 세울 수 있다.

환자 22세 여성(그림 4a~i)

주소 상악 전치의 돌출을 개선하고 싶다. 가능하면 단기간에 치료를 마치고 싶다

두부규격영상 분석 표 2 참조.

증례 3. 교정치료의 술후 안정과 Bone Housing

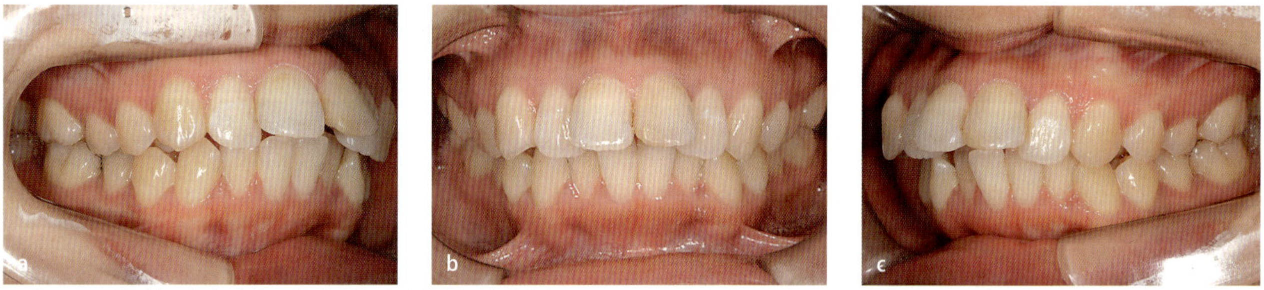

그림 4a~c. 환자는 상악 전치부의 전돌을 개선하기를 희망했다. #14, 24, 15, 25의 발치를 포함하는 교정치료를 계획했다.

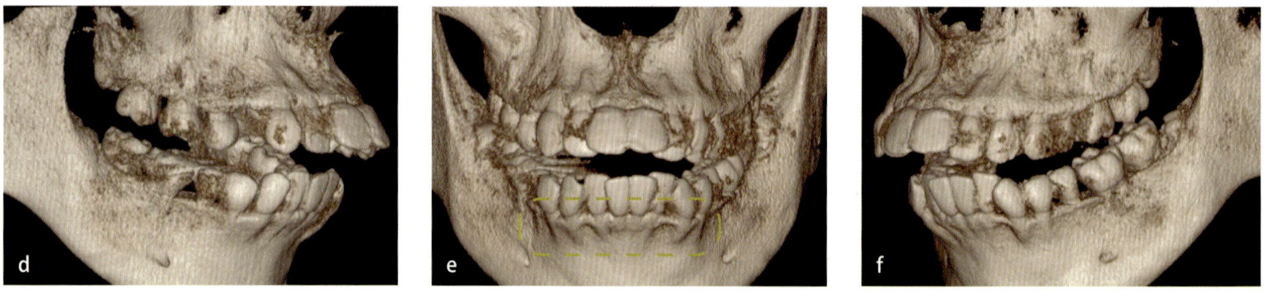

그림 4d~f. 초진 시 콘빔CT의 Volume rendering. Bone housing 상태를 확인할 수 있다. 하악 전치부의 순측 치조골 벽이 얇다.

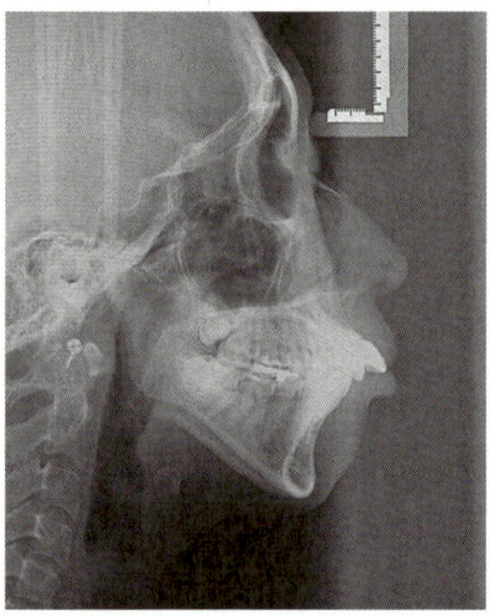

그림 4g. 술전 두부규격방사선 사진.

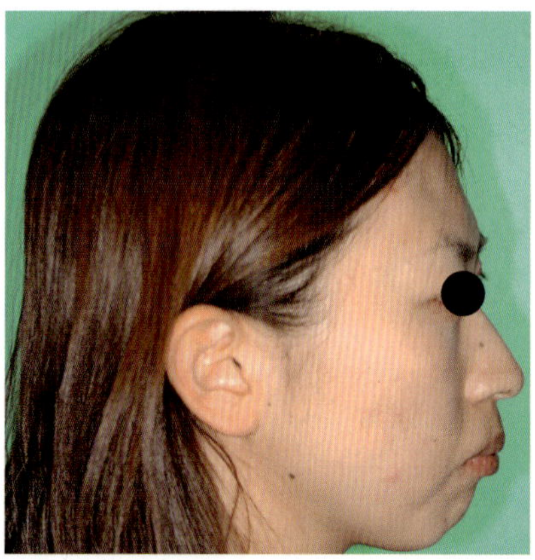

그림 4h. 술전 측모.

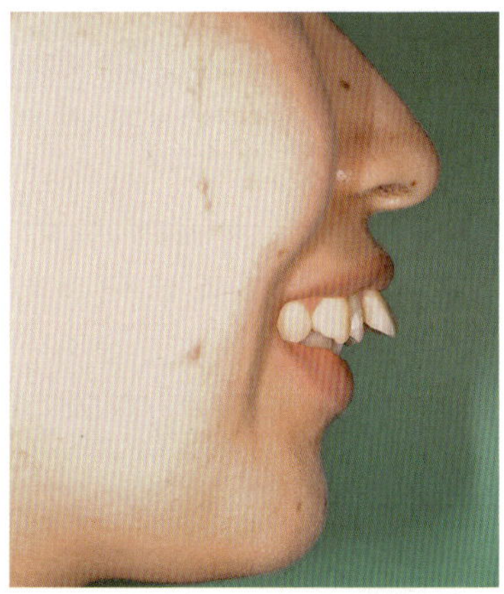

그림 4i. 측면에서 본 술전 안모(입매).

검사/진단

① 모형 분석

Available space(이용 가능한 공간) : 63.82mm

Required space(필요한 공간) : 69.90mm

Discrepancy(=A) : −6.08mm

② 세팔로 분석

L1 to A − Po(3mm가 목표) : 5.37mm

Normal이 되기 위한 수정 양 : −1.37mm

위의 수정 양의 2배 값(=B) : −2.74mm

③ Total discrepancy(= A + B) : −8.82mm

④ 안면 및 연조직의 진단

비순각 : 110.88°

상순의 위치 : 6.64mm

하순의 위치 : 9.17mm

코의 높이 : 정상, 성장 예측 없음

이 : 후퇴, 성장 예측 없음

외과 처치 : 불필요

⑤ Wits의 분석

분석치 : 11.74mm

판정 : II급

⑥ L1 to A − Po Line

5.37mm

판정 : 정상

⑦ 발치/비발치의 판정

상하, 좌우 제1소구치의 발치

⑧ 진단명

과도한 상악 전치 전돌을 동반하는 II급 1류.

치료 계획

① 치료 방침

과도한 전치부의 순측 경사를 교정하기 위해 소구치부를 발치. 또한 상악 전치부의 설측 이동을 위해 temporary anchorage device(TAD)를 이용한다. 환자는 성인이고, 치료 기간의 단축을 희망해 상악에는 corticotomy를 시술한다. 콘빔CT 진단에서 하악 전치부의 치조골이 얇다고 확인되었다. 술후 치경부의 퇴축을 우려해 corticotomy에 이식재를 응용한 PAOO(Periodontally Accelerated Osteogenic Orthodontics)를 선택한다.

표 2. 세팔로 분석(치료 계획 단계이지만 치료 후 데이터도 함께 표시한다)

	치료 전	치료 후
SNA	89.24	88.01
SNB	78.33	77.44
ANB	10.92	10.57
U1-SN	123.34	95.89
IMPA	94.41	96.47
FMA	43.76	43.81
SN-Md	48.37	47.90
L1-Apo	5.37	6.25
E line-Lower lip	9.17	−0.22
McNamara line-A	3.85	2.10
McNamara line-Po	−16.58	−18.79
Wits	11.74	3.00

② 동적 치료

치료 기간 : 12개월

치료 방법 : MBS + TPA → TAD/PAOO → 전돌 개선 → 기능적 교합의 확립

③ 정적 치료

치료 기간 : 12개월

치료 방법 : 상악 Hawley retainer

하악 설측 wire retainer

콘빔CT영상을 토대로 위의 내용을 계획했다. 치료 과정과 결과는 101쪽에 소개한다.

콘빔CT를 이용해 치료 방침이 바뀐 증례

Bone Housing에서 벗어나다

치아를 확실하게 이동시켜 치근의 흡수를 방지하려면 치료 중에 치아가 bone housing을 벗어나지 않아야 한다. 술전은 물론 술중에도 삼차원 진단의 필요성을 느낀 증례를 소개한다.

증례 4(그림 5)

환자 13세 여성

주소 치아가 아름답게 배열되었으면 좋겠다

진단 #14, 13, 23, 24의 맹출 위치 이상을 동반하는 Angle II급 2류 부정교합

치료 방침 구강 내 검사에서 #14, 13, 23, 24 치근의 위치가 역전된 것으로 보였다. 교정치료 중에 bone housing에서 일탈하면 #14, 13, 23, 24의 위치를 교체하고 결국 보철 처치에 의존할 수밖에 없다고 잠정적으로 진단했다. 그러나 콘빔CT검사에서, #14, 13, 23, 24의 치근 위치를 수정할 때에 bone housing에서 이탈이 없다고 판단해 치아를 정상적인 배열 위치로 이동시키기로 했다.

증례 4. Bone Housing에서 일탈

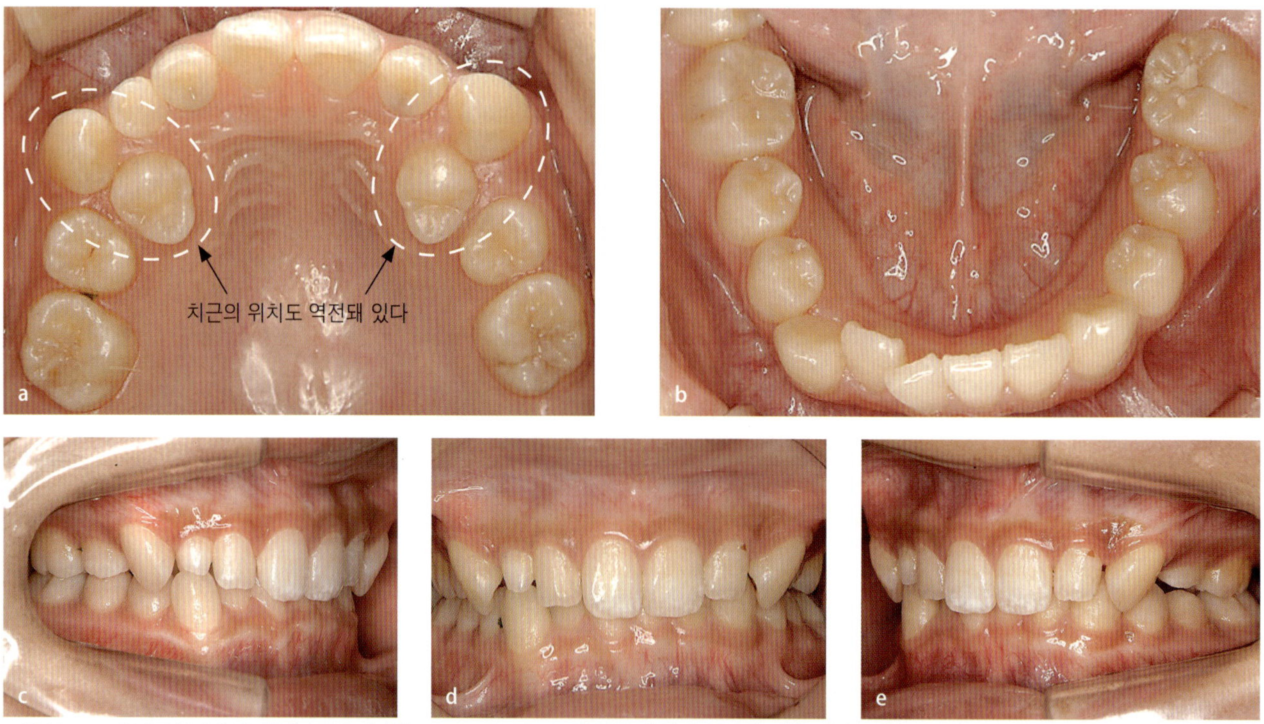

그림 5a~e. 초진 시 구강 내 사진. 구강 내에서도 #14, 13, 23, 24의 치근 위치가 역전된 것을 알 수 있다.

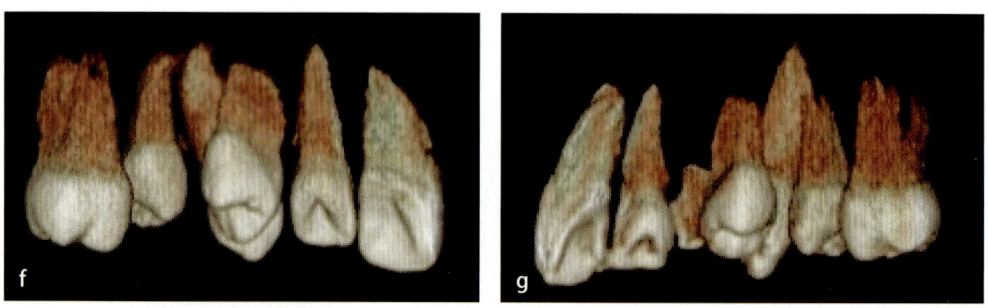

그림 5f, g. 초진 상태. 콘빔CT의 Volume render상에서 역전된 #14, 13, 23, 24의 치근 위치를 확인할 수 있다.

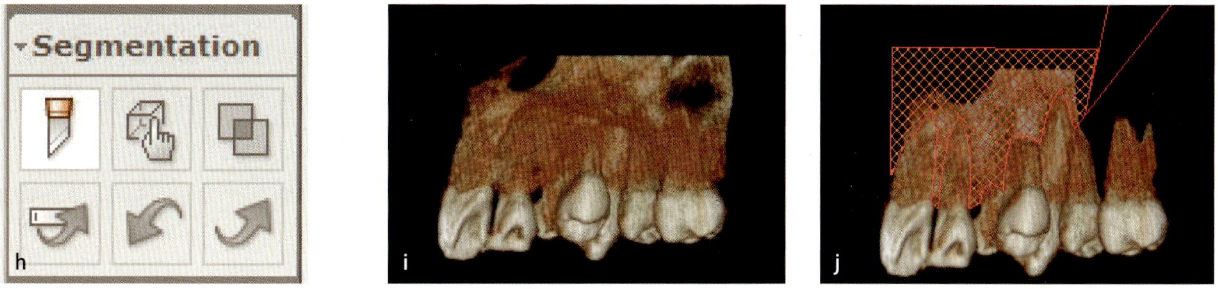

그림 5h~j. Volume rendering상에서 골을 제거하는 조작. 이 결과 그림 5g의 상을 얻을 수 있었다.

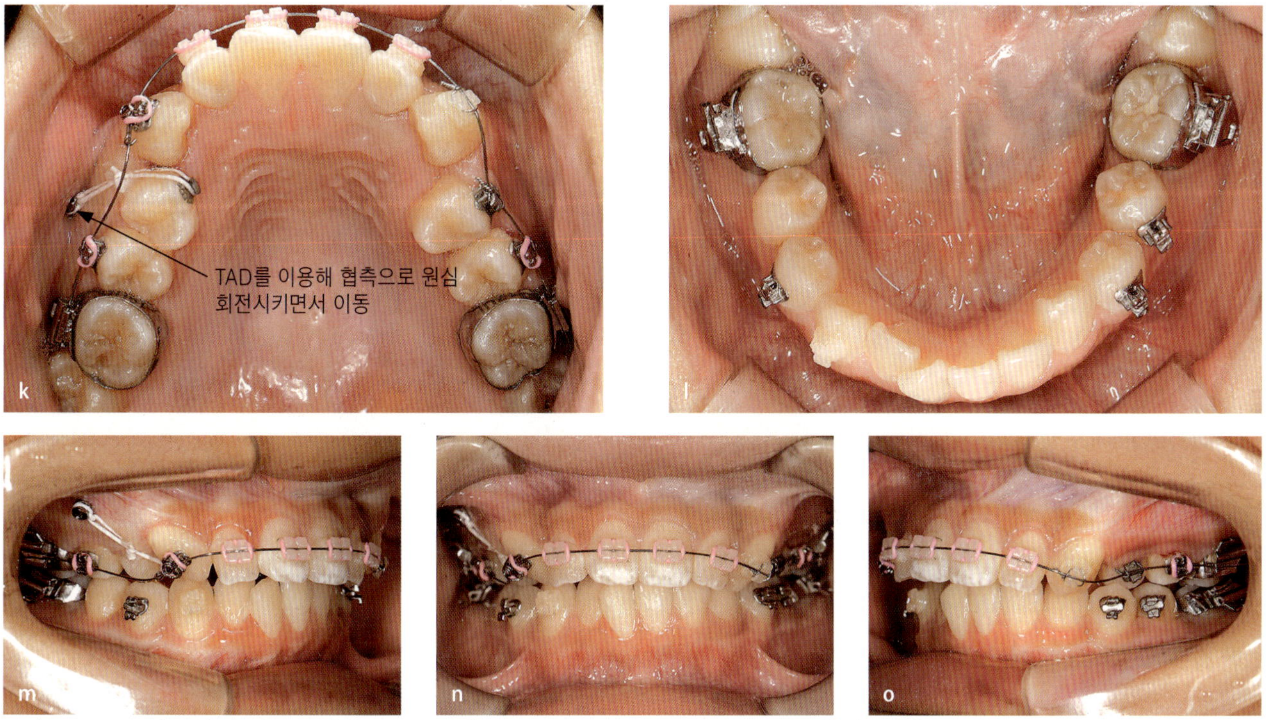

그림 5k~o. #13의 근심 이동을 종료한 후 #14를 TAD(temporary anchorage device : 105쪽 참고)로 협측으로 원심 회전시키면서 이동. 과개교합이었던 전치부를 순측경사시키고 하악 전치부에 MBS를 설치할 수 있게 한다.

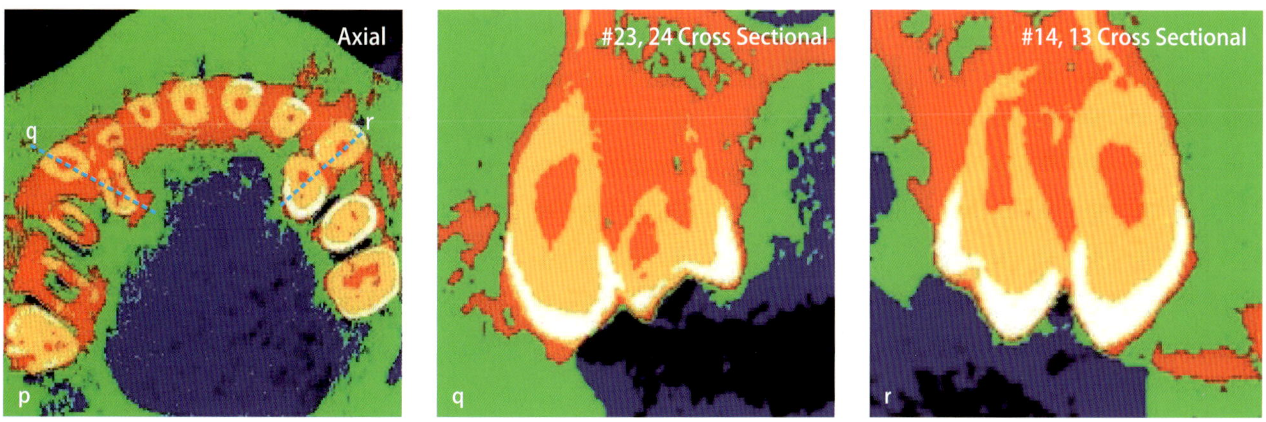

그림 5p~r. p의 파란 절단면상(**q, s**)에서 #14, 13, 23, 24는 bone housing 내에서 배열 위치를 교환할 수 있다고 확인했다.

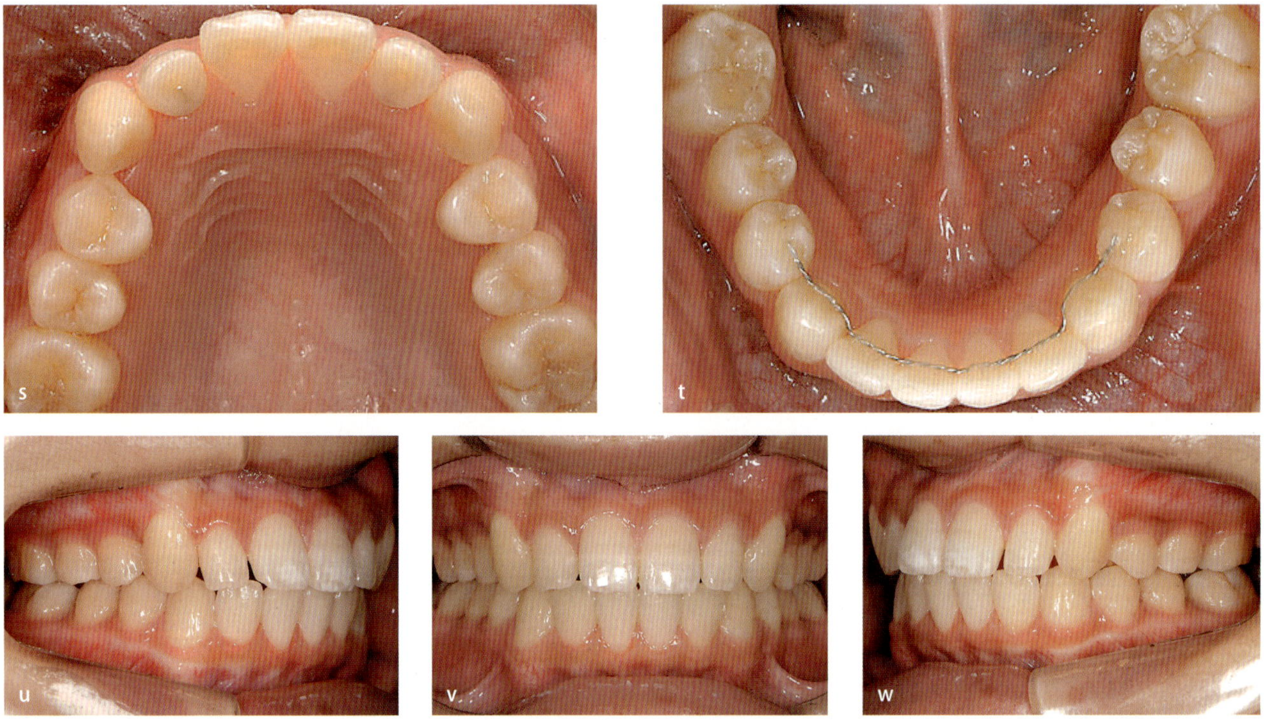

그림 5s~w. 교정치료 후 구강 내 사진. II급 2류 교합을 수정하고 안정적인 교합 관계를 확립했다.

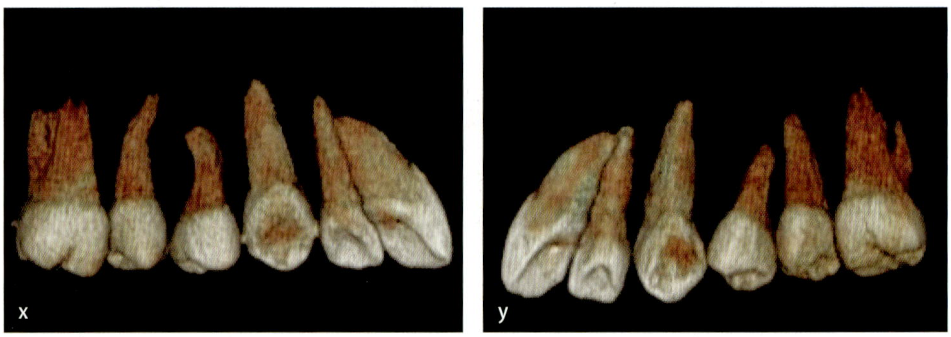

그림 5x, y. 교정치료 후 #14, 13, 23, 24의 배열 위치가 수정되었다.

Point 29 **Bone Housing 검사**

교정치료에서 치아의 이동 영역은 악골 내로 제한된다. 콘빔CT에 의한 bone housing 검사가 치료의 가능성을 결정지을 수도 있다.

미맹출 견치에 대한 접근

각각의 치아는 구강 내에서 독자적인 역할을 수행한다. 그 중에서도 견치는 편심위에서 가이드로서 중요한 역할을 한다. 견치가 어떤 원인으로 측방치군 교환기에 매복되어 맹출하지 못할 수도 있다. 미맹출 견치에 대한 접근이 콘빔CT 검사 후에 달라진 증례를 아래에 소개한다.

증례 5(그림 6)

환자 15세 여성

주소 견치가 맹출하지 않았다

견치가 매복해 있고 측절치의 치근에 순설적으로 중첩된 것을 확인할 수 있다(그림 6f). 콘빔CT로 치근의 위치 관계를 검사했다. 견치의 치경부 원심면을 외과적으로 정출시켜 치관 방향으로 견인하면 정출될 수 있다고 진단했다.

증례 6(그림 7)

환자 18세 여성

주소 종종 상악 우측의 임시 치아가 탈락한다

견치가 매복되어 있고 측절치, 중철치 치근에 순설적으로 중복돼 있는 것을 확인할 수 있다(그림 7f). 그래서 콘빔CT로 치근의 위치 관계를 검사했다. 해부학적으로 견치를 정출하기가 어렵다고 판단해 임플란트 치료를 계획했다.

증례 5. 미맹출 견치에 대한 접근①

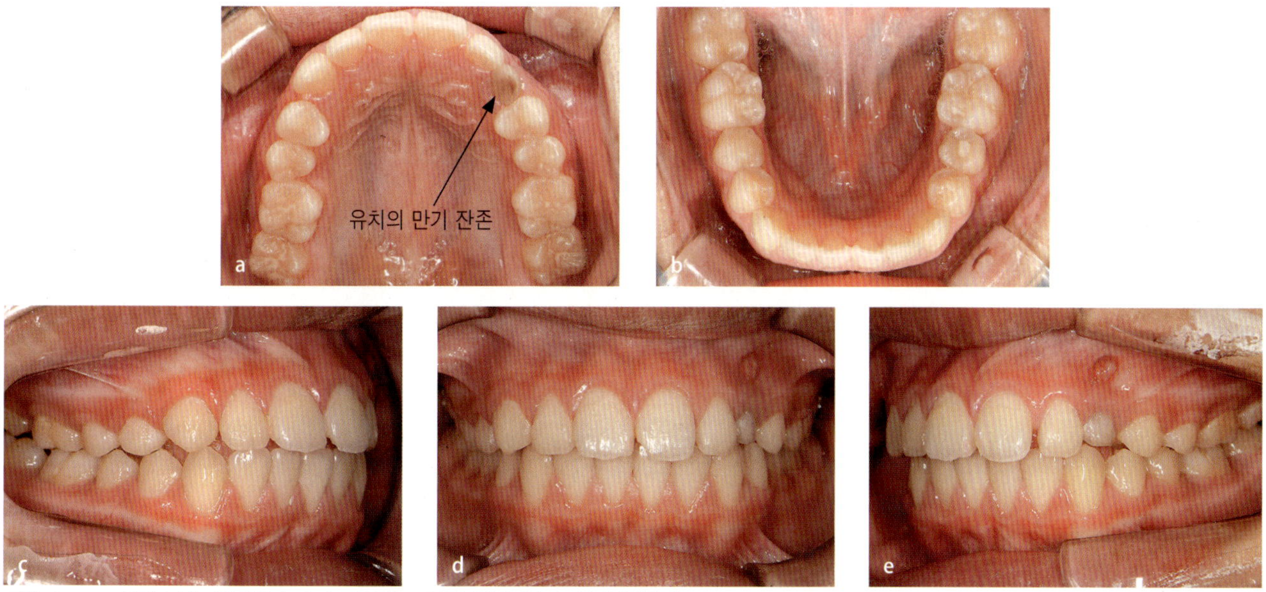

그림 6a~e. 상악 좌측 유견치가 만기 잔존하고 치근 첨부에 누공을 형성했다.

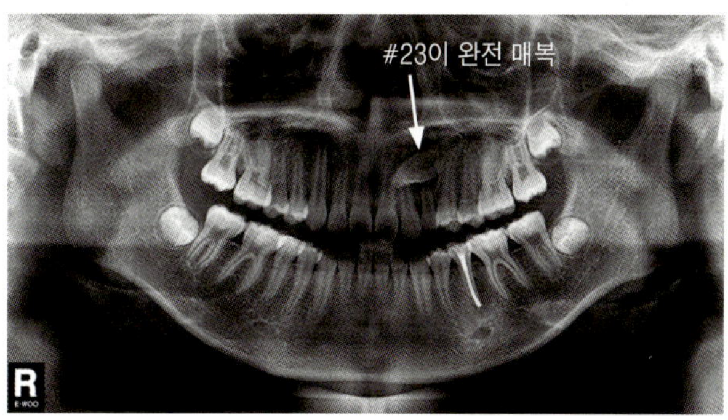

그림 6f. 완전히 매복된 #23을 확인할 수 있다. 측절치의 치근과 중첩된 것도 보이는데 순설적 위치 관계는 알 수 없다.

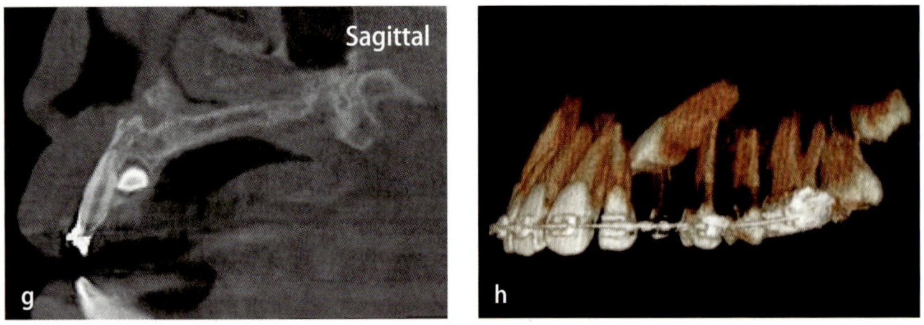

그림 6g. #22를 콘빔CT영상으로 검사. #23이 #22의 구개측에 위치한다.
그림 6h. 3D로 검사해 #23의 원심 치경부를 치관 방향으로 견인하면 #23을 정출할 수 있다고 진단했다.

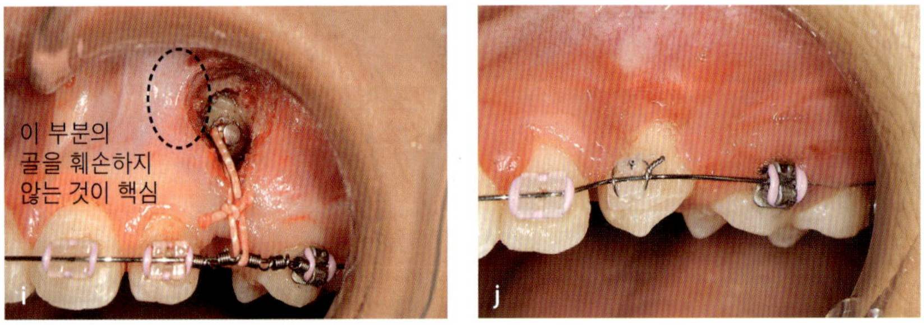

그림 6i. #22의 치근에 장애를 가하지 않도록 개창하고 #23의 원심 치경부에 lingual button을 설치, 치관 방향으로 견인을 개시한다.
그림 6j. 견인을 개시한지 4개월 후. 약하기는 하지만 여전히 근심으로 틀어져 있다.

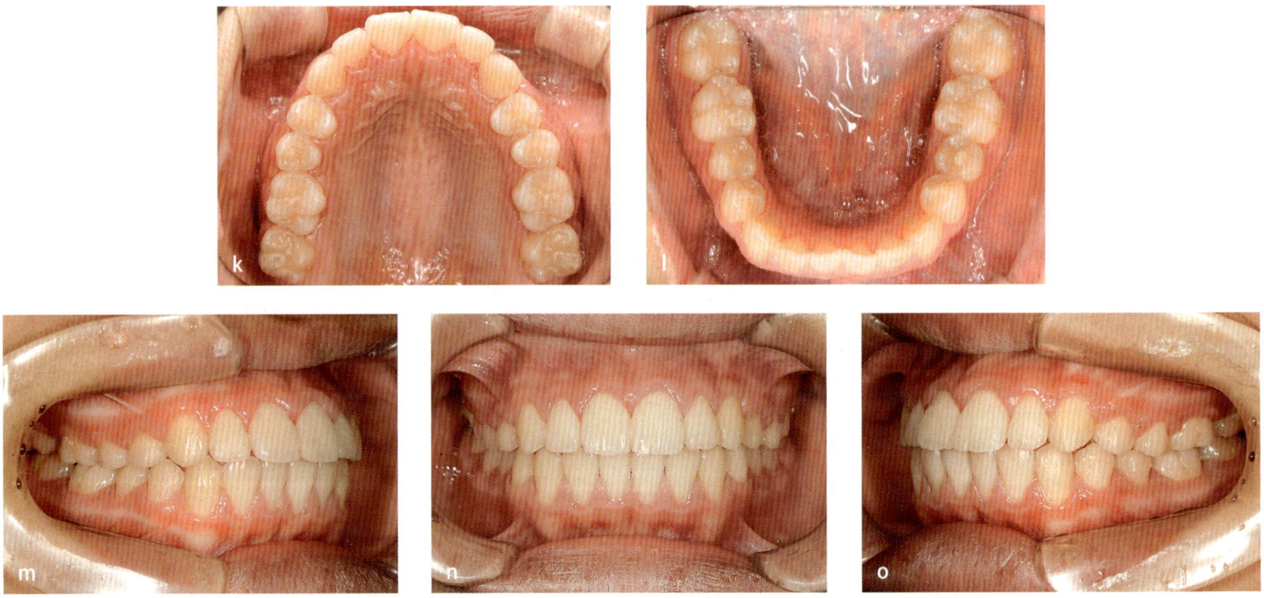

그림 6k~o. 치료 개시 후 8개월 경과. 치열이 안정되었다.

Point 30 매복치의 검사

매복된 영구치를 콘빔CT로 검사하면 인접치와 위치 관계를 삼차원으로 파악할 수 있다. 골의 개창 부위와 매복치의 견인 방향을 결정할 때에 필요한 정보를 수집할 수 있다.

증례 6. 미맹출 견치에 대한 접근②

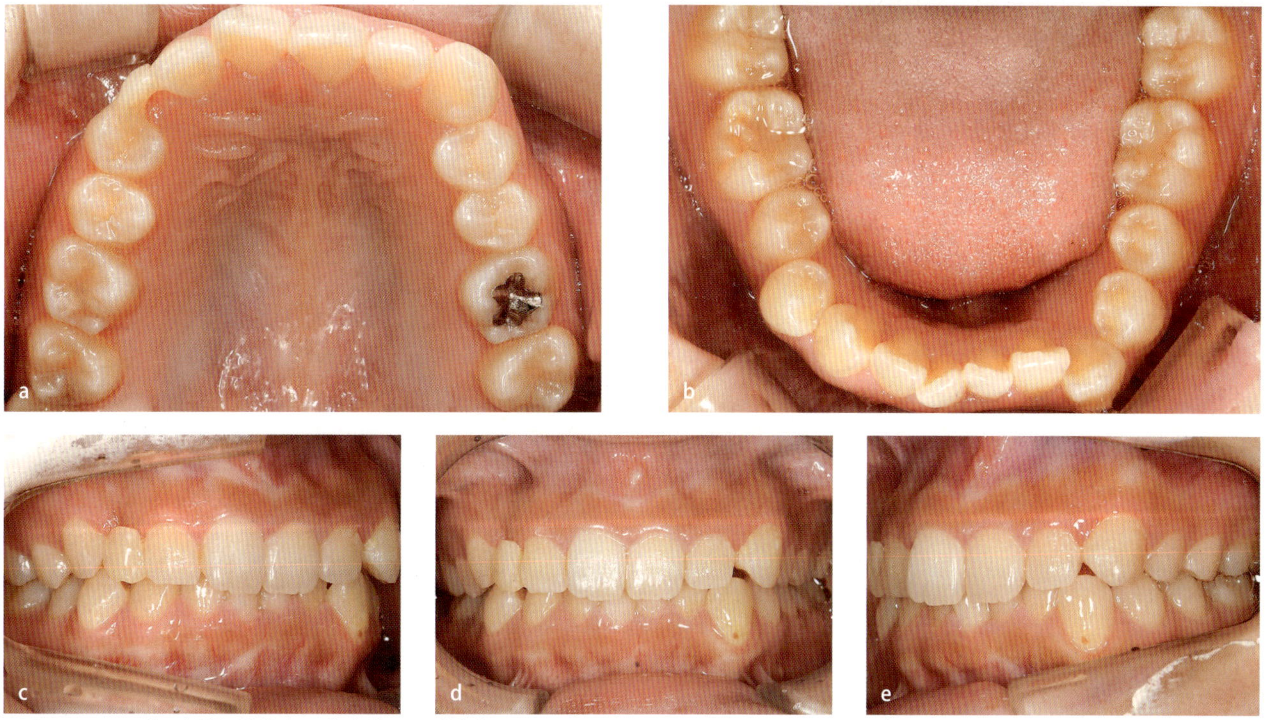

그림 7a~e. #13은 미맹출 상태이고 레진 셀로 고정했다.

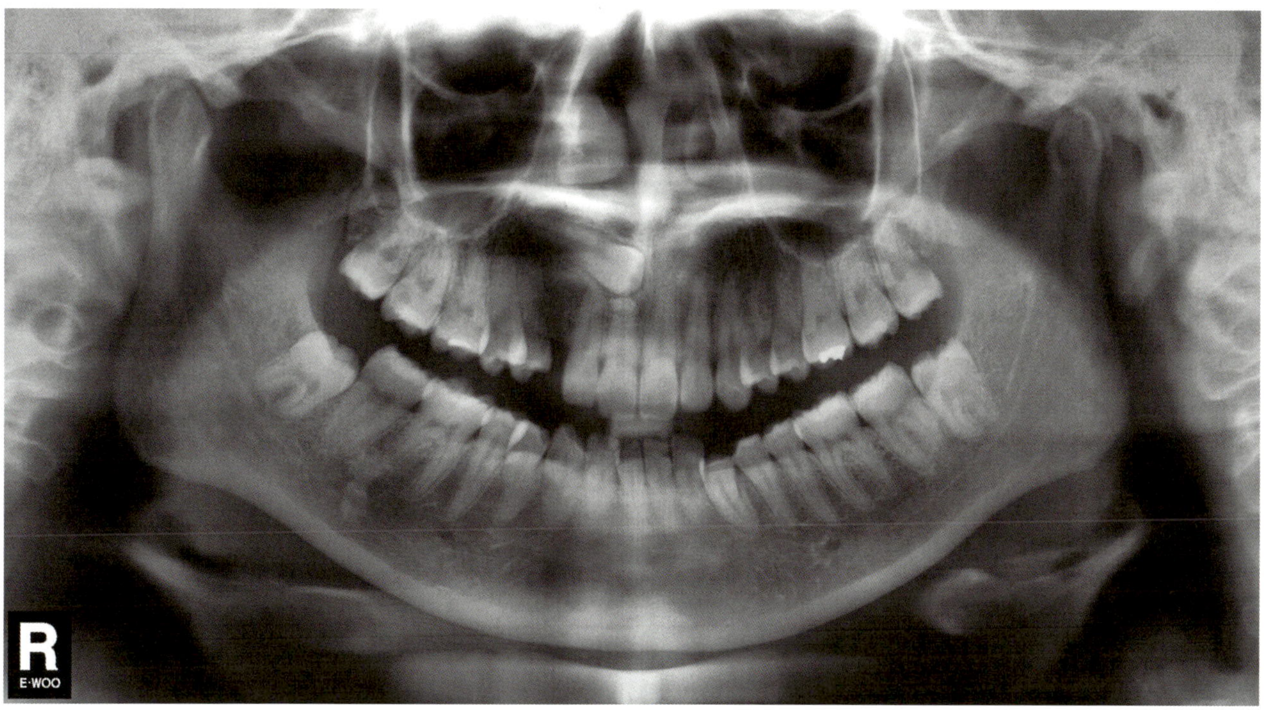

그림 7f. #13이 #12, 11과 중복되었고 위치가 매우 낮은 것을 확인할 수 있다.

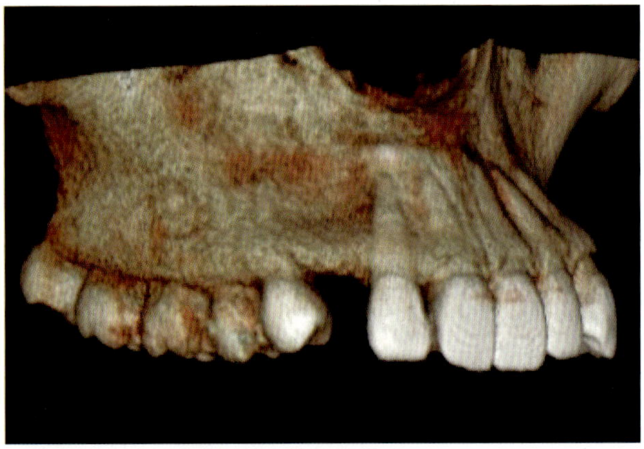

그림 7g. #13이 골내에 완전히 매복해 있다.

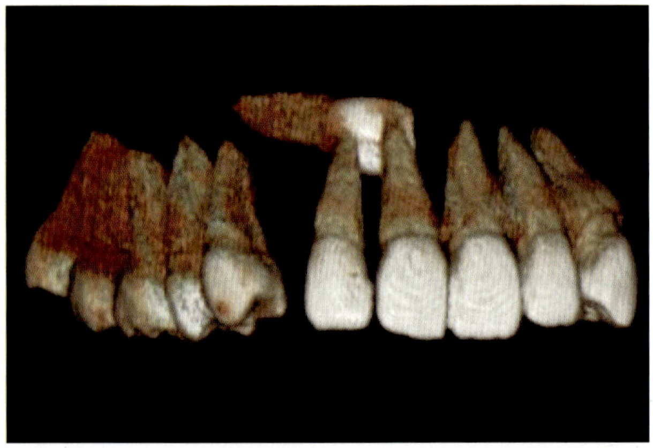

그림 7h. 상악골을 제거해 검사했더니 #12, 11 근첨의 구개측에 #13 치관이 위치한다.

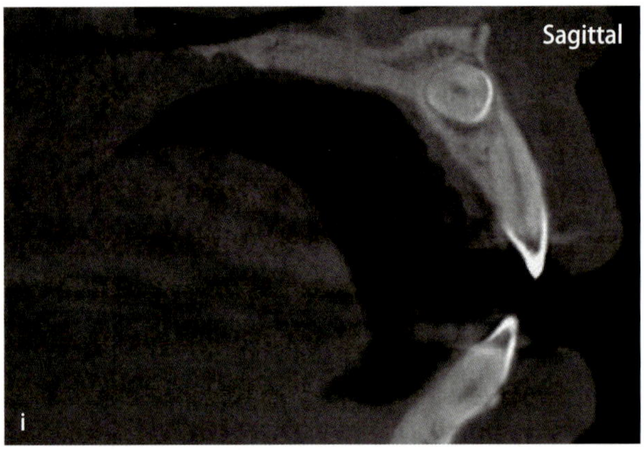

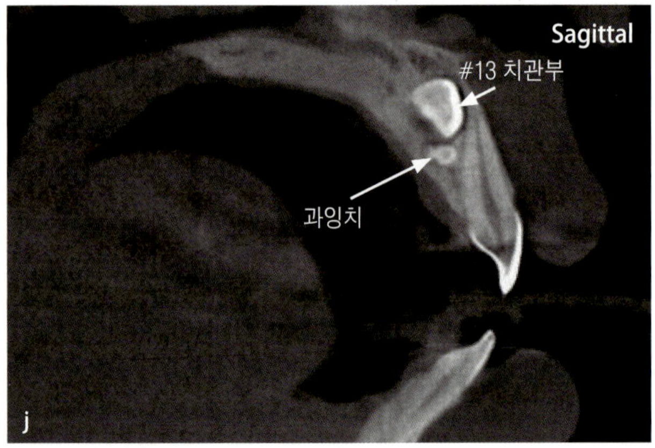

그림 7i, j. #13이 #12, 11의 구개측에 위치하고 구개골측 피질골이 상당히 두꺼워 견인해 정출하기 어렵다고 진단했다.

Point 31 매복치의 진단

골을 개창할 곳의 피질골의 두께, 인접치 치근과 위치 관계를 삼차원으로 검사하면 매복치의 정출 치료의 가능 여부를 결정할 수 있다. 기존의 파노라마방사선의 정보만으로는 치료 계획의 수립이 불가능하다.

교정치료의 문제를 피하려면

교정치료의 술후 안정과 Bone Housing

교정치료 후 발생하는 문제 중에 치료 후 치은 치경부의 퇴축을 들 수 있다. 총생 상태를 수정하고 치열궁을 확대하는 경우 치열교정(orthodontics) 치료만으로는 치아가 골의 bone housing을 일탈할 수 있다. 따라서 골이 얇은 부위는 치료 후에 치경부 치은이 퇴축한다. 그것을 방지하려면 악교정(orthopedics) 치료를 고려해 골 형태를 수정하는 것이 중요하다.

치료법에는 가철식 또는 고정식 장치로 골의 성장을 조절(Schwarz appliance, 급속 확대 장치·RPE 등)하는 방법이 있는데, 이번에는 교정치료 기간의 단축, 골의 비박화를 방지하기 위해 시술하는 corticotomy에 이식재를 응용한 PAOO(periodontally accelerated osteogenic orthodontics) 환자의 술후 상태를 소개한다.

증례 7(그림 8)

환자 12세 여자

주소 전치부의 심미성 회복

진단 상악 견치 저위 순측 전위를 동반하는 Angle II급 2류 부정교합

치료 방침 상악 전치부의 배열 여지를 확보하기 위해 치열교정적(orthodontics) 측방 확대와 구치부의 원심 이동을 계획하고 전치부의 총생을 수정한다(환자의 희망대로 orthopedics한 치료를 피했다).

증례 7. 교정치료 후 안정과 Bone Housing①

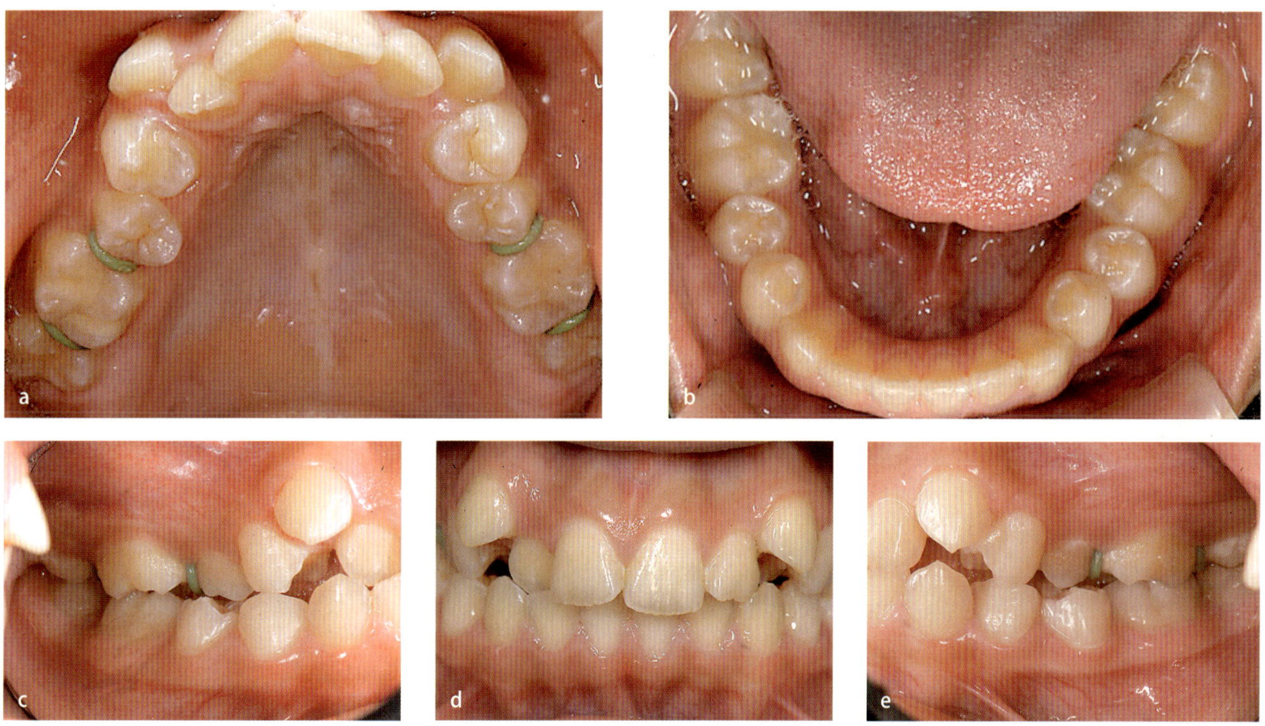

그림 8a~e. 초진 상태. 상악 전치부의 총생과 협착 치열을 수정하기 위해 치열의 확대 및 구치부의 원심 이동을 계획했다.

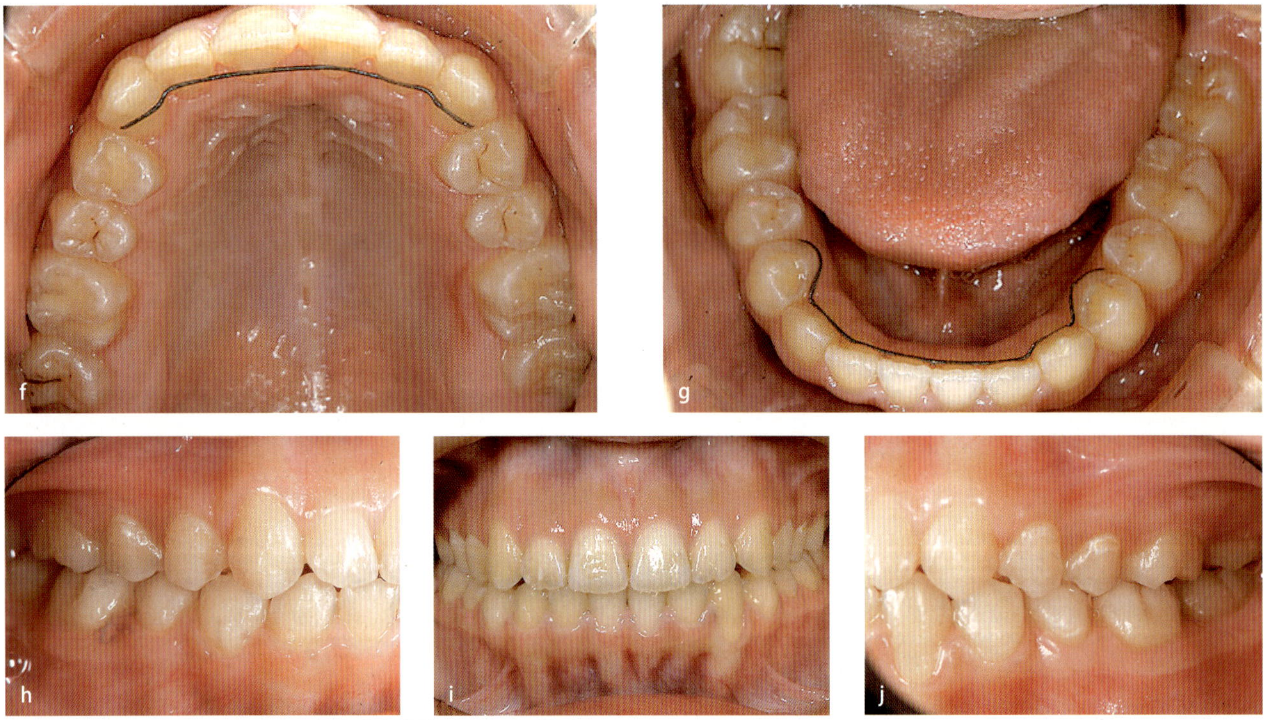

그림 8f~j. 치료 종료. 상악 전치부의 총생과 협착 치열을 수정했다.

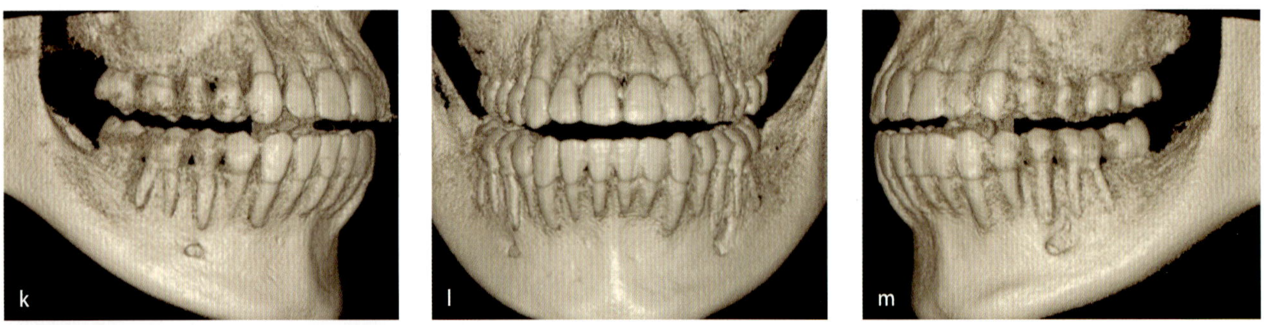

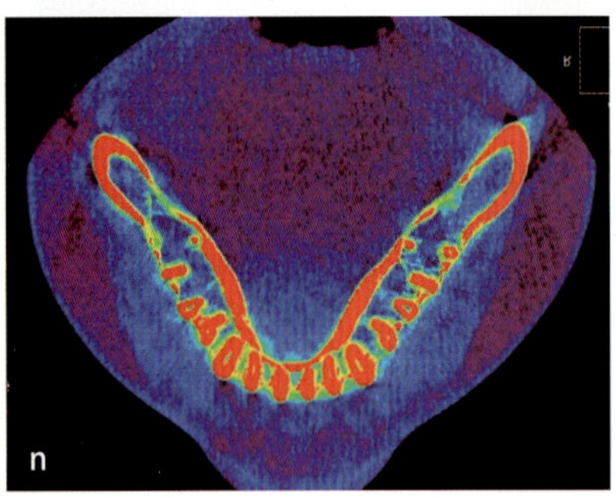

그림 8k~n. 콘빔CT의 3D 영상에서 확인했더니 치열 전체의 순측 치조골이 얇은 것을 확인할 수 있다.

Point 32 교정치료 후 검사

교정치료 후에 치근이 bone housing에서 일탈하면 치은퇴축을 일으키기 쉽다. 교정치료 후 콘빔CT로 검사하면 추후 근면피복술 등 치주외과처치의 가능성을 조기에 진단할 수 있다.

증례 3(그림 9)

환자 22세 여성

주소 상악 전치의 돌출을 개선하고 싶다

진단 상악 전치 전돌을 동반하는 I급 부정교합

치료 방침 과도한 전치부의 순측 경사를 수정하기 위해 소구치부를 발치. 상악 전치부의 설측 이동을 위해 TAD를 이용했다. 환자는 성인이고 치료 기간의 단축을 희망해 상악은 corticotomy를, 하악은 치은이 다소 얇고 술후 치경부의 치은퇴축을 유발할 가능성을 걱정해 corticotomy에 이식재를 응용한 PAOO를 선택했다.

증례 3. 교정치료의 술후 안정과 Bone Housing②

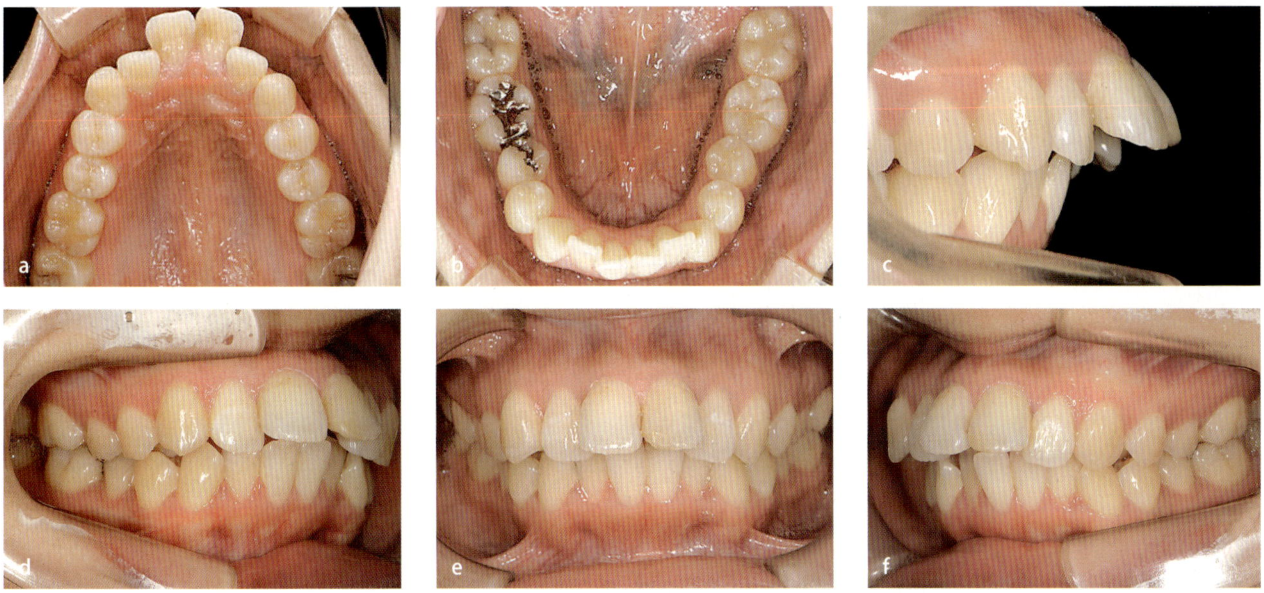

그림 9a~f. 환자는 상악 전치부의 전돌 개선을 희망. #14, 24, #15, 25의 발치를 포함해 교정치료를 계획했다.

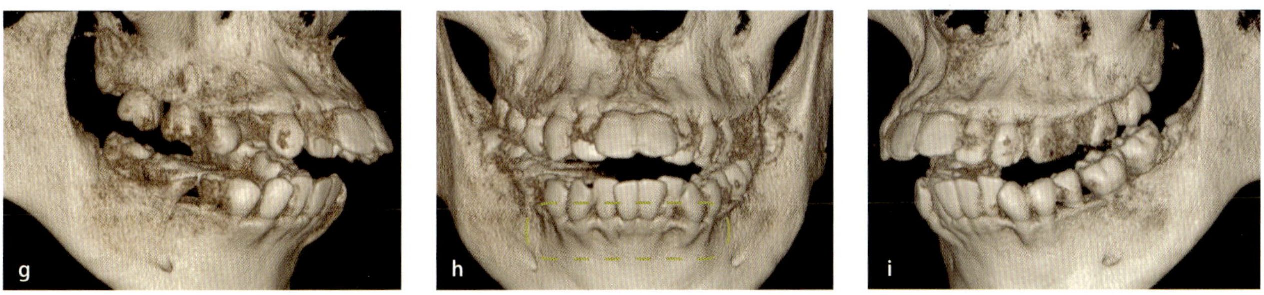

그림 9g~i. 초진 시 콘빔CT의 Volume rendering, bone housing 상태를 확인할 수 있다. 하악 전치부의 얇은 순측 치조골벽을 확인할 수 있다.

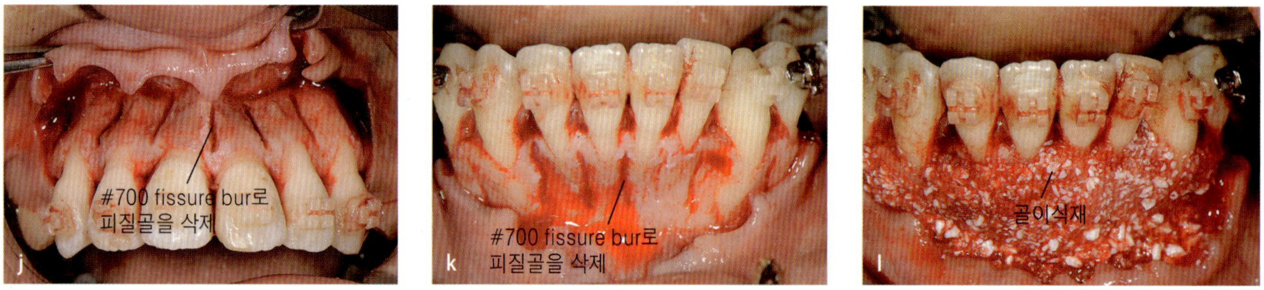

그림 9j~l. 성인 교정이고 환자가 치료 기간의 단축을 원해 corticotomy에 이식재를 응용한PAOO(corticotomy + bone graft)을 시술했다.

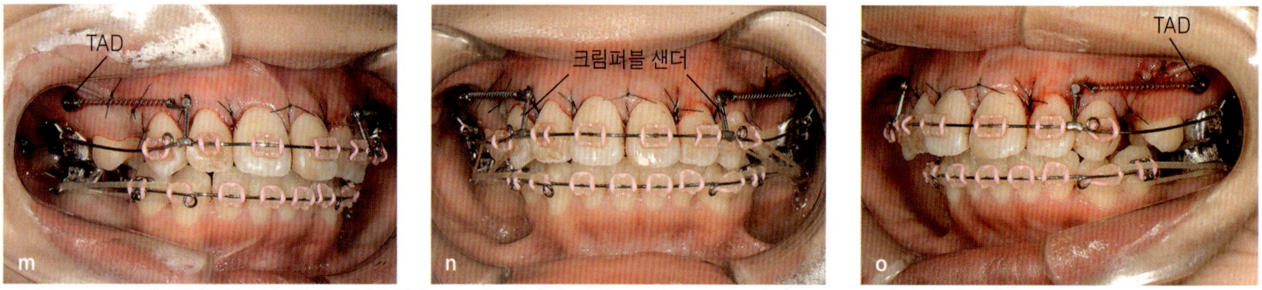

그림 9m~o. 상악 전치부를 가능한 한 설측 방향으로 이동시키기 위해 TAD를 #16, 15 사이, #25, 26 사이에 설치했다.

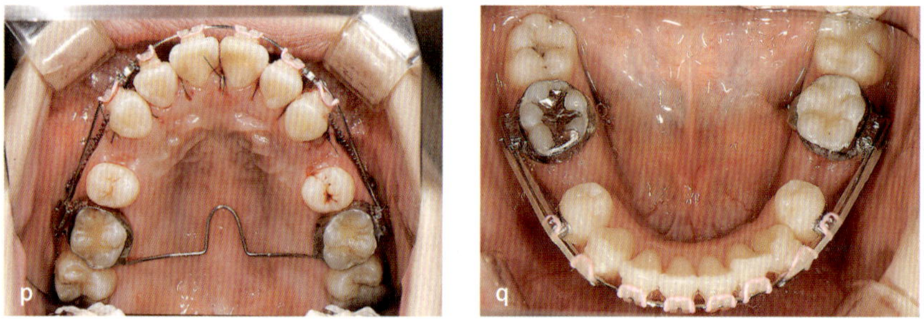

그림 9p, q. 상하악 전치부의 전돌 및 구치부 II급 관계를 개선하기 위해 #14, 24, 35, 45를 발거하고 발거공간을 폐쇄한 상태.

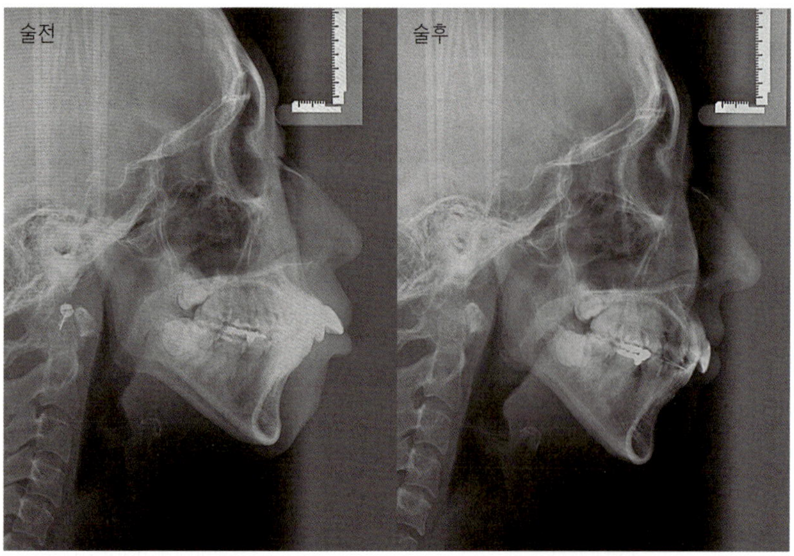

그림 9r. 세팔로도 디지털 촬영이 가능하고 선명한 상을 얻을 수 있다. 상악 전치부의 과도한 순측 경사를 확인할 수 있다.

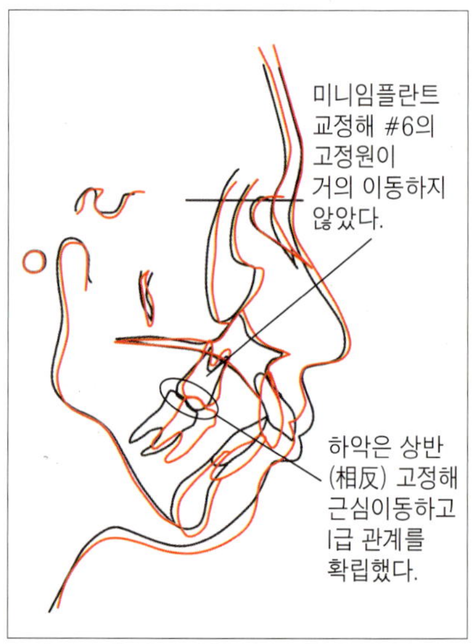

그림 9s. 술전 : 검은 선, 술후 : 붉은 선, 상악 전치부의 전돌이 크게 해소된 것을 확인할 수 있다. 과도한 순측 경사를 확인할 수 있다.

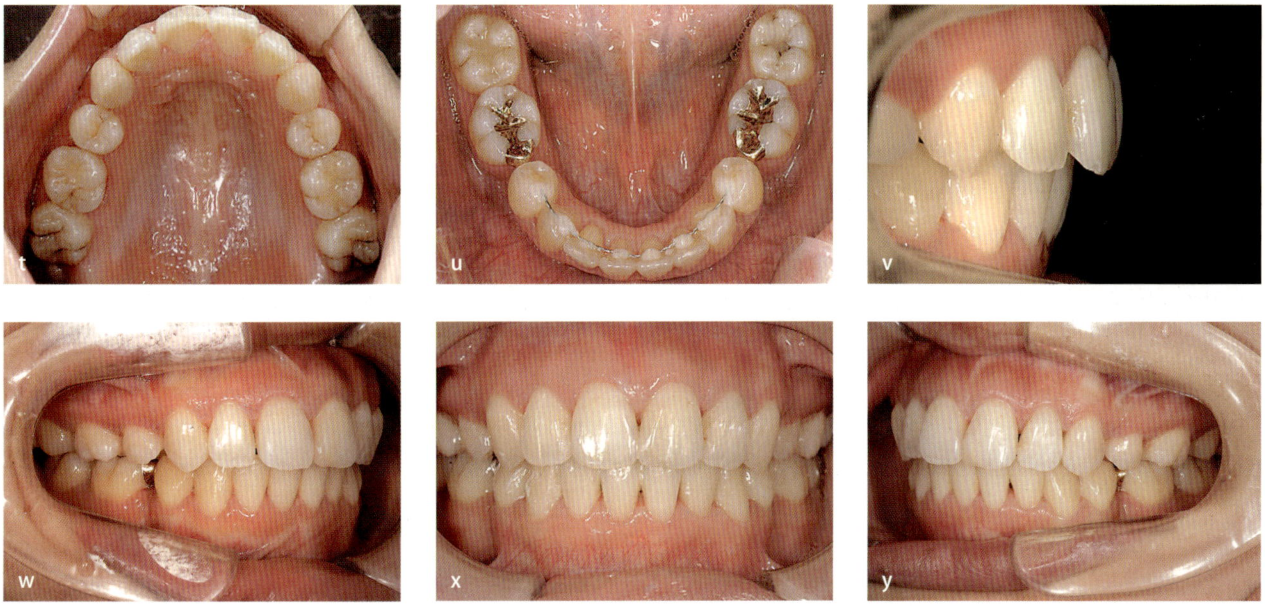

그림 9t~y. 주소였던 상악 전치부의 돌출감을 수정하고 안정적인 교합 관계를 확립했다. 성인 교정이지만 13개월이라는 짧은 기간(동적 치료 기간) 동안 환자의 주소를 해결할 수 있었다.

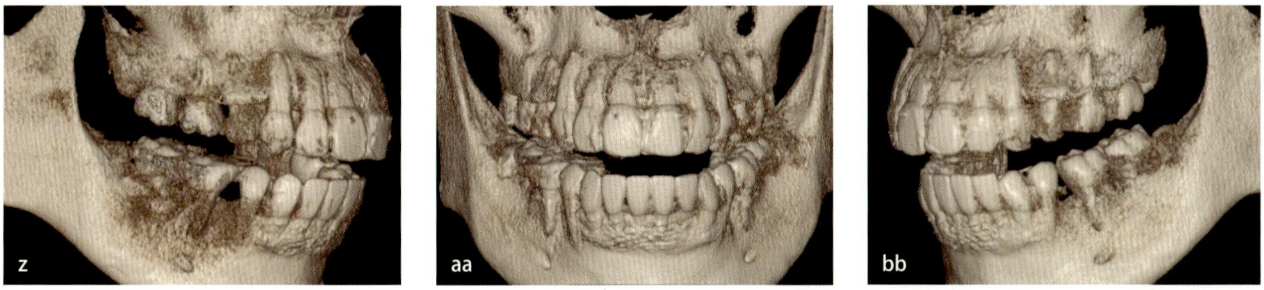

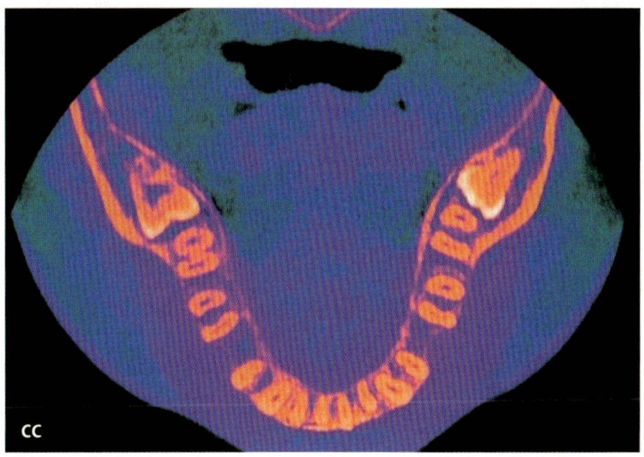

그림 9z~cc. 하악 전치부 순측부에서 치조골의 두께가 증가한 것으로 확인된다.

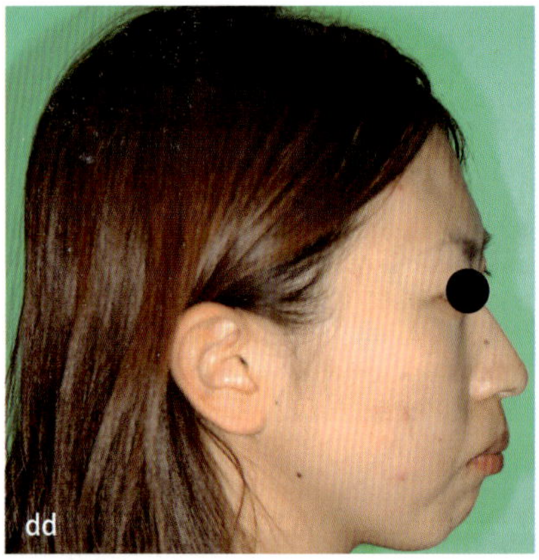

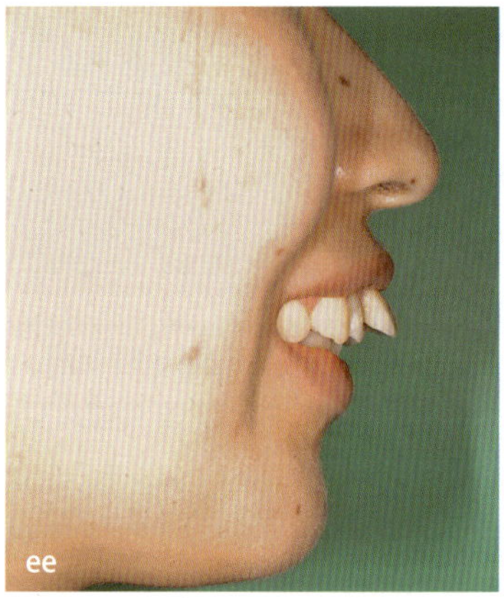

그림 9dd. 술전 안모.
그림 9ee. 술전 안모(입매).

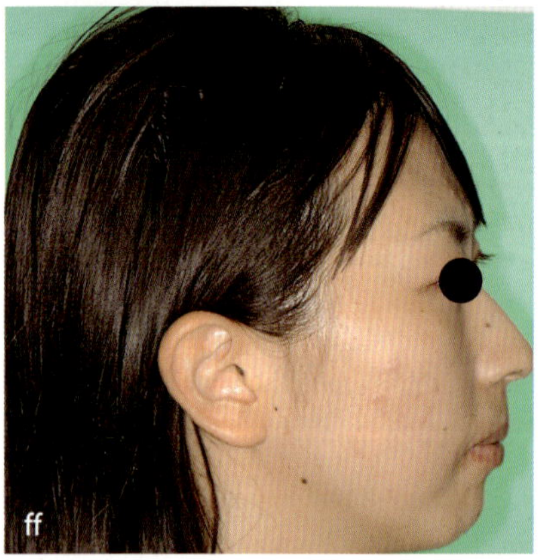

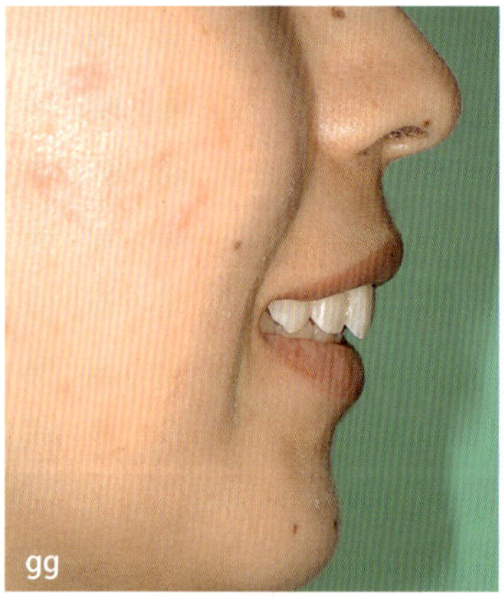

그림 9ff. 술후 안모.
그림 9gg. 술후 안모(입매). 술전보다 입주변의 긴장감이 사라졌다.

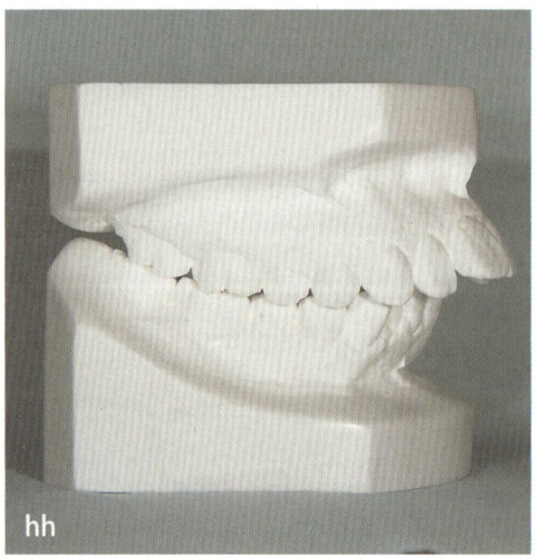

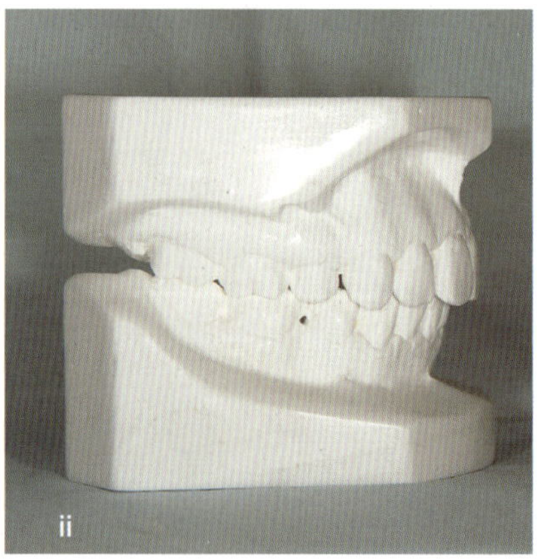

그림 9hh. 술전 치아 모형.
그림 9ii. 술후 치아 모형. 1치 대 1치 교합에서 1치 대 2치 교합으로 개선되었다.

Point 33 콘빔CT와 PAOO

성인 교정에서 치료 기간의 단축과 술후 치은퇴축을 예방하기 위해 PAOO를 선택하는 증례도 있다. 그러나 콘빔CT에 의한 술전 검사에서 치조골의 두께가 충분하다고 보이면 corticotomy만 시술해야 한다. 외과적 교정치료를 진행할 때에 콘빔CT로 술전·술후 치조골의 두께를 반드시 검사한다.

Miniscrew를 이용한 교정(TAD)

TAD에서도 CT 촬영이 유효하다

최근 들어 절대적 고정원을 확보하기 위해 mini implant(mini screw, implant anchorage system)를 사용한 교정(temporary anchorage device; TAD)이 시행되고 있다. 교정치료에서 중요한 요인은 고정원이고, 1940년대부터 악골에 고정원을 구하는 가능성을 시도해 왔다. 본 술식은 외과적 처치를 동반하고 치근 접촉·신경 손상 등의 문제가 많으므로 해부학적 검사가 반드시 필요하다. 따라서 이차원 검사로 진단이 불가능한 부위는 콘빔

Temporary Anchorage Device(TAD)의 응용

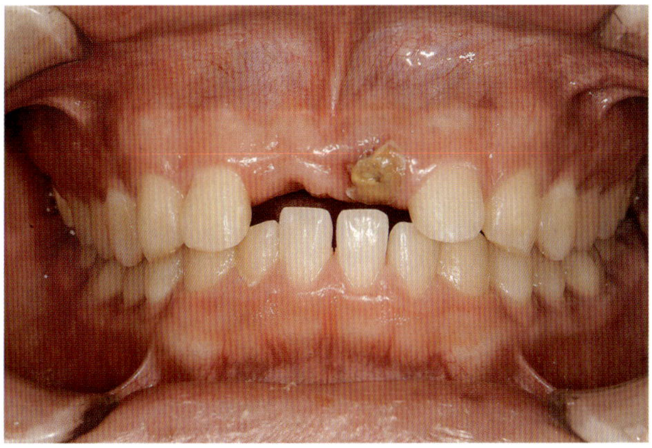

그림 10a. #11, 21이 결손되어 하악 중절치가 정출해 있다.

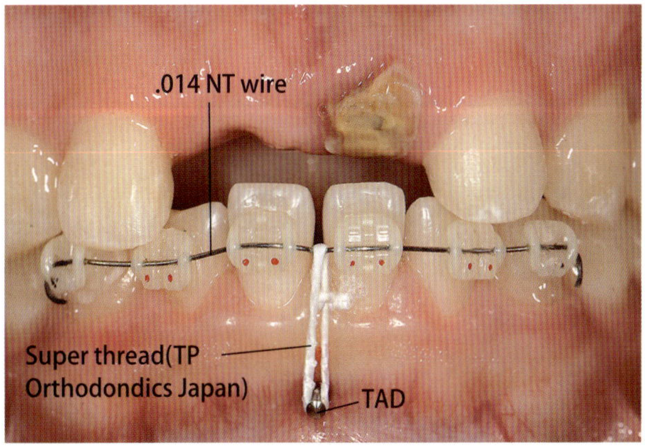

그림 10b. #11, 21의 치근 사이에 TAD(Shofu)를 식립하고 하악 전치부의 압하에 힘을 쏟았다.

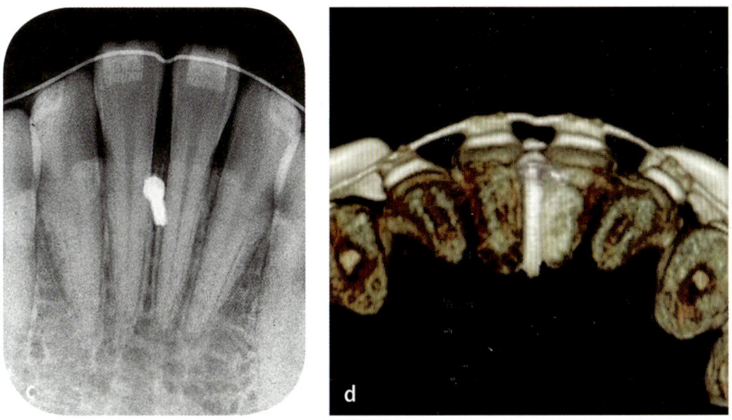

그림 10c, d. TAD와 치근 관계를 명확하게 하기 위해 콘빔CT로 정밀검사한다.

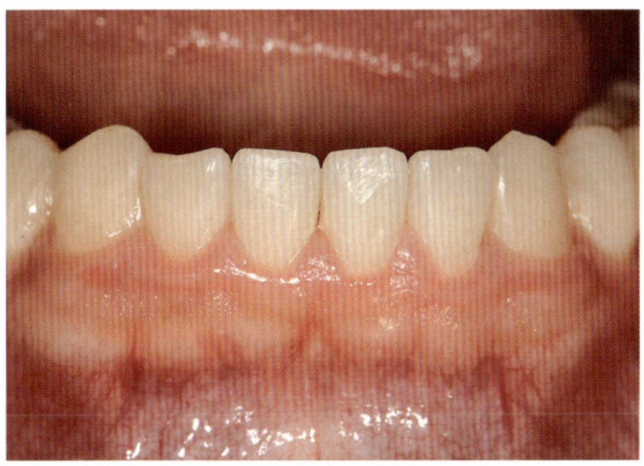

그림 10e. 하악 전치부의 압하를 종료한 시점의 구강 내 사진.

Point 34 **TAD에서 콘빔CT**

미니임플란트 교정(TAD)에는 외과처치를 동반한다. 따라서 술전에 콘빔CT에 의한 해부학적 검사가 중요하다. 특히 치근간 거리를 술전에 파악하면 TAD의 식립 위치를 결정할 수 있다.

CT로 정확하게 검사·진단해야 한다. 그림 10에 상악 중절치를 상실해 정출해 버린 하악 전치부를 압하한 증례를 소개한다.

미니임플란트와 치근의 관계를 명확하게 확인한다

교정치료에서는 고정원을 확보하는 것이 중요하고 TAD를 이용하면 절대적인 고정원을 쉽게 확보할 수 있는데, 이것은 결과적으로 교정치료에 많은 혜택을 가져다주었다. TAD는 치아를 이동하거나 이동시키지 않기 위한 보정의 역할도 한다. 기존의 교정치료에서 곤란했던 압하, 대구치의 원심 이동이 그 반작용을 무력화해 가능하다는 것이 큰 장점이다.

아래에 미니임플란트 교정 증례를 소개한다. 삼차원 영상을 이용하면 미니임플란트와 치근의 관계를 보다 명확하게 파악할 수 있다(그림 11a~d).

증례 8(그림 12)

환자 14세 남자

주소 하악 우측 대구치부의 우식 처치를 희망

하악 우측 대구치부의 우식이 심해 대합치가 정출하고 보철치료에 필요한 공간이 부족한 증례이다(그림 12a). 새로운 공간을 확보하기 위해 TAD를 이용해 상악 우측 구치부를 압하했다. 충분한 보철치료 공간을 확보한 후에 하악 우측 대구치부에 최종 보철물을 장착했다(그림 12f). 하악 우측 구치부는 일체 삭제하지 않고 치료를 진행해 환자는 물론 보호자도 크게 만족했다.

Miniscrew를 이용한 교정(TAD)

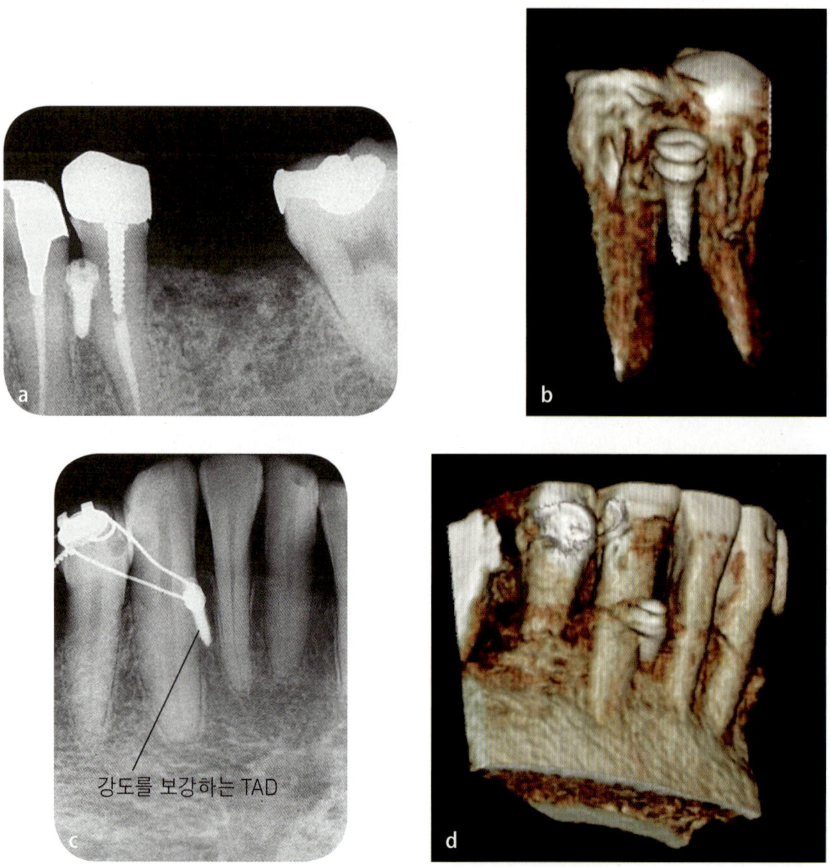

그림 11a~d. 이차원 진단으로 TAD와 골의 접촉 상태를 정밀검사할 수 없다면 삼차원으로 검사한다.

증례 8. 혼합 치열기에서 후속 영구치와 매복치를 관찰한다

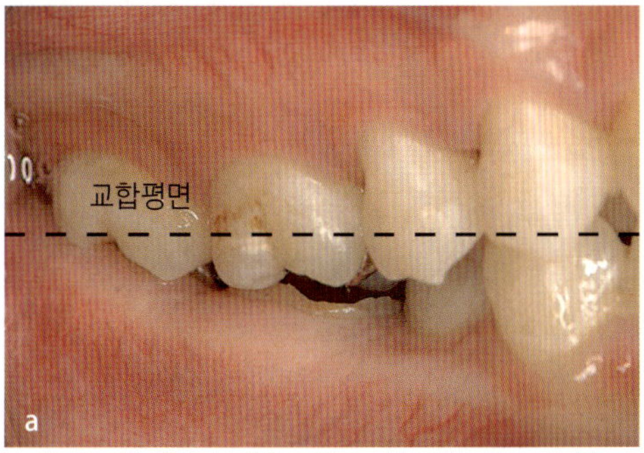

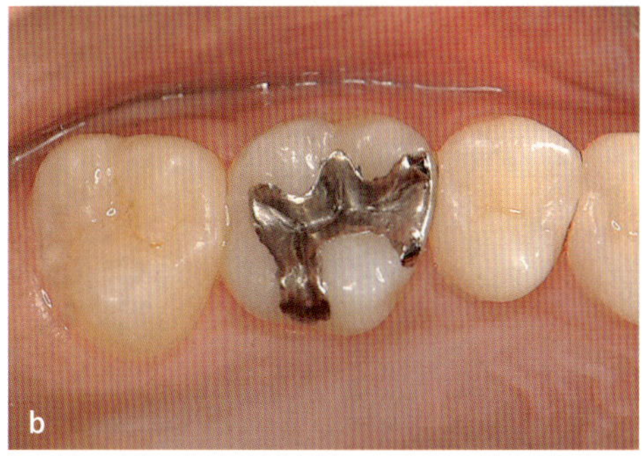

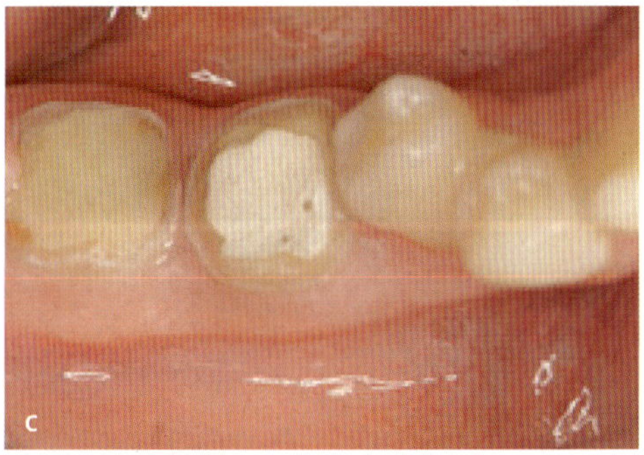

그림 12a~c. 하악 우측 대구치부의 치관이 붕괴되었고(**c**), 이 상태로 보철하려면 정출한 상악 우측 대구치부를 삭제해 공간을 확보할 수밖에 없다(**a**, **b**).

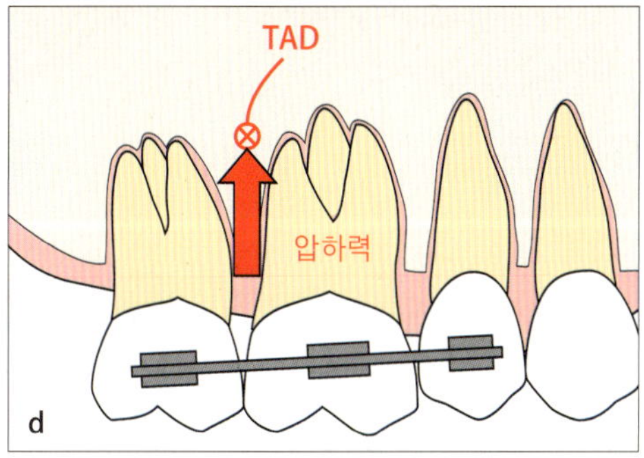

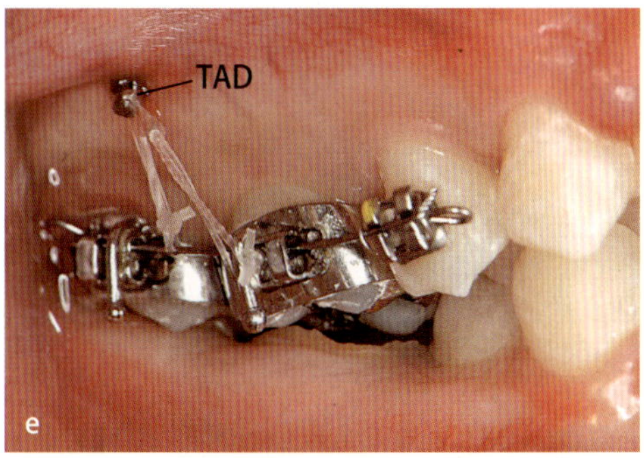

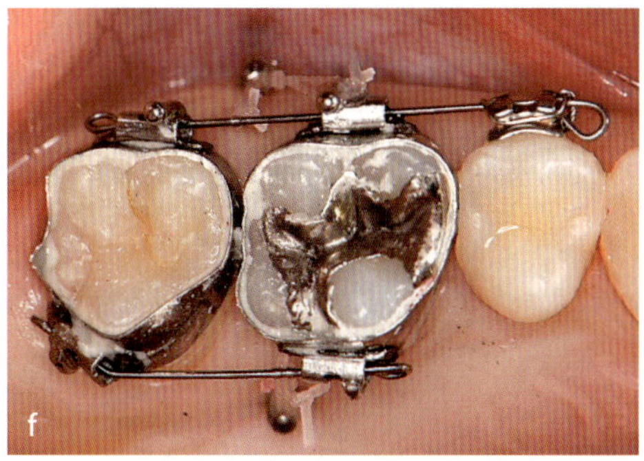

그림 12d~f. 우측 협설측에 'TAD'(Shofu)를 식립하고 대구치부를 압하했다.

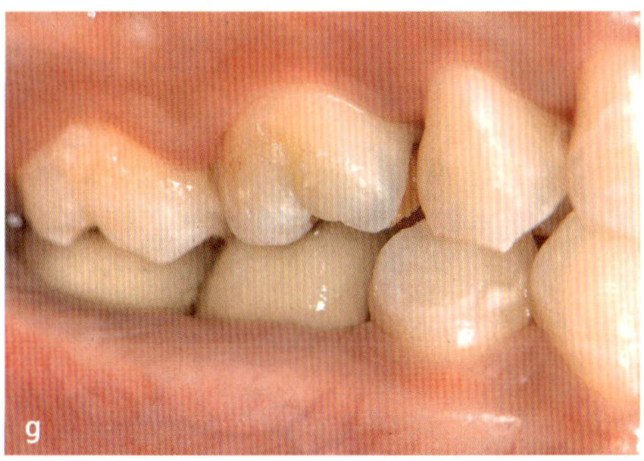

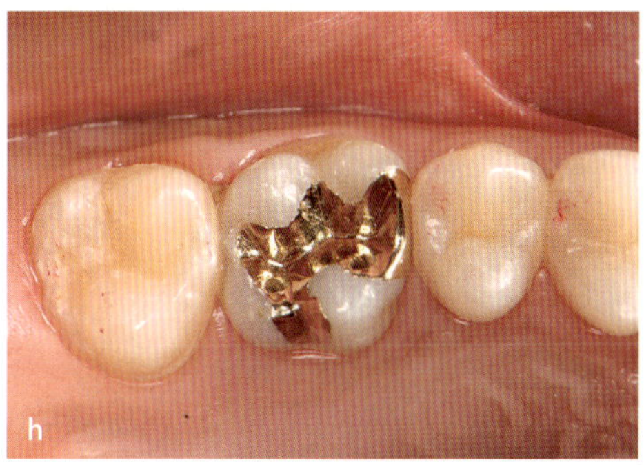

그림 12g, h. 보철에 필요한 공간을 충분히 확보할 수 있고 상악 우측 구치부를 삭제하지 않았다.

Point 35 대구치부의 압하

TAD를 이용하면 기존의 교정치료에서 곤란했던 대구치의 압하가 가능해지고, 치아에 대한 침습을 최소화해 치료할 수 있다. 콘빔CT를 이용해 술전에 상악 대구치의 치근과 상악동저까지 거리가 충분한지 검사하는 것이 중요하다.

증례 9(그림 13)

환자 10세 여자

주소 상악 전치부의 총생을 주소로 내원했다

환자는 혼합 치열기이고 상악 측절치·견치의 맹출 공간이 부족하다(그림 13a). 측방으로 성장 부족은 없고 구치부를 원심으로 이동시켜 전치부 맹출 공간을 확보하기로 했다. 구개 정중부에 TAD를 식립하고 상악 제1대구치에 설치한 transpalatal arch(TPA)를 원심으로 이동시키고 전치부의 배열 공간을 확보했다(그림 13f, h, j~n). 콘빔CT영상에서 미니임플란트가 비중격 방향으로 식립된 것을 확인할 수 있다(그림 13g, i).

증례 9. TAD에서도 콘빔CT 촬영이 유용하다

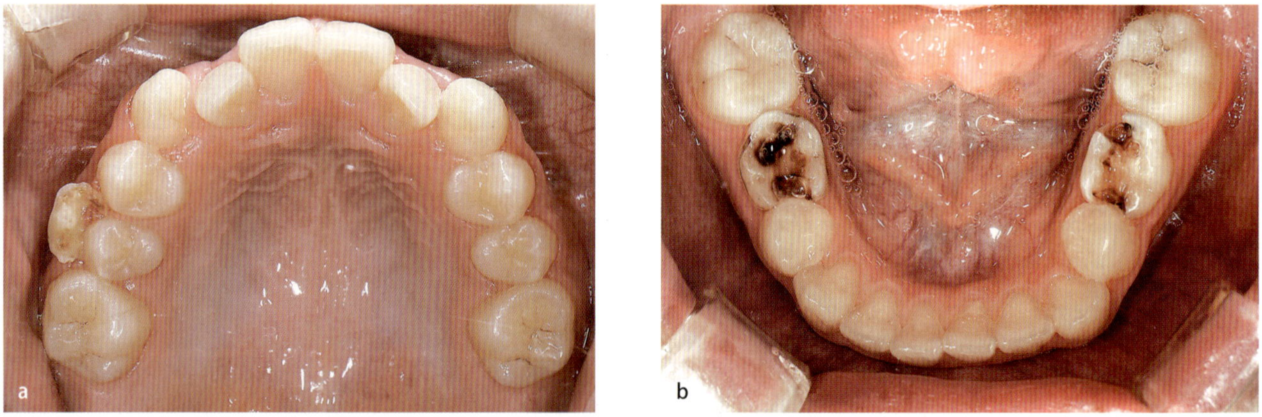

그림 13a, b. 상악 전치부의 맹출 공간이 부족하지만, 치열 형태와 협설적 맹출 각도를 고려할 때 측방으로 성장 부족을 느낄 수 없다.

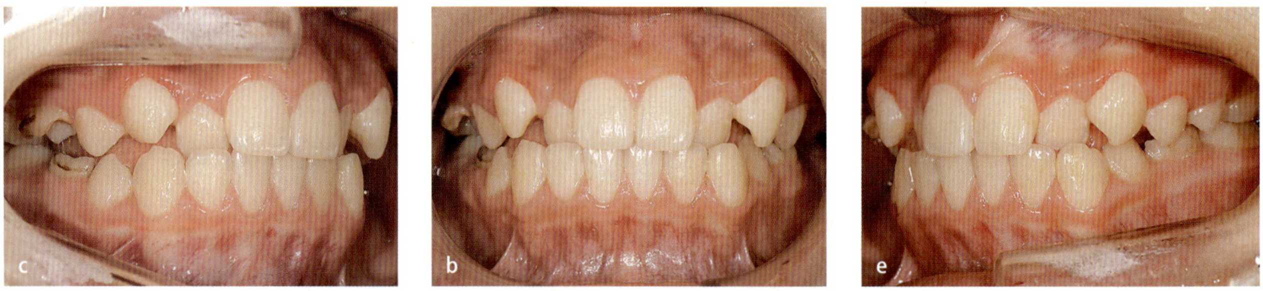

그림 13c~e. 전치부의 피개가 다소 얕고 전방으로 확대하면 open bite가 된다.

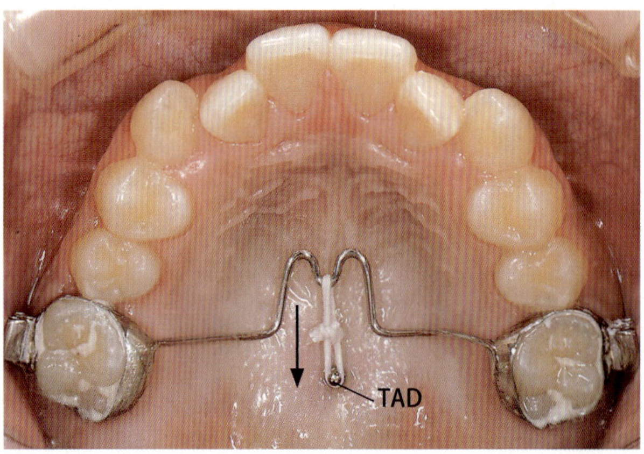

그림 13f. 정중 구개봉합부에 TAD를 응용하고 TPA를 원심 방향으로 견인한다.

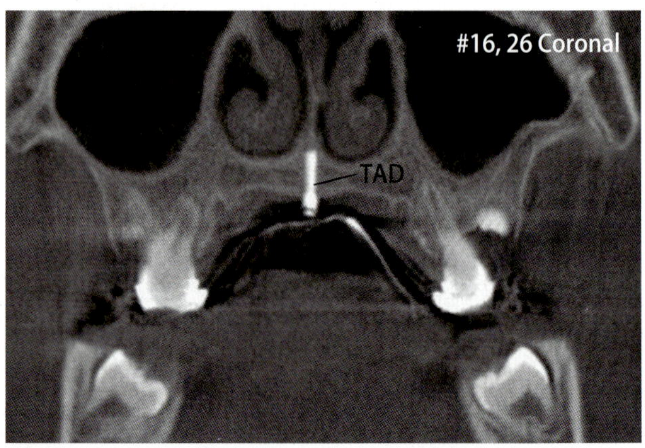

그림 13g. TAD와 비강의 관계를 콘빔CT로 검사했다.

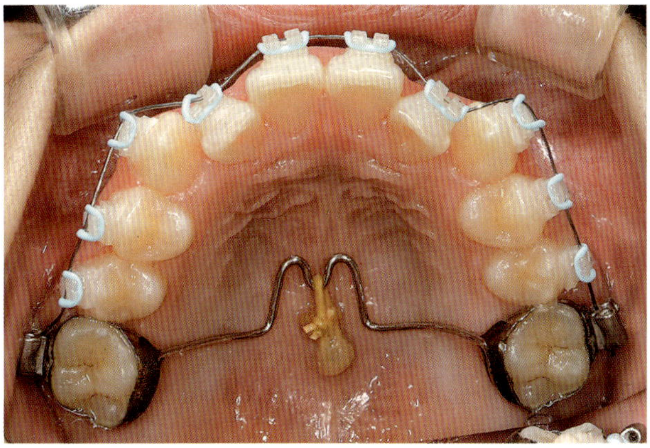

그림 13h. TAD 설치 후 1개월이 경과해 상악 치열에 MBS(multi bracket system)을 설치했다.

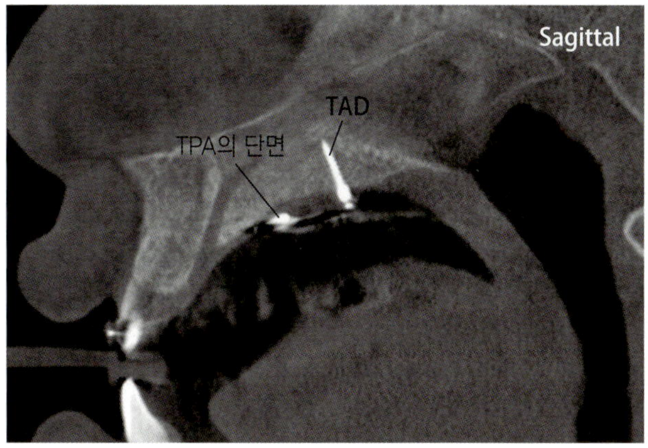

그림 13i. TAD를 원심으로 기울이고 저항력을 높이듯이 식립한 것을 알 수 있다.

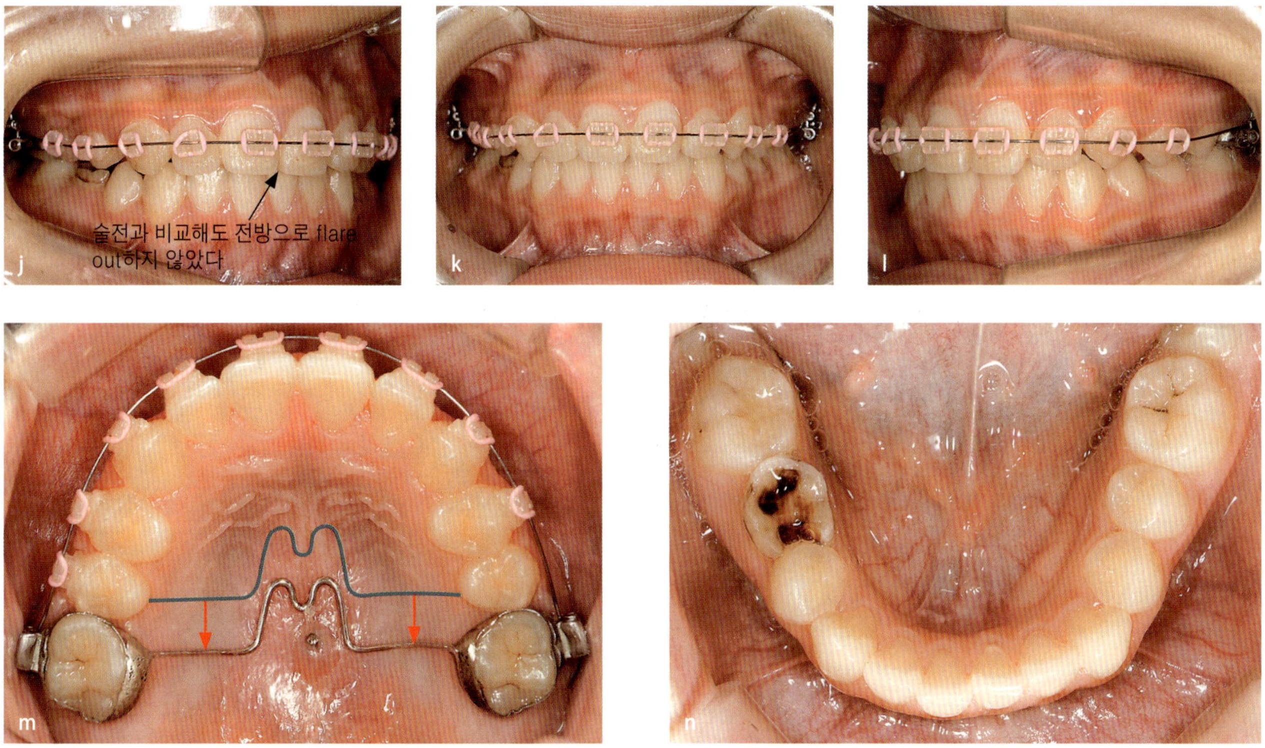

그림 13j~n. 원심 방향으로 견인 4개월 후. 전치부가 순측으로 경사되지 않고 피개 관계가 안정적이다. 전치부의 총생도 수정되었다.

Point 36 대구치부의 원심 이동

TAD를 사용해 상악 대구치의 원심 이동이 단순한 치료가 되었다. 콘빔CT로 술전에 상악 정중 구개의 두께와 골질을 진단하는 것이 중요하다.

나의 콘빔CT 활용법

혼합 치열기에 후속 영구치의 삼차원적 위치 관계, 매복 과잉치, 골격적 성장도, 설위 등을 검사하면 환자의 성장 정도에 맞춘 보다 정확한 1기 치료(영구치열기까지 치료 기간)법을 선택할 수 있다. 2기 치료(영구치열기)에는 술전에 매복치의 상태와 치조골의 두께, bone housing 등을 검사하여 교정치료의 계획과 치료 후 관리를 예측할 수 있다.

결론

이번에는 교정치료에서 콘빔CT의 활용법과 참고할 만한 증례를 제시했다. 이번에 소개한 증례 외에도 다양한 활용법이 있을 것이다. 유치열기 이후에는 미맹출 치아를 빠른 시기에 삼차원으로 파악하면 환자의 교정치료를 조기에 계획할 수 있고 또한 수술 교정에서 정확한 해부학적 정보는 필수 항목이다. 교정치료 후 안정성을 확보하기 위해서도 콘빔CT에 의한 술후 경과 관찰은 향후 교정치료에 있어서 중요한 요소가 되리라 생각한다.

참고문헌

1. 塚脇寛久, 誉田栄一, 倉林亨. 歯の計測におけるHelicalCT装置と歯科用小照射野CT(3DX CT®)装置の臨床的有用性の検討. 日矯歯誌 2009 ; 63(2) : 78-84.
2. McNamara JA・著, 宮島邦彰・訳. Orthodontic and orthopedic treatment in the mixed dentition. 東京 : 東京臨床出版, 2001.
3. Lee J, Vanarsdall RL. Applications of orthodontic mini-implants. Chicago : Quintessence, 2007.
4. Sung J, Kyung H. Microimplants in orthodontics. Korea : Dentos, 2006.
5. Wilcko MT, Wilcko WM, Pulver JJ, Bissada NF, Bouquot JE. Accelerated osteogenic orthodontics technique : a 1-stage surgically facilitated rapid orthodontic technique with alveolar augmentation. J Oral Maxillofac Surg 2009 ; 67(10) : 2149-2159.
6. Kesling PC・著, 宮島邦彰・訳. TIP-EDGE GUIDE. 東京 : TP Orthodontics, 2001.

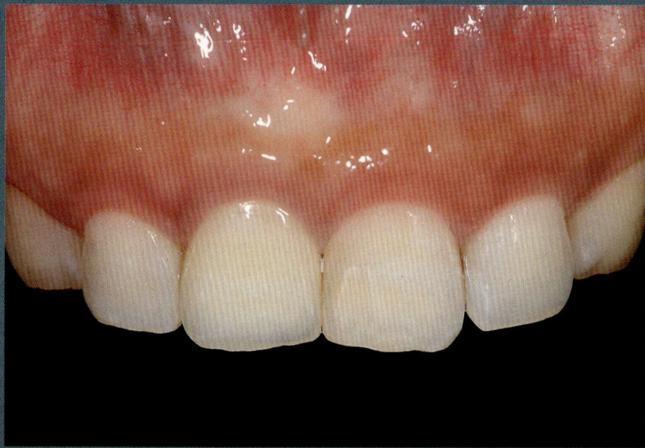

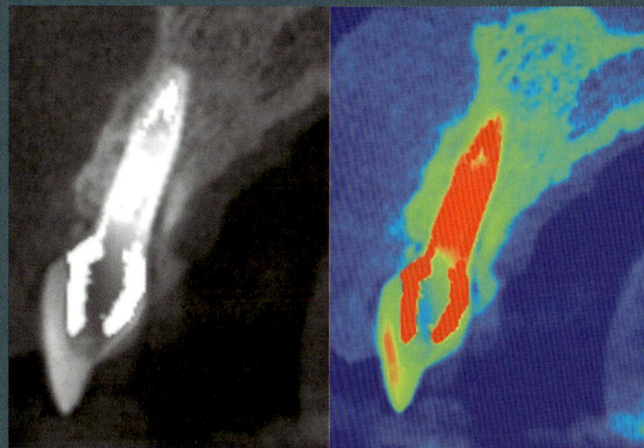

2.5 상악 전치부 임플란트

콘빔CT를 이용한 보철 주도형 임플란트 치료

해설 **島田昌明 (Simada Masaaki)**

왜 상악 전치부의 임플란트 치료에 치과용 콘빔CT가 필요할까?

보철 주도형 임플란트 치료를 진행할 때에 식립 예정 부위의 삼차원 평가가 중요하다

최근 상악 전치부 임플란트 치료에서는 그 심미적 성공 기준이 자연치와 조화로운 보철로 진화해 왔다. 심미적 예측성의 향상에는 임플란트 주위 골의 조성이 불리한 경우가 많고 연조직의 양을 고려한 tissue management가 필요하다. 특히 보철 주도형 치료의 핵심을 이루는 것은 삼차원적 임플란트 식립과 삼차원적 tissue management이다. 이것들은 삼차원 검사·진단을 토대로 시뮬레이션한 치료 목표에 준해 적절하게 응용해야 한다.

그러나 지금까지 행해졌던 임플란트 치료를 되돌아보면 특별한 증례를 제외하고 일반 개업의가 콘빔CT를 활용할 기회는 드물었다. 그래서 보철 주도형 임플란트 치료를 할 때에도 이차원 검사·진단에 기초해 삼차원 이미지를 추측하고 수술을 진행해 왔다. 2000년 후반부터 기존 의과용 CT의 문제점을 개선한 콘빔CT가 치과 영역에 보급되기 시작했다. 콘빔CT가 등장해 보철 주도형 임플란트 치료 시 검사·진단이 확실해지고 술중에 치료 방침을 변경하는 일이 줄어들고 임플란트의 식립 위치를 삼차원으로 조절할 수도 있게 되었다.

아래에 콘빔CT를 이용한 보철 주도형 임플란트 치료의 핵심을 정리해 보았다.

표 1. 콘빔CT를 사용한 보철 주도형 임플란트 치료의 핵심

① 식립 부위의 삼차원적 평가 : 이상적인 상부 구조에 준하는 진단용 template의 활용
② 난이도의 판정 : 잔존골량, 골형태, 해부학적 내부 구조의 파악, 재생이 가능한 조직량의 예측
③ 술식의 선택 : 임플란트 크기, 식립 시기, 조직 재생의 시기, 판막 디자인의 결정
④ 임플란트의 식립 : Computer guided surgery의 응용, 술중 콘빔CT검사
⑤ 식립 후 삼차원적 평가 : 상부 구조와 해부학적 구조에 대한 임플란트의 삼차원적 위치 관계

치과용 콘빔CT, 이차원 및 삼차원 진단의 비교

식립 예정 부위의 술전 구내방사선사진과 콘빔CT의 비교

구내방사선사진에서는 식립 예정 부위의 근원심적인 골의 폭경과 수직적 높이를 개략적으로 알 수 있다. 그러나 보철 주도형 임플란트 치료를 할 때에 가장 중요한 순설적 골폭과 입체적인 골형태를 파악할 수 없다(그림 1a~c). 또한 비강, 절치관 등의 해부학적 구조물과의 위치 관계에 관련된 세부 정보를 수집할 수 없으므로 술전에 임플란트의 식립 위치를 결정하기가 곤란하다.

이 증례의 구내방사선사진을 보면 #11 결손부 골정의 골흡수가 #22 결손부까지 진행된 것을 추측할 수 있지만 이차원 진단이므로 전체 상을 파악할 수 없다(그림 1a). 구강 내 소견에서는 연조직의 양이 골흡수를 파악하기 힘들게 하고 있다(그림 1b, c). 콘빔CT상에서는 #11, 22 결손부에 수평적, 수직적 골흡수가 확인된다. 그리고 상부 구조에 대해 #11 결손부의 잔존골은 #22 결손부에 비해 더 열악한 상태이고 보철 주도형 임플란트 치료를 진행할 때에 난이도가 높은 것은 확실하다(그림 1d~g).

지금까지 이차원 진단에서 막연히 상상했던 식립 예정 부위의 상태를 콘빔CT의 삼차원 진단을 통해 마치 손에 잡힐 것같은 입체상으로 파악할 수 있게 되었다.

이차원 영상의 한계를 아는 것도 중요하다

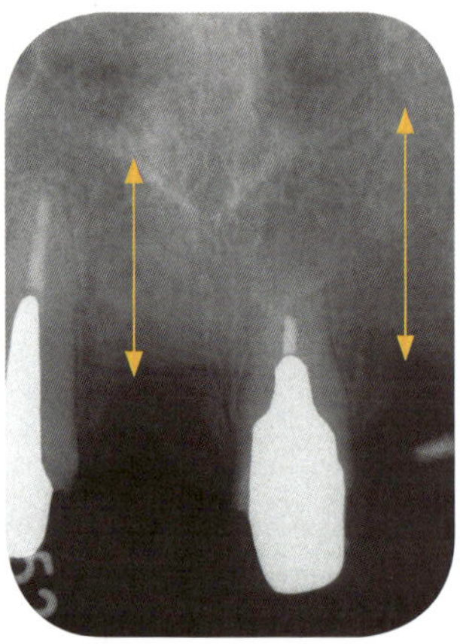

그림 1a. 이차원상에서는 순설적으로 폭이 있는 결손부의 골형태를 파악하기가 어렵다. 수직적으로 가장 높은 골수준을 계측할 수 있지만 순설 방향의 이행 형태는 불분명하다.

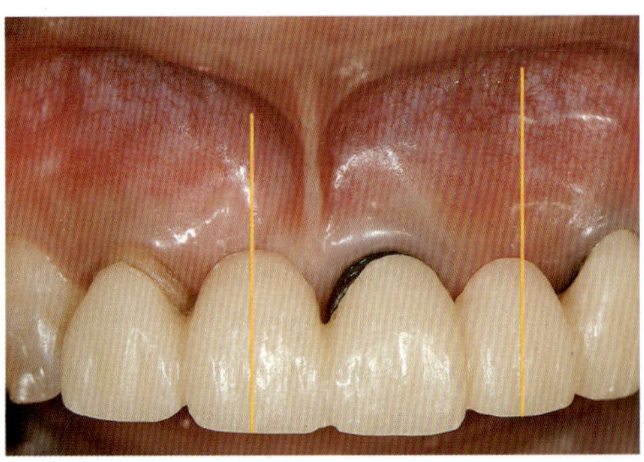

그림 1b. 연조직의 상태는 바로 아래에 존재하는 경조직의 형태·풍융을 반드시 반영하는 것은 아니다.

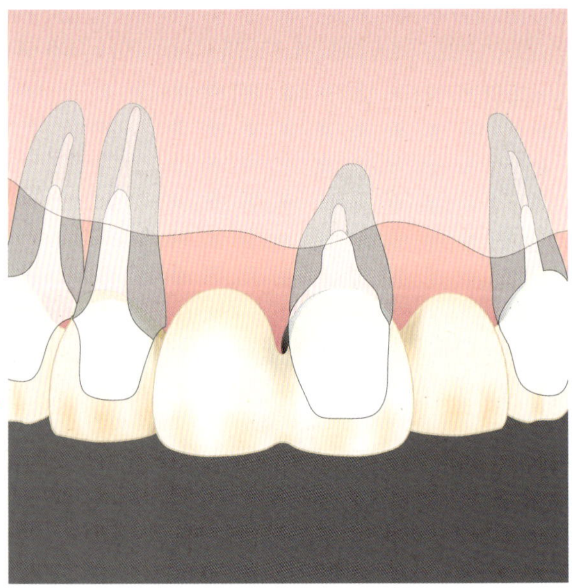

그림 1c. 구강 내 소견 및 이차원상에서 얻은 모식도.

이차원 진단의 한계!!

보철 주도형 임플란트 치료를 진행하려면 단순히 식립 예정 부위의 잔존 골량을 콘빔CT상에서 계측하는 것이 아니라 목표하는 상부 구조에 대해 잔존골을 평가하고 그 평가를 토대로 치료의 난이도를 결정하고 임플란트의 식립 방향과 임플란트의 크기를 결정해야 한다.

콘빔CT에서는 이것까지 알 수 있다

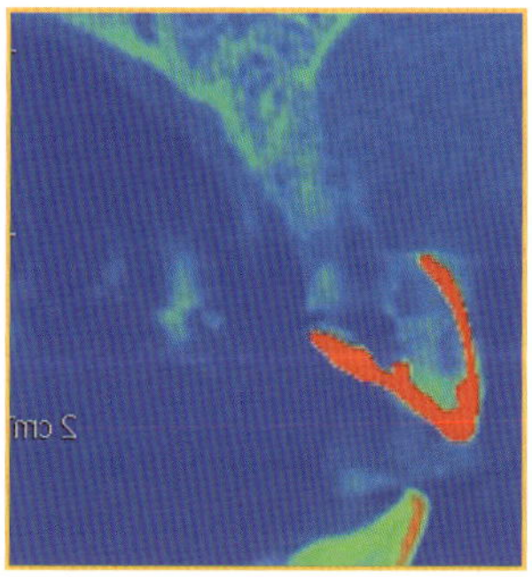

그림 1e. #11 결손부 절단면상의 컬러 표시. 발치와 해당부는 상이 불분명하고 골성치유가 불완전한 것을 알 수 있다. 이상적인 상부 구조에 대한 잔존골의 삼차원적 위치 관계가 명확해진다.

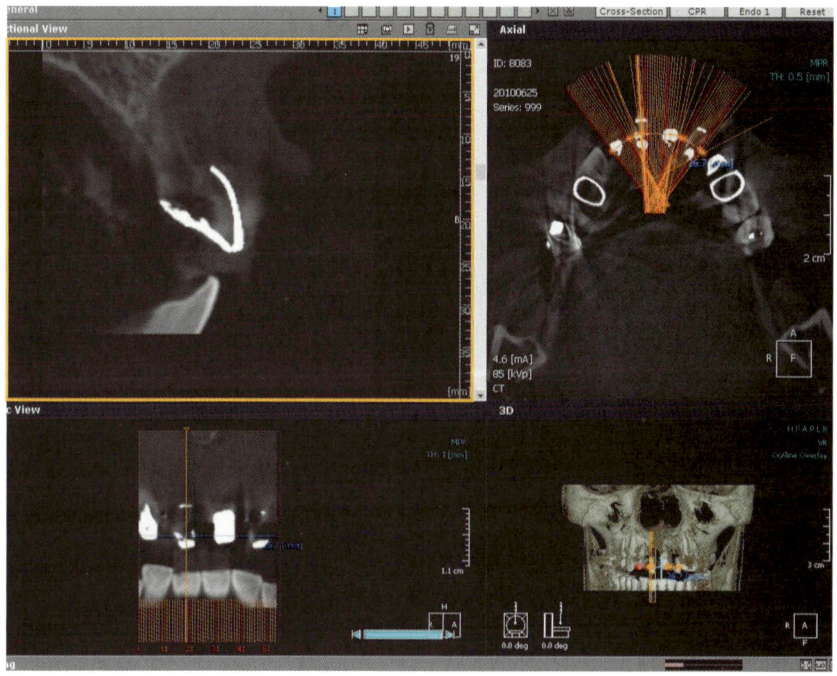

그림 1d. #11 결손부의 MPR상. #11 상부 구조의 형태는 template에 의해 표시된다.

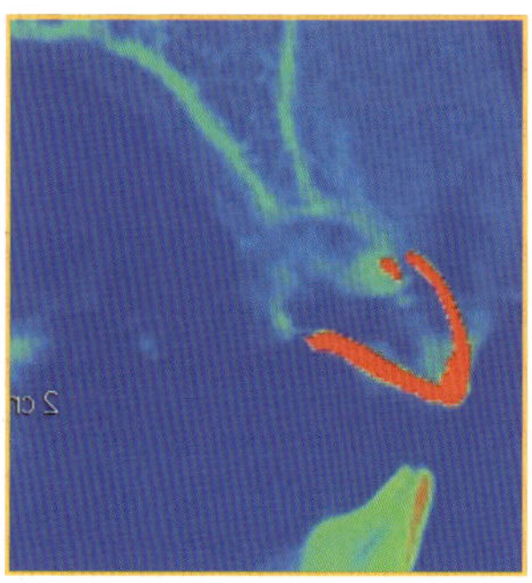

그림 1g. #22 결손부의 절단면상의 컬러 표시. 치조정부가 선명하다. 순설적 골형태뿐만 아니라 피질골의 두께, 치밀화 정도, 해면골 골소주의 상태를 파악할 수 있어 의의가 크다.

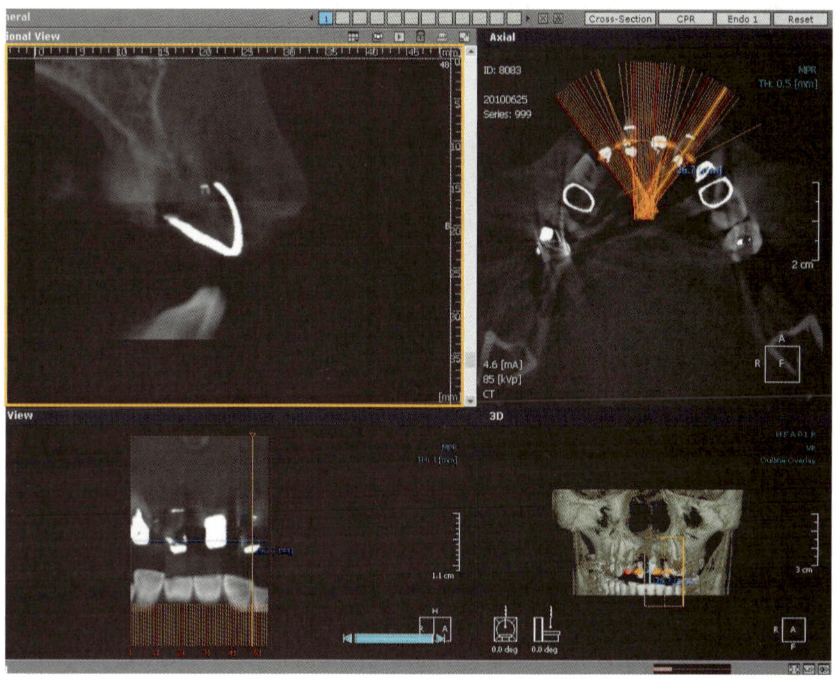

그림 1f. #22 결손부의 MPR상. #22 상부 구조의 형태는 template에 의해 표시된다.

Point 37 이차원 진단의 한계를 알다

보철 주도형 임플란트 치료를 진행할 때에 이차원 진단에 한계가 있음을 이해한다.

콘빔CT영상의 슬라이스법

#21을 예로 들어 슬라이스법을 이해한다

콘빔CT의 삼차원적 진단은 구체적으로 ① MPR상 검사, ② 3차원 재구성영상과 연속 단면 검사, ③ 슬라이스한 화면 검사 순으로 진행하는 경우가 많다.

먼저 MPR상 내의 각 단면상에서 커서를 임의로 이동시켜 증례의 전체 영상을 파악한다.

식립 예정 부위 또는 문제를 해결할 곳을 중심으로 그 주위를 삼차원 재구성 영상으로 관찰한다. 골결손과 병변부의 확대를 이미지로 파악하는 데 삼차원 재구성 영상

영상을 슬라이스하는 순서

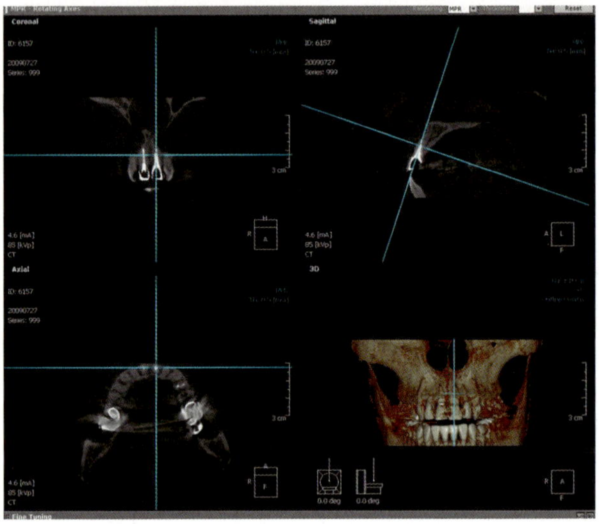

그림 2a. 축상면상에서 십자 가이드가 치열에 직교하고 #21 치근의 중앙을 통과하듯이 커서를 움직인다. 다음은 관상면상, 시상면상에서 가이드가 치축을 통과하듯이 맞춘다.

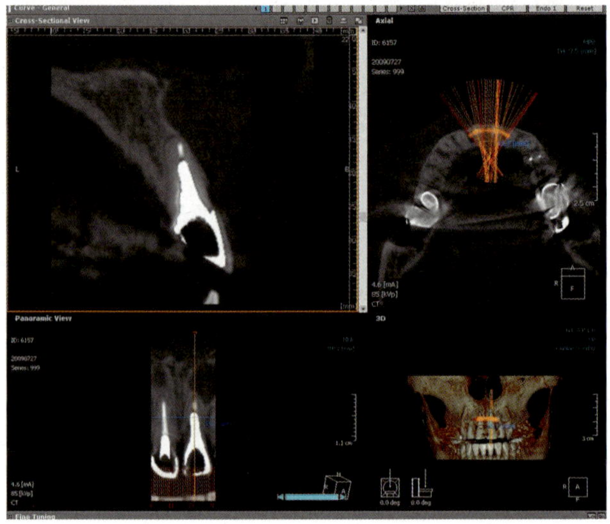

그림 2b. 그림 2a의 축상면상에서 #21을 중심으로 근심에서 원심으로 치열에 직교하는 평면에서 연속적으로 분할한다(절단면상의 재구축). 관상면에서는 #21 치근단부 순측골의 함몰부가 낭과 같은 음영상으로 보이는 데 주의한다.

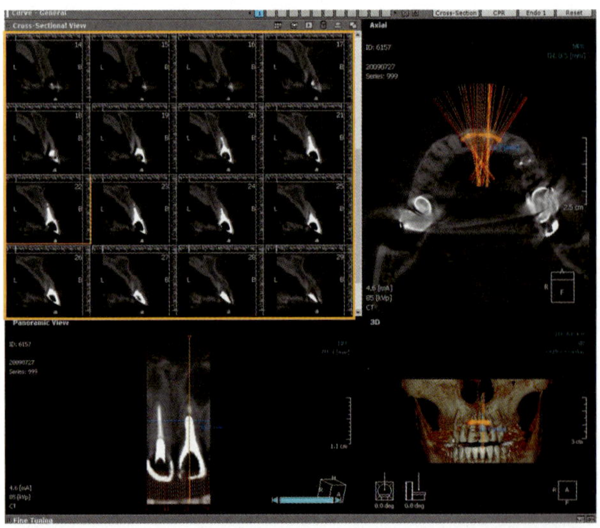

그림 2c. 그림 2b에서 재구축한 절단면상을 연속 관찰하거나 삼차원 재구성 영상으로 관찰하면 식립 예정 부위의 골형태를 입체적으로 포착하기가 쉽다.

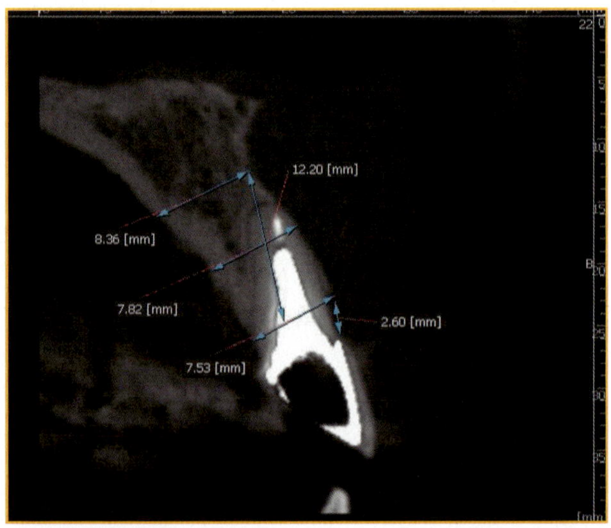

그림 2d. 그림 2c의 절단면상을 확대한 후 자세히 관찰한다. 구체적인 값을 계측해 현상을 파악한다.

은 큰 도움이 된다.

또한 연속 단면상을 관찰하면 artifact의 영향이 적은 영상을 볼 수 있다.

마지막으로 보철 주도형 임플란트를 식립할 축면에서 영상을 슬라이스 한다. 화면을 확대해 구체적인 값을 계측하고 골밀도를 측정해 골질을 파악한다. 목표하는 상부 구조에 대해 식립 위치와 필요한 조직 재생량을 시뮬레이션한다.

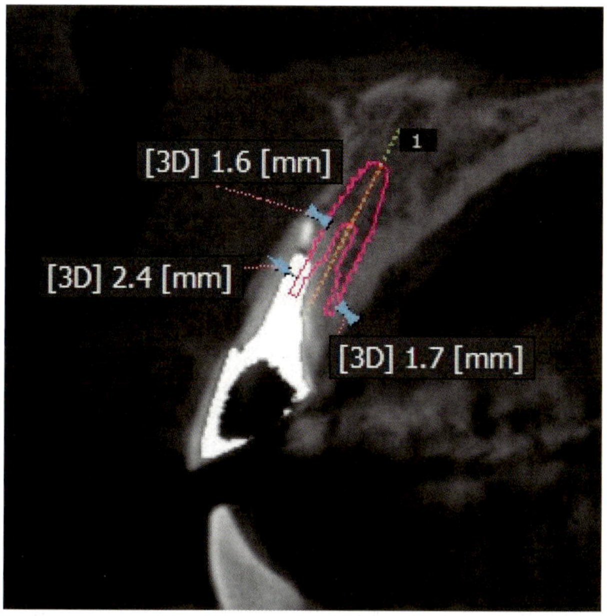

그림 2e. 절단면상에서 임플란트를 가상 식립하고 치료 목표를 시뮬레이션한다. 이 증례는 적절한 위치에 임플란트를 식립했을 때에, 순측에는 해면골을 포함해 2.0~2.5mm의 공간이 잔존한다고 예측할 수 있다. 술후 골흡수를 고려하면 발치와 바깥쪽으로 골조성이 필요하다.

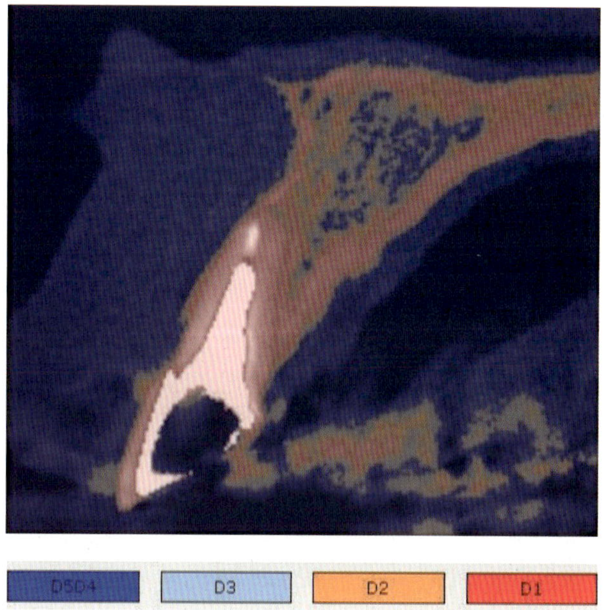

그림 2f. 그림 2e의 절단면상에서 콘빔CT로 골밀도를 측정하면 임플란트 식립부의 골밀도는 D2~D3 분포를 보이고 골밀도가 충분하다고 추측했다. 콘빔CT에서 얻은 골밀도 데이터는 절대값이 아니고 참고하는 정도가 좋다.

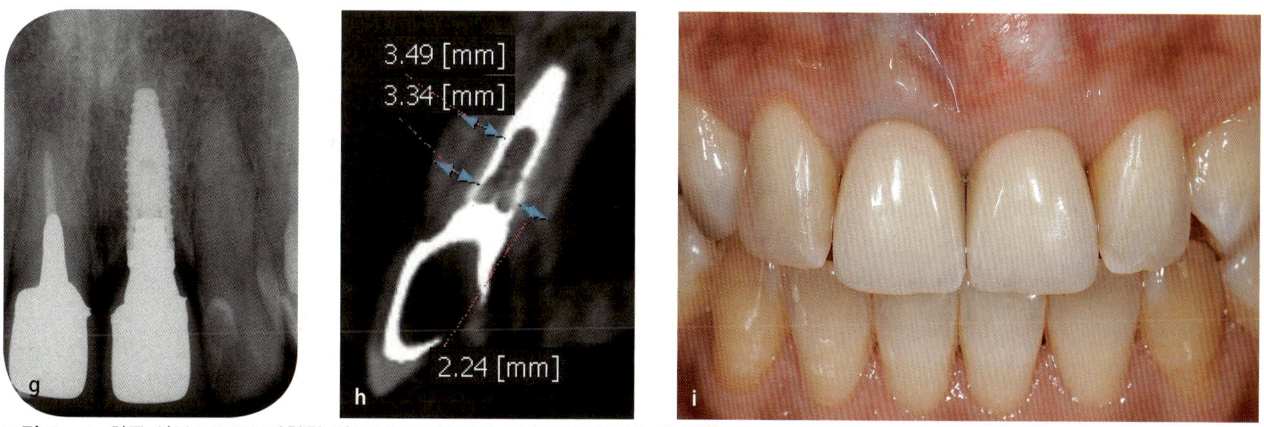

그림 2g~i. 최종 상부 구조를 장착할 때 구내방사선사진, 절단면상과 구강 내 정면.

Point 38 전체 상을 파악한 후 식립 부위를 자세히 검토한다

콘빔CT 검사는 개요에서 세부 항목으로 진행하는 것이 기본이다. 식립 부위만 검사하면 예상하지 못한 오진으로 이어질 수 있다.

진단·치료가 변화하다 "심화편"

콘빔CT로 진단하면 안심이다!

이차원 및 삼차원 진단을 해 치료 계획이 명확해진 증례

보철 주도형 임플란트 치료를 계획할 때에 가장 알고 싶은 정보는 골이식의 필요 여부, 구체적으로 어느 부위에 어느 정도의 골이식이 필요한가이다.

아래에 이차원 진단에 삼차원 진단을 추가해 술전에 임플란트의 식립 위치와 필요한 골조성량을 정확하게 파악하고 자신 있게 치료에 임한 증례를 소개한다.

이차원 진단에 삼차원 진단을 추가해 치료 계획이 확실해진 증례

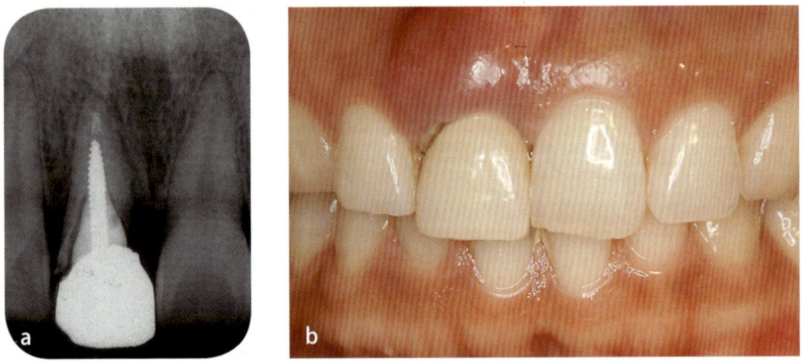

그림 3a, b. 초진 시 구내방사선사진과 구강 내 사진. #11 치근 파절부에 감염을 일으켜 급성 증상을 보였다. 파절 후 시간이 흘러 순측골이 크게 흡수돼 있었다. 발치와 함께 심각한 골흡수와 연조직의 퇴축을 방지하기 위해 발치와 보존술을 계획했다.

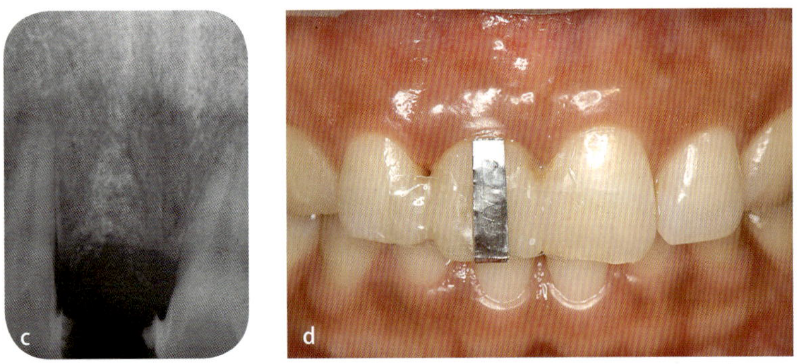

그림 3c, d. #11의 발치와 보존술 5개월 후 구내방사선사진과 구강 내 사진. 이차원 영상에서는 발치와 및 연조직의 풍융이 보존되었다고 진단했다. 그러나 보철학적으로 정확한 위치에 임플란트를 식립하는 데 있어서 골조성의 필요 여부, 구체적으로 어느 부위에 어느 정도의 조성량이 필요한지에 대한 정보가 부족하다.

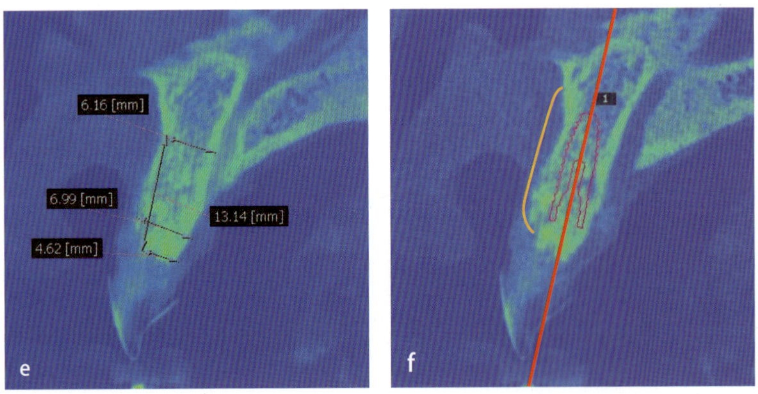

그림 3e, f. 절단면상을 이용해 식립 예정 부위를 자세히 검사한다. 순설적 골폭, 기저골 함몰부까지 거리, 절치관까지 거리 등을 계측한다. Template에 있는 이상적인 상부 구조를 기준으로 임플란트의 식립 위치, 임플란트의 크기, 필요한 골조성량을 시뮬레이션한다(노란 선 내부에 골조성을 계획했다).

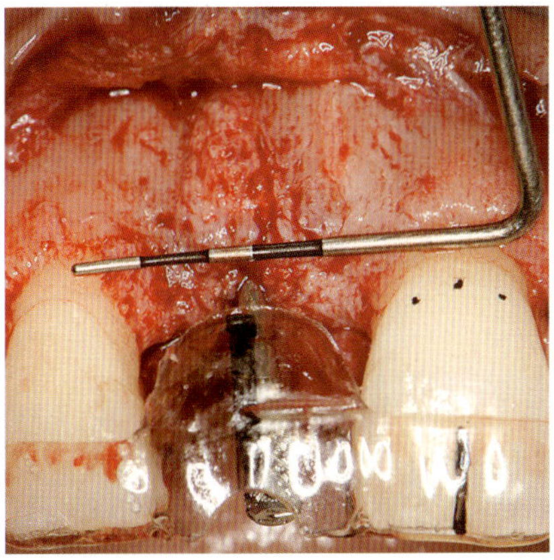

그림 3g. 임플란트 식립 시 구강 내 사진. 발치와 보존술이 주효하고 발치와가 보존되었다.

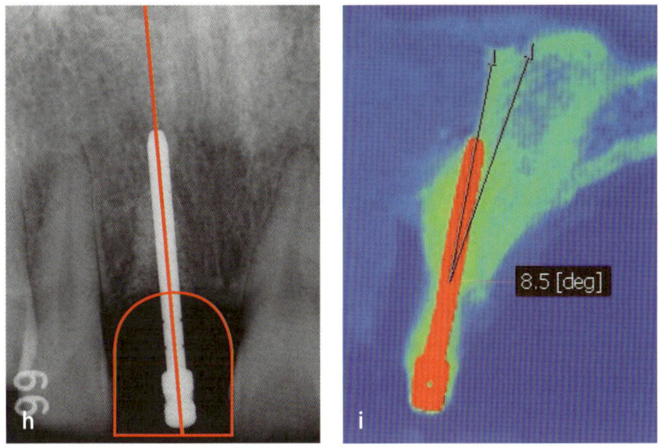

그림 3h, i. 1차 드릴링 후 구내방사선사진과 절단면상. 이차원상에서는 드릴링 방향에 문제가 없었는데, 삼차원 진단에서 예정한 방향에서 순측으로 벗어났다고 밝혀졌다.

그림 3j, k. 임플란트 식립 직후 절단면상(k : 절치관을 포함하는 단면). 삼차원 진단(그림 3i)에 준해 드릴링 방향을 수정했다. 점막을 박리하는 수술의 경우에도 술전에 계획한 위치에 임플란트를 식립하기가 결코 쉽지 않다. 특히 해부학적 내부 구조를 피할 필요가 있는 경우에는 술중에 삼차원 진단이 반드시 필요하다. 상악 중절치부에 임플란트를 식립하는 경우에는 절치관과 위치 관계를 확인하는 것도 잊어서는 안 된다.

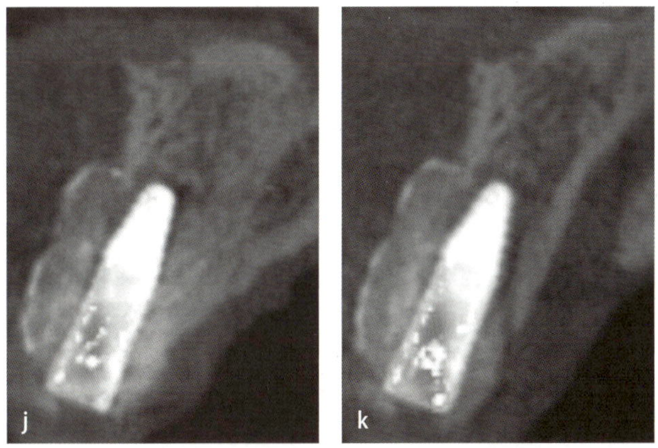

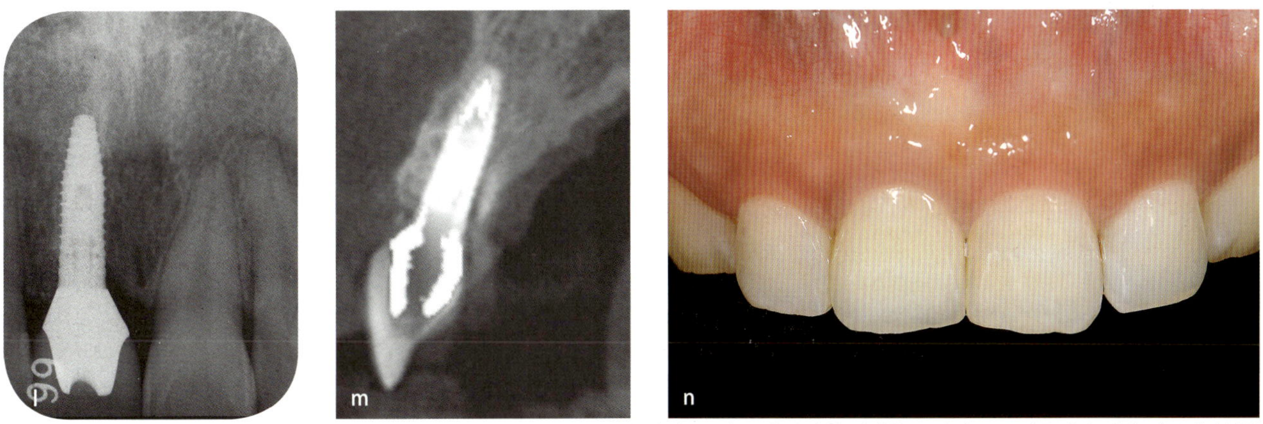

그림 3l~n. 최종 상부 구조 장착 시 구내방사선사진, 절단면상과 구강 내 사진. 콘빔CT의 삼차원 진단을 효과적으로 이용해 술전에 시뮬레이션한 대로 치료 목표를 달성할 수 있었다.

Point 39 최종 상부 구조를 목표로 삼차원 시뮬레이션하는 것이 중요하다

삼차원 시뮬레이션을 기준으로 치료 계획을 수립하면 안전하고 확실한 임플란트 치료가 가능할 뿐만 아니라 술전 준비에 대한 불안을 없애고 나아가 효율적인 치료가 가능하다.

이차원 진단에 삼차원 진단을 추가해 치료 계획이 보다 명확해진 증례

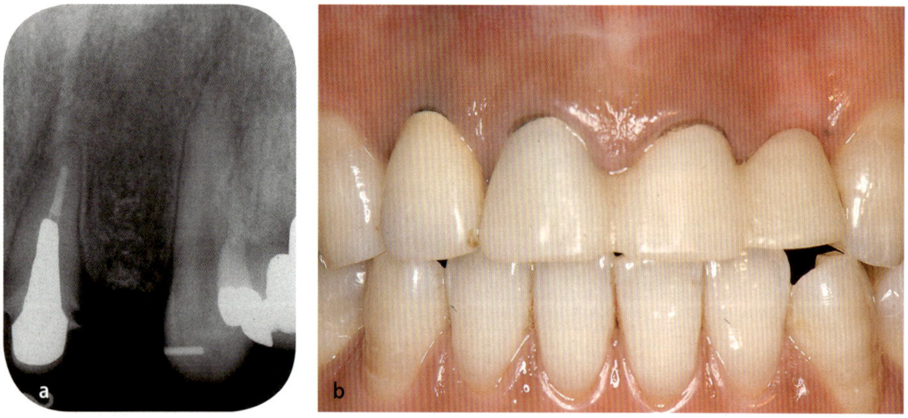

그림 4a, b. 초진 시(#22 발치와 보존술 후) 구내방사선사진과 구강 내 사진.

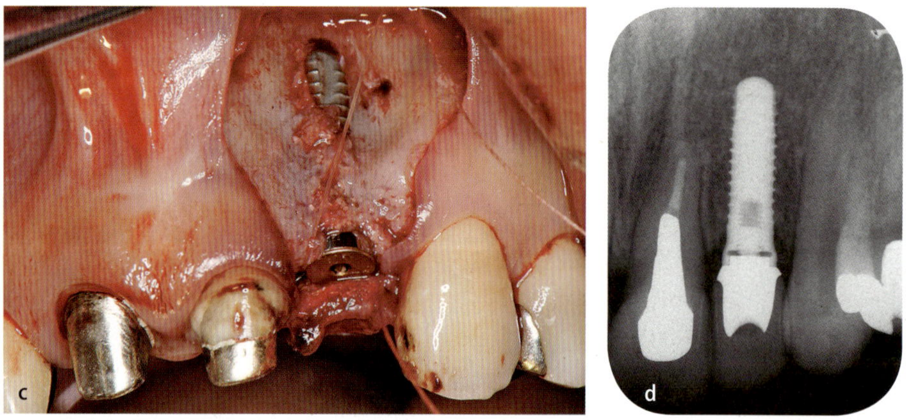

그림 4c, d. 임플란트 식립 시 구강 내 사진과 최종 상부 구조 장착 시 구내방사선사진. 이차원 진단에서 임플란트 식립 시 어느 정도 순측골의 개창을 추측했지만, 개창 부위와 정도를 파악할 수 없어 불확실한 수술이 되고 말았다.

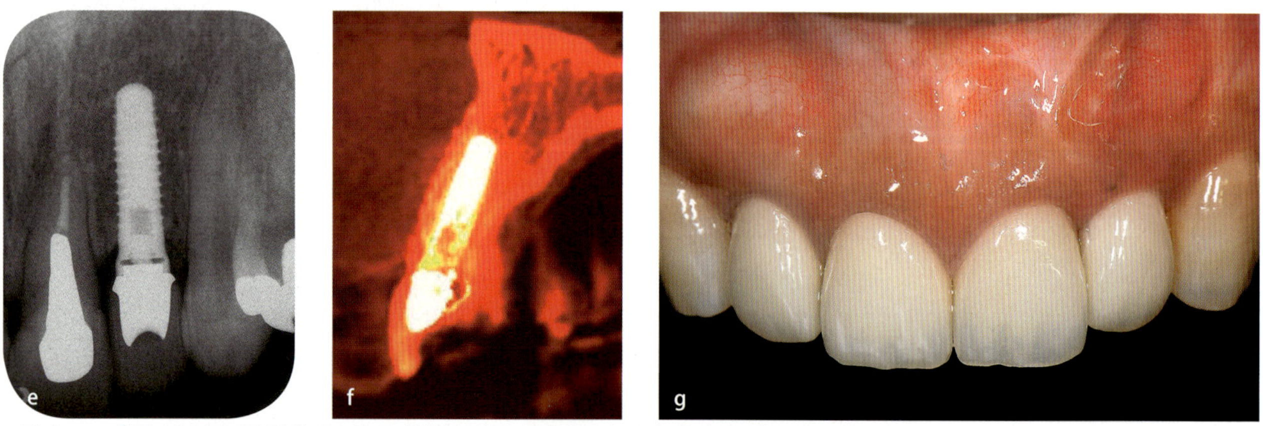

그림 4e~g. 최종 상부 구조물 장착 5년 후 구내방사선사진, 절단면상과 구강 내 사진. 치료 종료 후 5년 동안 한번도 recall에 응하지 않았다. 치료 경과에는 특별히 문제가 없다. 현재라면 삼차원 진단을 기준으로 순측골의 개창량과 골이식재의 풍융을 시뮬레이션하면 판막 디자인을 포함해 치료 계획을 보다 구체적으로 수립할 수 있다.

Point 40 삼차원 진단을 기준으로 최적의 판막 디자인을 선택한다

사전에 순측골의 개창 부위와 그 정도를 파악할 수 있다면 골조성량에 준하는 충분한 범위 또는 심미성을 고려한 판막 디자인을 선택할 수 있다.

콘빔CT로 확인했더니 예상 외로 까다로웠던 증례

이차원 진단에서 특별한 문제가 없어 쉬운 증례라고 생각했는데 콘빔CT 진단 후에 예상 외로 까다로운 증례로 밝혀지는 경우가 있다.

또는 콘빔CT가 일반적으로 보급되기 이전에 치료한 임플란트 증례에서 CT로 술후 경과를 검사했을 때 치료의 문제점이 드러나는 증례도 있다.

아래에 콘빔CT의 필요성을 통감한 증례를 제시한다.

콘빔CT의 필요성을 통감한 증례 1 : Flapless 발치 후 즉시 식립 및 발치와 외측 GBR

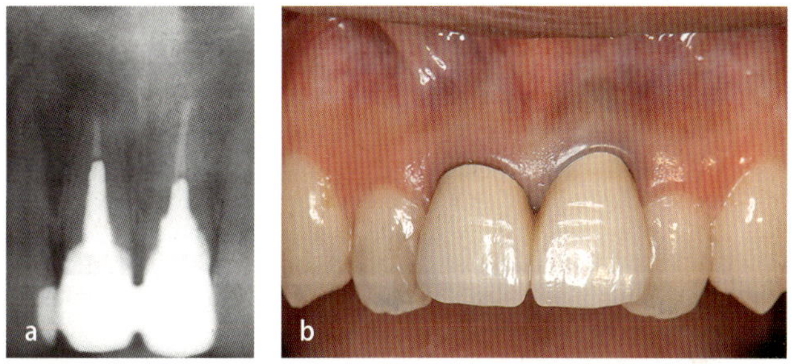

그림 5a, b. 초진 시 이차원상(파노라마방사선사진의 자른 이미지)과 구강 내 사진. #11 수복물의 포스트가 이탈하고 치근이 파절되었다. 구강 내 소견에서 특별한 문제가 없고 발치 후 flapless 즉시 식립 적응증을 진단했다.

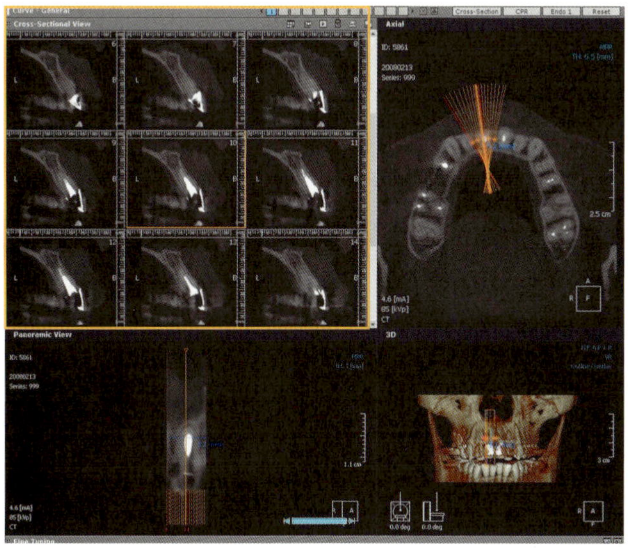

그림 5c. 콘빔CT의 MPR상. #11을 중심으로 원심에서 근심에 걸쳐 절단면상을 재구성한다.

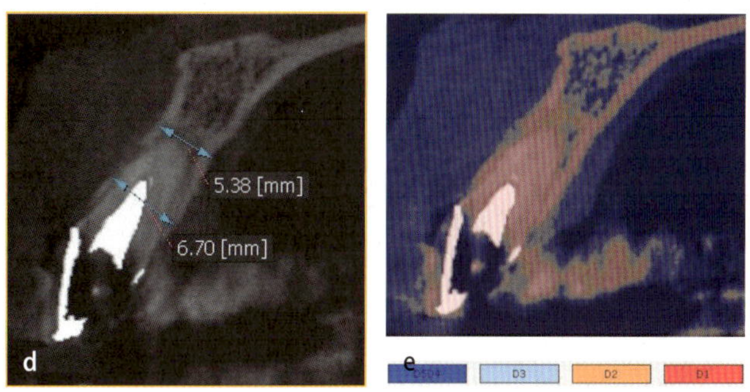

그림 5d, e. 이상적인 임플란트 식립 방향의 중심축에서 슬라이스한 절단면상과 골밀도의 분포를 계측한 상. 치근단 1/3 부근 순측골에 개통이 보인다. 또한 순설적 골폭은 5.3~6.7mm로 좁다. 치근단부 주위는 D2~D3이고 초기 고정에 충분한 골밀도를 확인할 수 있다.

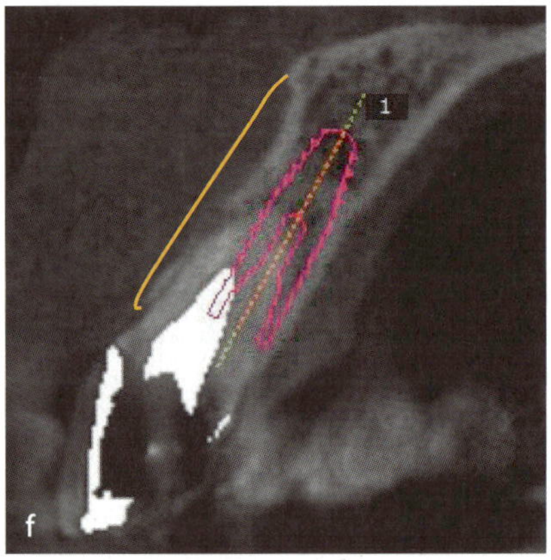

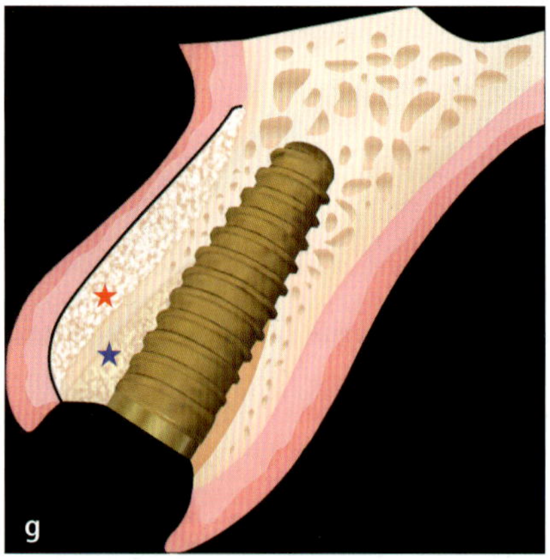

그림 5f. 절단면상에서 식립 시뮬레이션. 술전에 순측골의 개통과 협소한 순설적 골폭을 파악할 수 있다는 점은 말로 다할 수 없다. Flapless 발치 후 즉시 임플란트 식립과 동시에 발치와 외측에 골조성이라는 치료 계획이 명확해졌다.

그림 5g. 시뮬레이션을 토대로 작성한 모식도. 보철 주도로 임플란트를 식립한 후 순측 gap 내측(★)과 외측(★)에 골이식재를 사용한다.

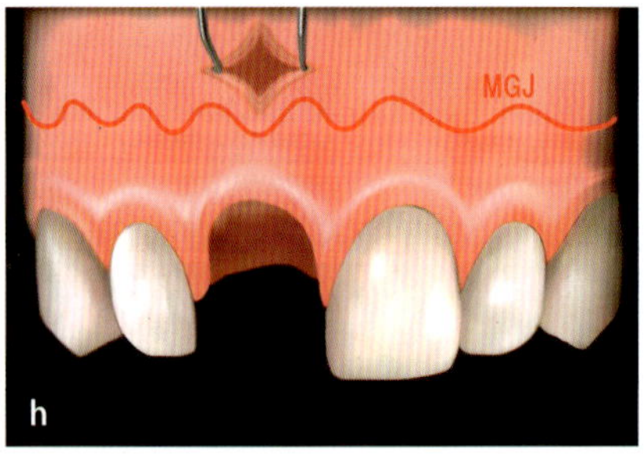

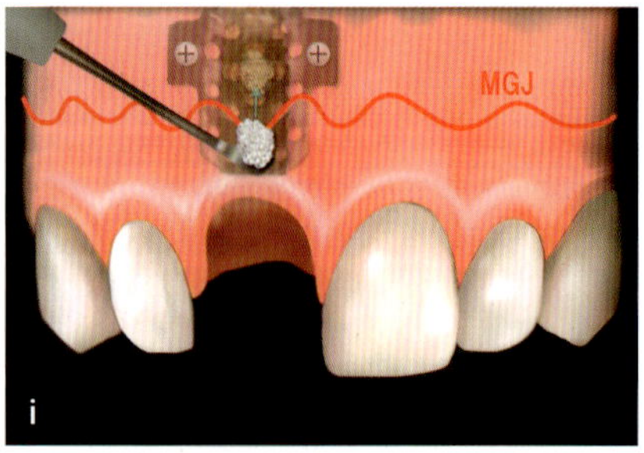

그림 5h, i. 술식을 보여주는 모식도. 치근단측 점막을 세로로 절개하고 골이식재를 사용한다.

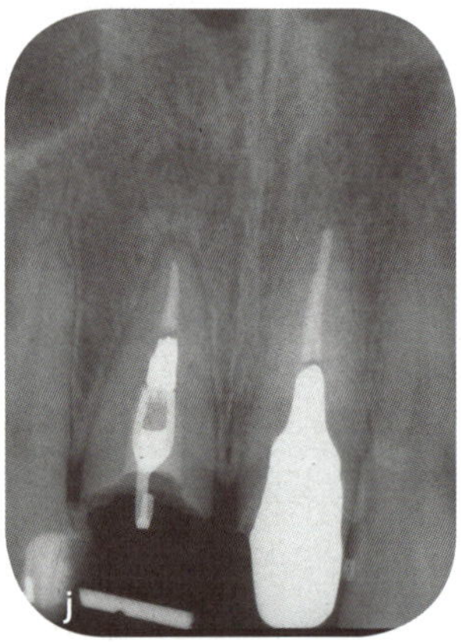

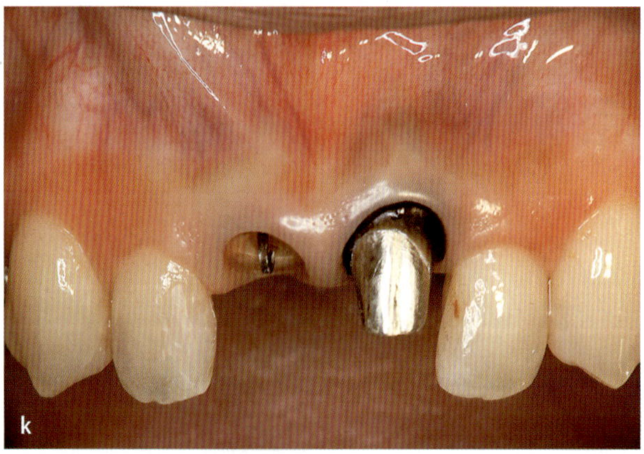

그림 5j, k. 교정적 정출 시 구내방사선사진과 구강 내 사진.

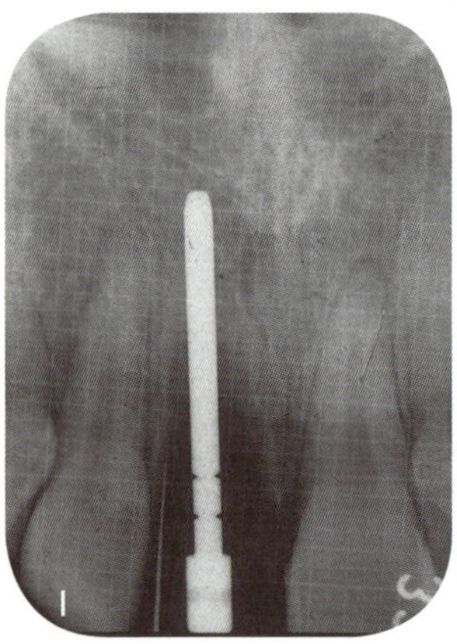

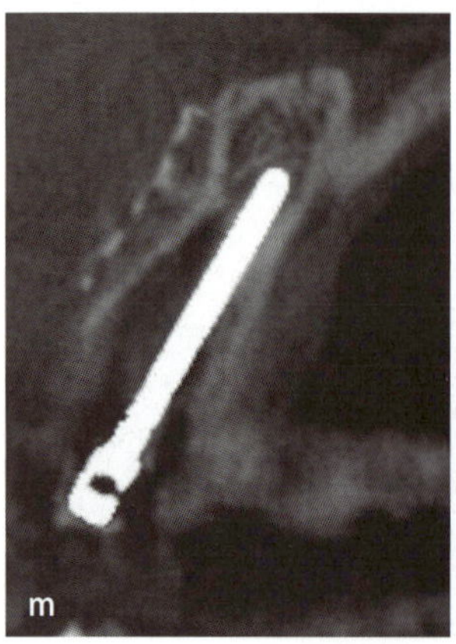

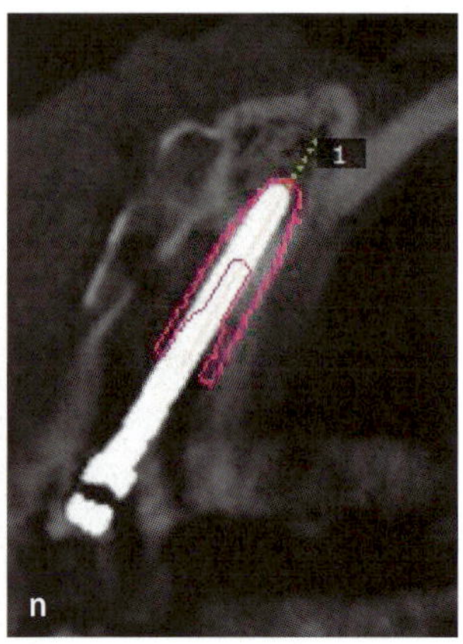

그림 5l~n. 1차 드릴링 후 구내방사선사진과 절단면상. 이차원상에는 드릴링 방향에 문제가 없다. 삼차원상에서는 드릴링 위치가 구개측으로 치우쳐 있어 이 위치에서 드릴링하면 구개측에 개창이 의심된다.

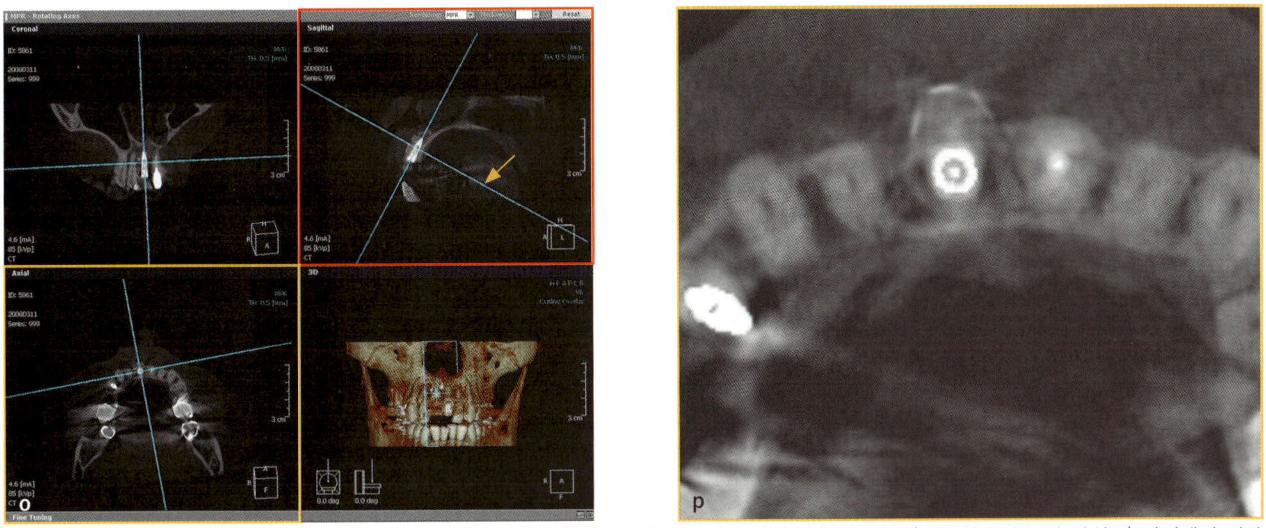

그림 5o, p. 식립 직후 MPR상과 슬라이스한 축상면상. 이 경우 축상면상은 임플란트 매식체에 직교하는(MPR상에서 노란 화살표) 단면에서 진단하는 것이 중요하다.

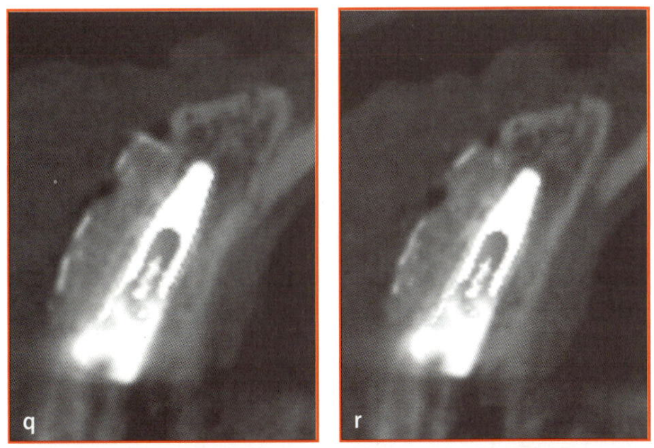

그림 5q, r. 식립 직후 절단면상(r : 절치관을 포함하는 단면). 계획한 위치에 임플란트가 식립되어 있다. 절치관과 위치 관계에도 문제가 없다.

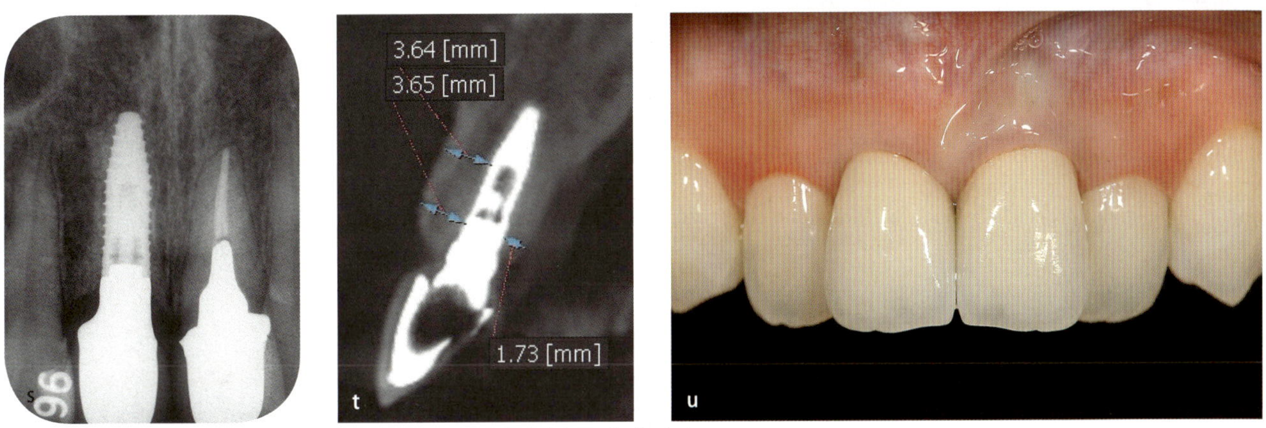

그림 5s~u. 최종 상부 구조 장착 시 절단면상, 구내방사선사진과 구강 내 사진.

Point 41 **술전에 시뮬레이션한 식립 위치를 수술에 반영하는 것이 중요하다**

보철 주도형 임플란트 치료에서 중요하고 실수하기 쉬운(technical error) 작업이 드릴링이다. 이차원 영상에서는 드릴링 방향의 정확도를 판단하기가 곤란하다. 술중 삼차원 진단으로 확인이 가능하다.

콘빔CT의 필요성을 통감한 증례 2 : Flapless 발치 후 즉시 식립

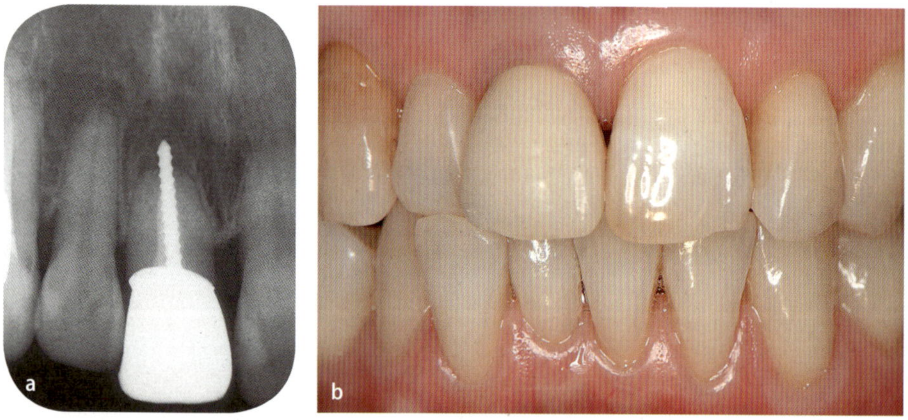

그림 6a, b. 초진 시 구내방사선사진과 구강 내 사진. #11의 치근이 파절되어 보존이 불가능하다고 진단해 임플란트 치료를 계획했다. 이차원 진단에서 #11 치근 주위에 골량이 충분하고 flapless 발치 후 즉시 식립의 적응증이라고 진단했다.

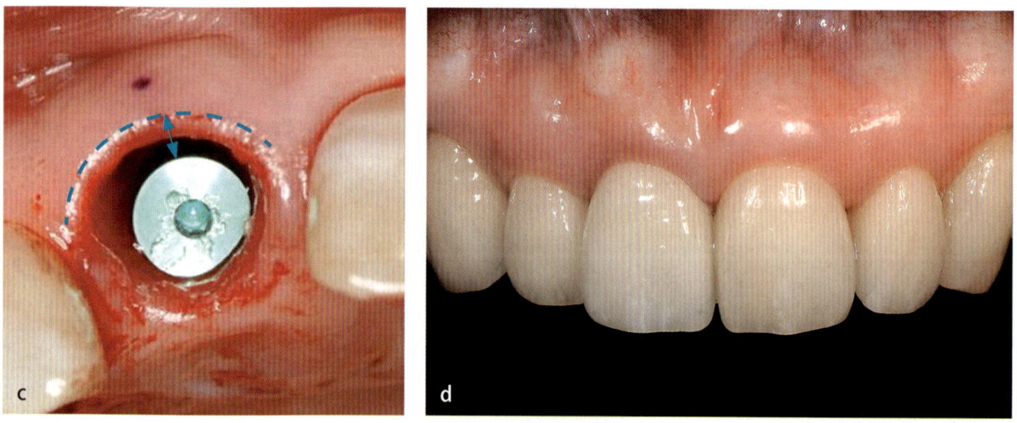

그림 6c, d. 임플란트 식립 직후 구강 내 교합면과 최종 상부 구조 장착 2년 후 구강 내 정면. 임플란트 순측에는 gap을 확보하고(파란 화살표) gap에는 골이식재를 사용했다. 술후 경과는 양호하고 2년 후 경과를 관찰할 때에 심미적으로 문제가 없었다.

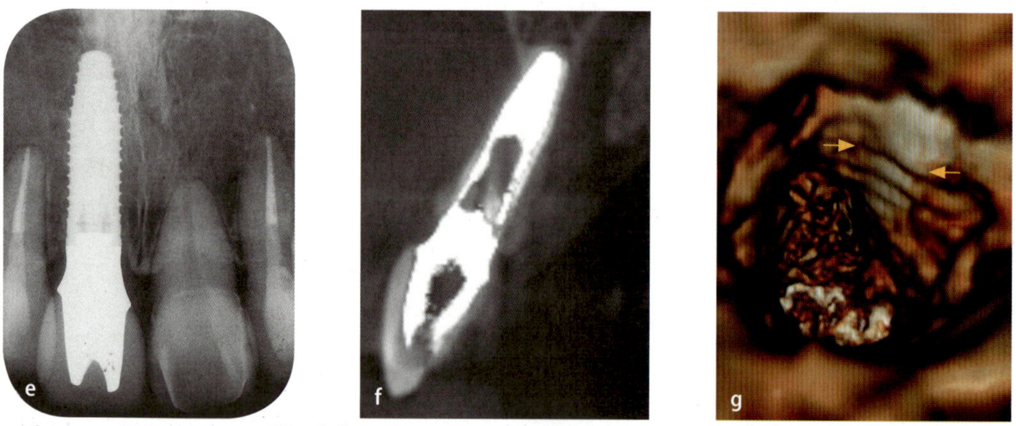

그림 6e~g. 최종 상부 구조 장착 2년 후 구내방사선사진, 절단면상, 절치관 내부의 삼차원상. 이차원상에서 구강 내 소견과 마찬가지로 문제가 없었는데 삼차원상에서 순측골의 대부분이 개창되고 절치관에 대해서도 개창된 상황이 확인되었다. 술전 삼차원 시뮬레이션과 술중 삼차원 진단의 필요성을 통감했다(**g :** 절치관 내에 노출한 임플란트 매식체를 노란 화살표로 표시한다).

Point 42 Flapless 발치 후 즉시 식립에는 삼차원 진단이 반드시 필요하다

쉬운 증례처럼 보여도 이차원 진단만으로 flapless 발치 후 즉시 식립을 결정하는 것은 위험하다. 내부에 발생한 문제가 즉시 임상 증상으로 드러나지 않는다는 사실을 명심한다.

까다로운 증례라고 생각했는데 콘빔CT로 안전하게 치료한 증례!

이차원 진단에서 까다로운 증례라고 생각했는데, 콘빔CT의 삼차원 진단을 토대로 치료 계획을 세운 후 임플란트 치료를 순조롭게 진행한 증례를 제시한다.

까다로운 증례라고 생각했는데 콘빔CT로 안전하게 치료한 증례 : 절치관낭을 피해 식립

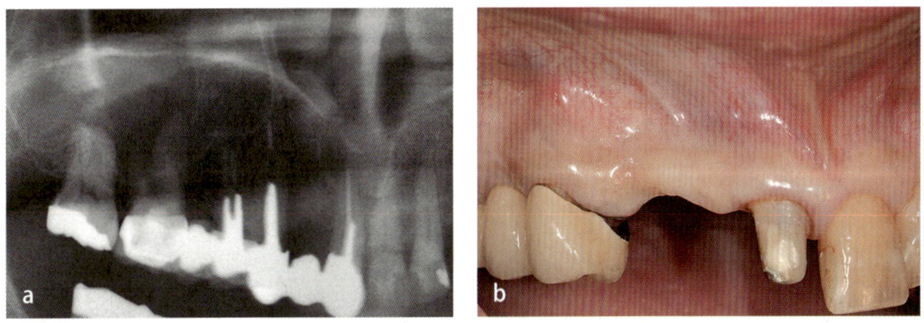

그림 7a. 초진 시 파노라마방사선사진(#13은 치근이 파절해 후일 발치). #12 근심에서 #11 원심에 걸쳐 절치관낭으로 보이는 음영상이 확인되는데 이차원상에서는 진단이 곤란하다.
그림 7b. 술전 구강 내 사진(#13 발치 후). #13, 12 결손부의 순설적 골폭이 협소하지만 정도는 알 수 없다.

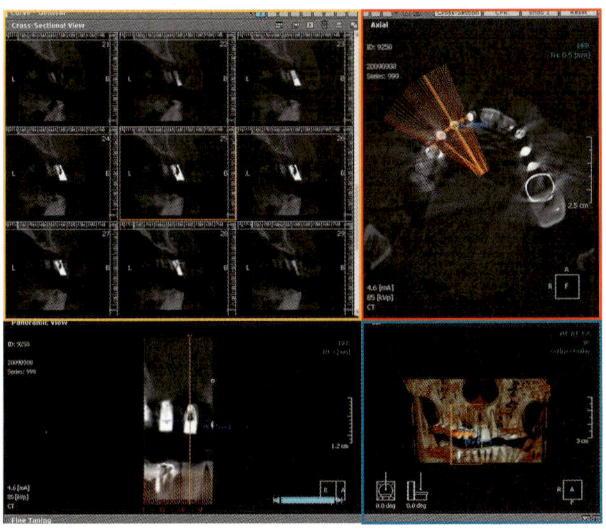

그림 7c. 술전 콘빔CT의 MPR상. #13 원심에서 #12 근심에 걸쳐 절단면상을 재구성한다.

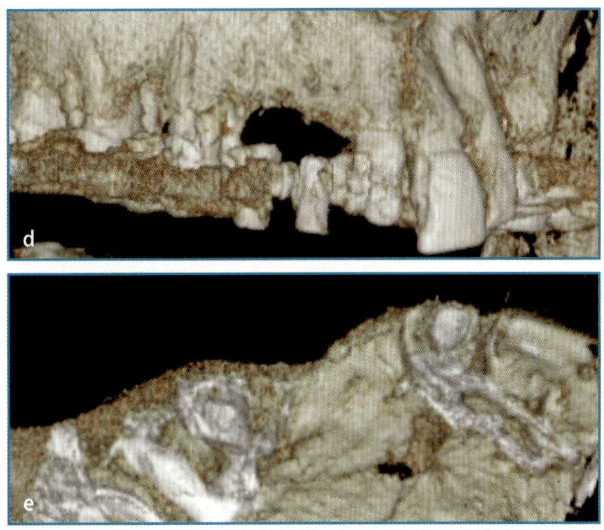

그림 7d, e. 그림 7c에서 삼차원상(정면 및 교합면 모습)을 재구성한다. 골결손부의 입체 이미지를 파악할 수 있다.

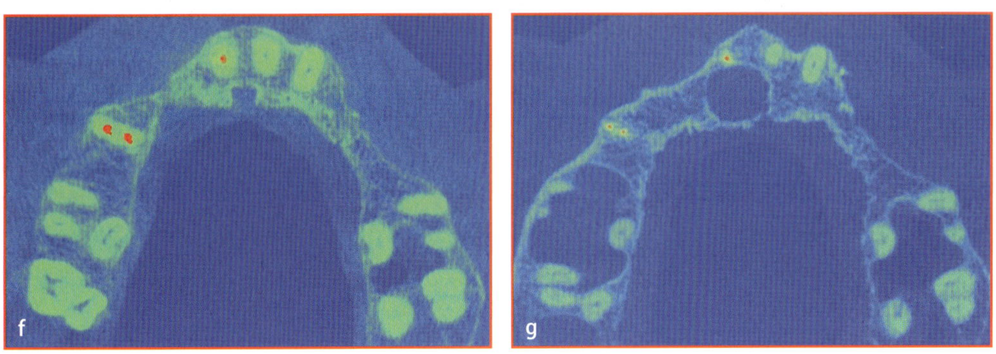

그림 7f, g. 그림 7c에서 축상면상을 슬라이스한다(**f** : 치조정 레벨, **g** : 절치관낭 레벨). 순설적 골흡수 상황과 절치관낭의 수평적 위치 관계가 명확해진다.

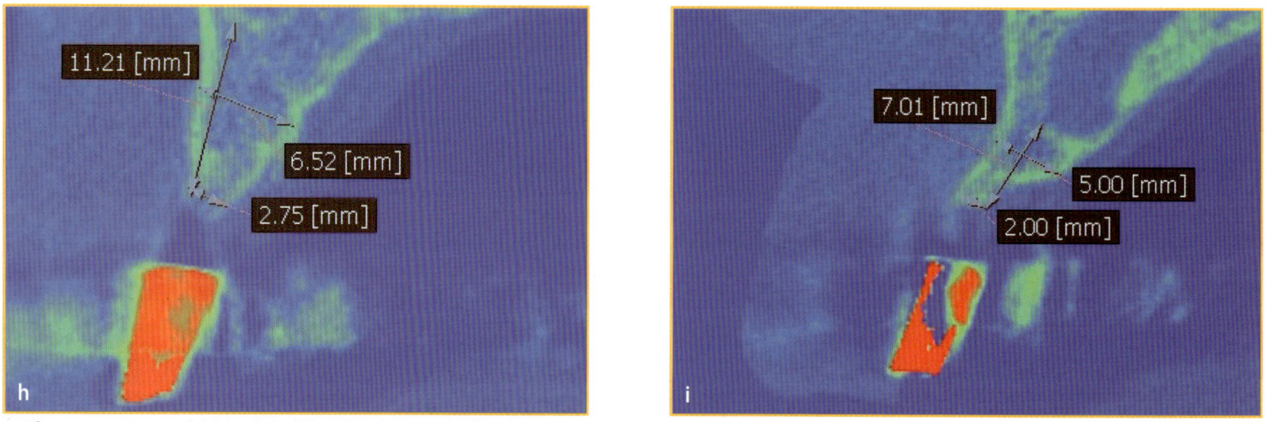

그림 7h, i. #13, 12 결손부 절단면상. 임플란트를 식립할 때에 #13 결손부에 대해서는 상악동이, #12 결손부에 대해서는 절치관낭이 문제가 된것을 알 수 있다. 절치관낭에 관해서는 구강외과에 적출술을 의뢰했다. 협소한 악골에 대해서는 GBR 후에 임플란트를 식립하는 단계법을 계획했다.

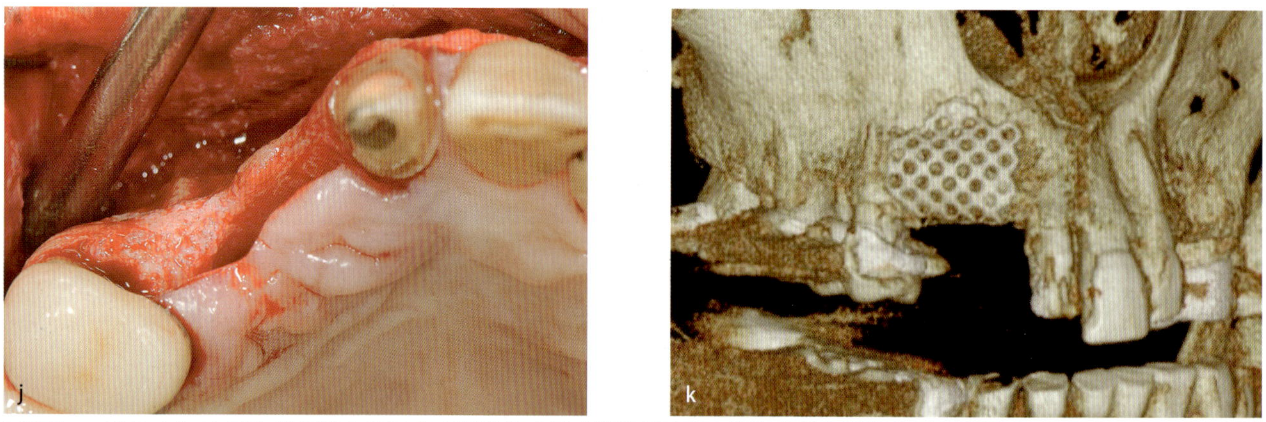

그림 7j, k. GBR 수술 시 구강 내 사진과 GBR 후 삼차원상. 술전 삼차원 진단대로 순설적 골폭의 협소화가 관찰되어 계획대로 titanium mesh를 이용해 GBR을 진행했다. 점막 박리 전에 골형태를 파악할 수 있다는 점에서 그 의의가 크다.

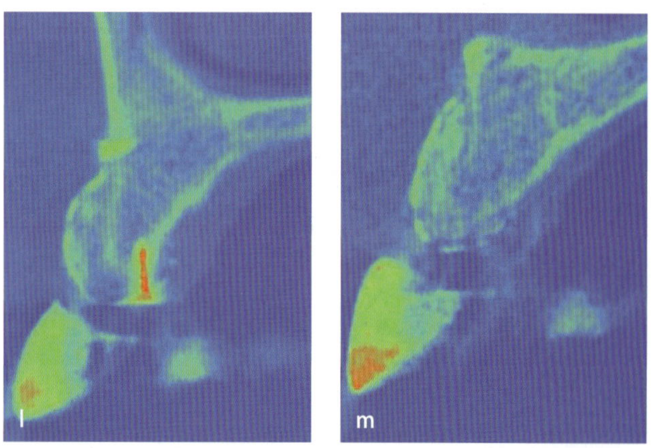

그림 7l, m. GBR 후 최종 보철물을 이미지한 template를 사용해 콘빔CT를 촬영했다. 임플란트의 식립 위치를 정확하게 시뮬레이션하려면 이상적인 상부 구조가 들어간 콘빔CT 데이터가 필요하다.

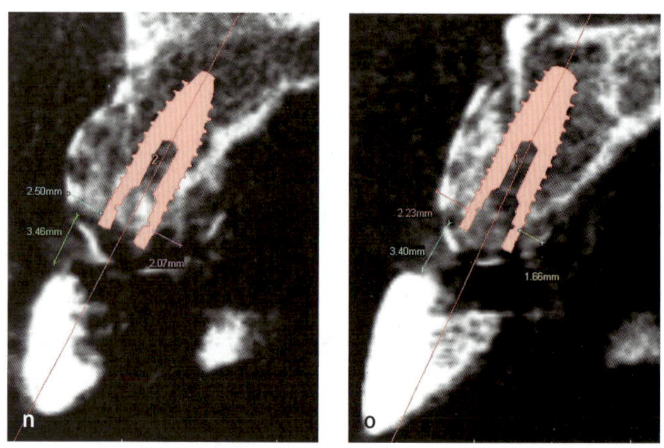

그림 7n, o. 시뮬레이션 소프트웨어를 사용해 임플란트의 식립 위치를 시뮬레이션한다.

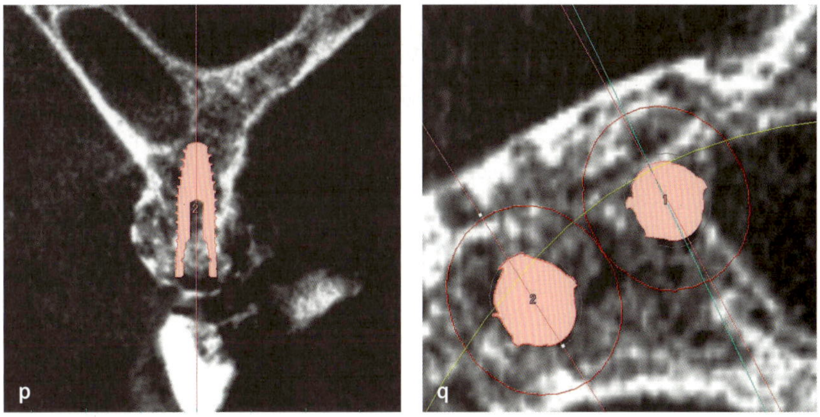

그림 7p, q. 임플란트 식립 위치를 시뮬레이션한 절단면상과 축상면상. 해부학적 내부 구조를 고려한 후 임플란트 순측과 설측의 골폭, 임플란트-자연치 간 거리, 임플란트-임플란트 간 거리가 적절한 식립 위치를 삼차원으로 결정했다. 낭을 적출한 공간은 충분한 골밀도의 경조직이 형성되지 않아 천공되지 않도록 주의했다.

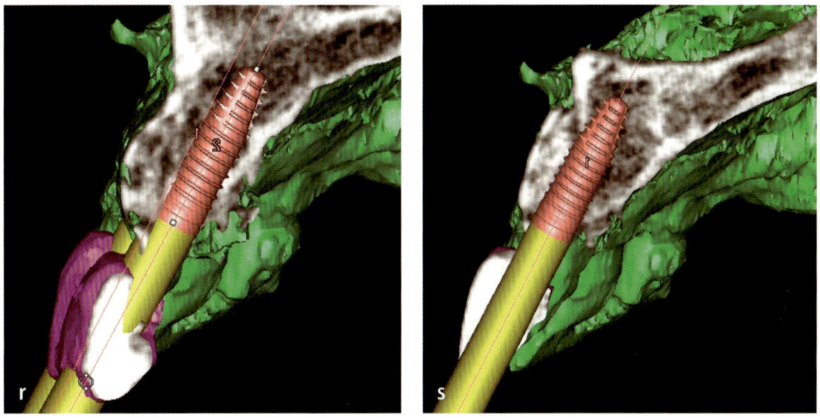

그림 7r, s. 시뮬레이션해서 결정한 식립 위치를 삼차원상에서 임플란트 전체를 확인한다. 시뮬레이션 데이터를 가지고 CAD/CAM으로 surgical guide를 제작한다.

Point 43 **임플란트를 삼차원으로 정확하게 식립하려면 surgical guide가 필요하다**

절치관, 상악동의 해부학적 내부 구조를 피해 임플란트를 식립하려면 computer guided surgery가 필요하다.

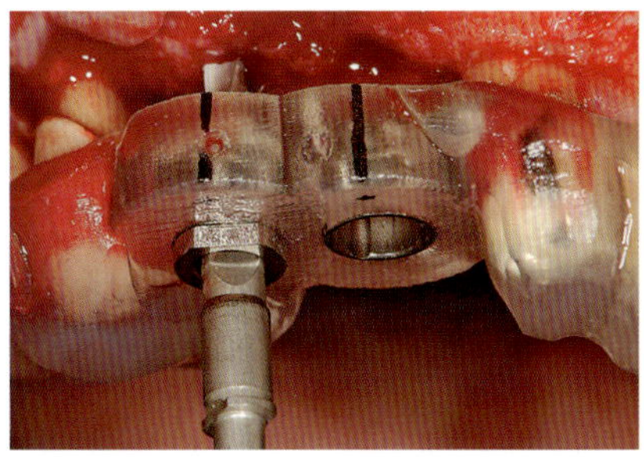

그림 7t. 구강 내에 장착한 치아 지지형 surgical guide.

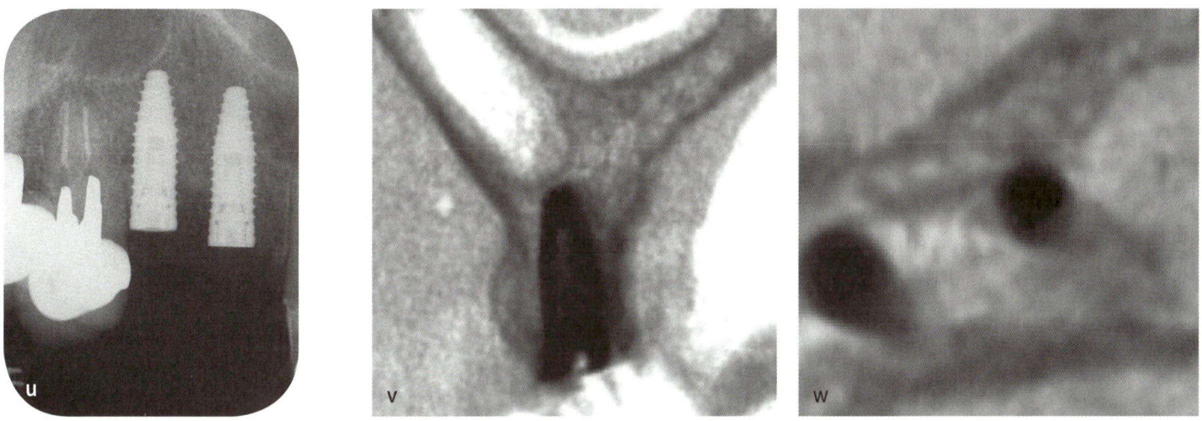

그림 7u~w. 임플란트를 식립한 후 구내방사선사진, #13 절단면상과 축상면상(반전상). 술전에 계획한대로 임플란트가 식립되어 있다.

나의 콘빔CT 활용법

필자가 콘빔CT를 의원에 도입하게 된 계기는 지금까지 진행해온 발치 후 즉시 임플란트 증례의 예후가 불안해 recall 시 술후 경과를 삼차원으로 평가하고 싶었기 때문이었다.

상악 전치부의 임플란트 치료는 심미 결과에 충분히 조심해야 한다. 따라서 적응증을 고려하여 경·연조직에 침습이 적은 계획을 선택한다. 그러나 지금까지 이차원 검사·진단에서는 치료의 출발점이라 할 수 있는 적응증의 선택에 한계가 있었다. 또한 맹목적인 술식은 항상 위험을 떠안고 임플란트 식립 위치의 적합 여부는 콘빔CT로 술후 경과를 지켜보기 전에는 알 수 없는 것이 현실이었다. 그리고 이런 사정이 술식을 평가할 때에 부정적인 의견으로 이어졌다고 생각한다.

"양날의 검"처럼 발치 후 즉시 식립을 안전하고 확실하게 진행하려면 콘빔CT에 의한 술전 시뮬레이션이 전제가 되어야 하며, 술중 삼차원 검사와 computer guided surgery가 반드시 필요하다고 생각한다.

보철 주도형 임플란트 치료의 개념이 제창된 지 이미 오래이다. 콘빔CT라는 든든한 지원군을 수중에 넣은 만큼 향후 이 치료 개념은 점점 발전해 가리라 전망한다. 더 많은 발전을 위해서는 상부 구조·abutment의 형태, 임플란트 식립 위치, 골조성 부위와 필요량을 시뮬레이션 할 때 치과기공사가 적극적으로 참여해야 한다. 치과의사-치과기공사의 연계와 정보의 공유가 "진정한 보철 주도형 임플란트 시대"의 중요한 열쇠이다.

결론

이차원적 방사선검사·진단으로는 입체 구조인 상악골에 대해 정확한 위치와 방향으로 임플란트를 식립하기가 곤란하다. 절치관이나 상악동의 해부학적 구조를 이해하고 식립 예정 부위를 입체적으로 정확하게 파악하려면 콘빔CT의 삼차원 진단이 반드시 필요하다.

한편 콘빔CT 사용자에게는 콘빔CT에 관한 정확한 지식과 연습, 영상을 보는 능력이 요구된다. 동시에 콘빔CT 제조회사에도 해상도의 향상, artifact의 제거, 피폭량의 감소 등 더 적극적인 노력을 부탁하고 싶다.

참고문헌

1. 山道信之, 林佳明, 牧角新蔵, 河原三明, 水上哲也. インプラントイマジネーション. 東京：クインテッセンス出版, 2004.
2. Misch CE. Density of bone：effect on treatment plans, surgical approach, healing, and progressive bone loading. Int J Oral Implantol 1990；6(2)：23-31.
3. 浅海利恵子, 河合泰輔, 佐藤巌, 吉田俊爾, 代居敬. 歯科用コーンビームCT画像を用いた切歯管およびその周辺の観察. 日本口腔診断学会誌 2007；20：74-81.
4. 鎌田仁, 稲垣将文. デンタルCTで読み解く症例の真実. 東京：クインテッセンス出版, 2008.
5. 神田重信, 新井嘉則. 歯科用コーンビームCT徹底活用ガイド. 東京：クインテッセンス出版, 2009.
6. 歯科用CT & マイクロスコープ編集委員会・編. 別冊 the Quintessence そこが知りたい!! 歯科用CT& マイクロスコープ「臨床にあった機種」選び方＆活用ガイド2009. 東京：クインテッセンス出版, 2009.

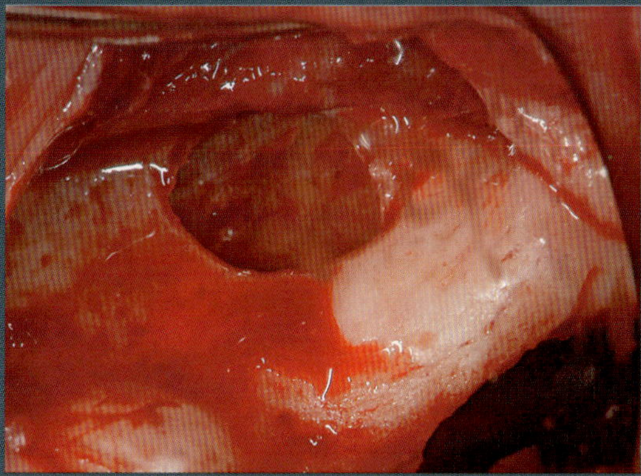
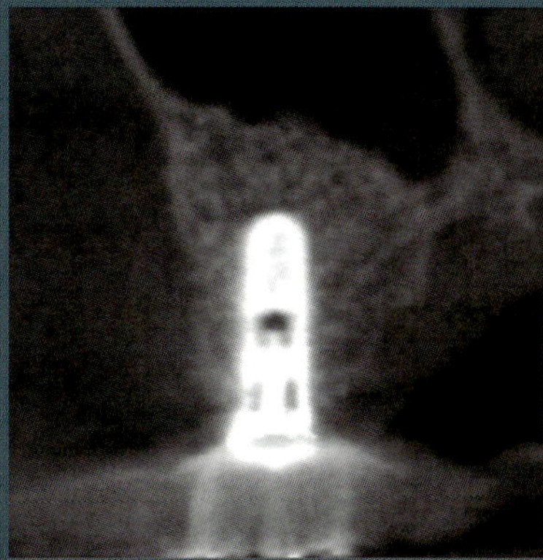
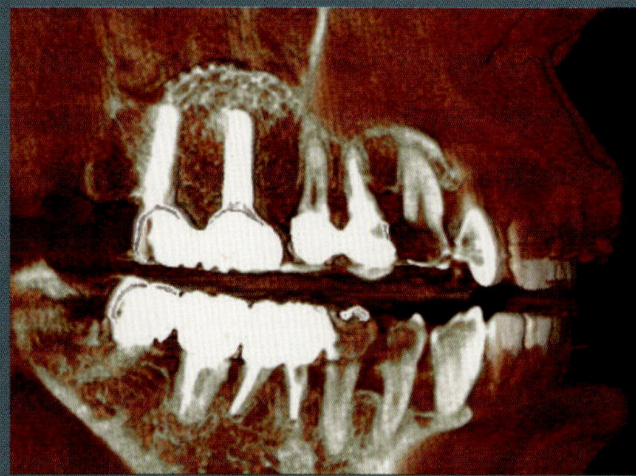

2.6 상악 구치부 임플란트

콘빔CT를 이용해 상악동을 삼차원으로 파악한다

해설 **吉村理惠 (Yoshimura Rie)**

왜 상악 구치부의 임플란트 치료에 치과용 콘빔CT가 필요할까?

상악동거상술을 안전하고 확실하게 진행하려면 상악동 상태를 삼차원으로 파악하는 것이 중요하다

상악 구치부에 임플란트 치료를 진행할 때에 가장 문제가 되는 것이 상악동의 존재일 것이다. 상악동과 치조골의 관계, 상악동 내부 상황(형태, 점막, 격벽, 상치조동맥의 주행 상태)을 파노라마방사선사진, 구내방사선사진만으로 정확하게 진단하기는 불가능하다. 최근 들어 상악동저가 낮고 임플란트의 식립 공간이 부족한 경우에 측방 상악동거상술이나 osteotome technique같은 상악동거상술을 빈번하게 사용하면서 상악동염, 혈관의 손상, 상악동 점막의 손상, 임플란트의 상악동 내 매입 등 다양한 문제를 일으킨 것도 사실이다.

피폭량이 적고 영상이 선명한 치과용 콘빔CT가 등장해 삼차원 진단과 정확한 술전 진단·치료 계획의 수립이 가능해지고 보다 안전하고 정밀도 높은 임플란트 치료가 가능해졌다. 또한 원내에 설치하므로 즉시 술후 상황을 확인할 수 있어 심각한 의료사고를 방지할 수 있고 안전성도 확보할 수 있어 문제가 발생하였을 때에 응급처치가 가능하다. 삼차원 영상을 이용해 환자에게 설명할 수 있어 치료 내용을 쉽게 전달할 수 있다. 따라서 앞으로 상악 구치부 임플란트 치료에는 콘빔CT가 반드시 필요하다고 생각한다.

표 1. 상악 구치부 임플란트 치료 시 콘빔CT의 유효성

① 상악 치조골의 삼차원 진단 : 수평적(폭경), 수직적(고경) 평가
② 상악동의 삼차원 진단 : 크기, 격벽, 점막 상태, 혈관, 병변의 유무 등
③ 골질, 골밀도의 검사
④ 임플란트의 식립 위치, 방향의 확인
⑤ 식립 예정 위치와 상악동저 형태의 삼차원적 위치 관계의 평가

파노라마·구내방사선사진과 콘빔CT, 이차원 및 삼차원 진단의 비교

Surgical Stent를 시작할 때 술전 파노라마·구내방사선사진과 콘빔CT의 비교

파노라마방사선사진과 구내방사선사진에서 근원심적 골폭과 수직적 골높이 및 골질의 평가가 가능하다. 그러나 협설적 골폭과 골형태는 파악할 수 없다. 더구나 상악 구치부에는 상악동이 존재하고 상악동과 임플란트 식립 예정 부위의 삼차원적 위치 관계를 파악하는 것은 불가능하다.

본 증례의 구강 내 사진에서는 협설적 골폭이 충분히 있는 것처럼 보이고 #26부위 원심에서 #27부위에 걸쳐 치조정의 함몰을 볼 수 있다(그림 1a, b). 파노라마방사선사진, 구내방사선사진에서는 치조정선이 흐릿하고 골질이 부드럽게 보이고 #27부위의 상악동저가 내려간 것을 알 수 있다(그림 1c, d). 그러나 협설적 골폭, 상악동-치조정 간 거리, 상악동의 상태를 정확하게 진단하기는 곤란하다.

한편 콘빔CT상을 보면 #26부위는 골의 길이가 13.9mm로 충분하지만, 골폭은 7mm이고 구강 내 사진에서 예측한 것보다 좁다(그림 1f). 또한 stent의 위치에서 협측에 식립할 필요가 있다. 골질은 식립 예정 부위에서 D2~D3이고 거의 이상적인 상태였다(그림 1e). #27부위는 골폭이 10.1mm로 충분하지만, 골의 길이가 7.5mm밖에 없어 짧은 임플란트를 선택하거나 GBR 또는 상악동거상술을 진행할 필요가 있다(그림 1h). 골질은 치조정 부근에서 D4~D5이고 상악동저 부근에서도 D3으로 무르다(그림 1g).

상악동거상술을 측방 상악동거상술로 시술하기 위해 형태를 검사했더니 상악동 점막의 비후가 관찰되었다. 상악동 외측벽은 2mm로 두껍고 상악동저에 혈관이 주행하는 함몰부가 관찰되었다. 따라서 식립 예정 임플란트의 길이 선택, 식립 위치·방향의 결정, 나아가 #27부위에 접근법(short implant or GBR or lateral window technique, osteotome technique)을 계획할 수 있다. 골질을 평가할 수 있고 수술 과정을 시뮬레이션하여 수술 중에 느끼는 스트레스를 줄일 수 있다.

이차원 영상의 한계를 아는 것도 중요하다

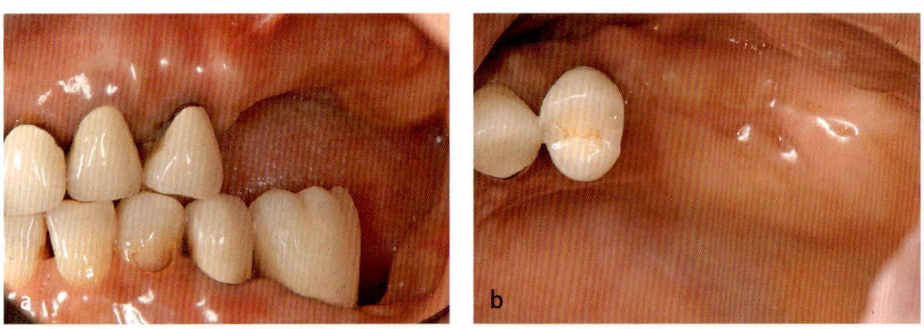

그림 1a~d. 구강 내 사진에서 협설적 골폭이 충분한 것처럼 보이지만, #26 원심에서 #27에 걸쳐 치조정의 함몰이 관찰되고 치조정 부근의 골질은 부드럽게 보인다. #27의 상악동저는 내려간 것으로 보인다.

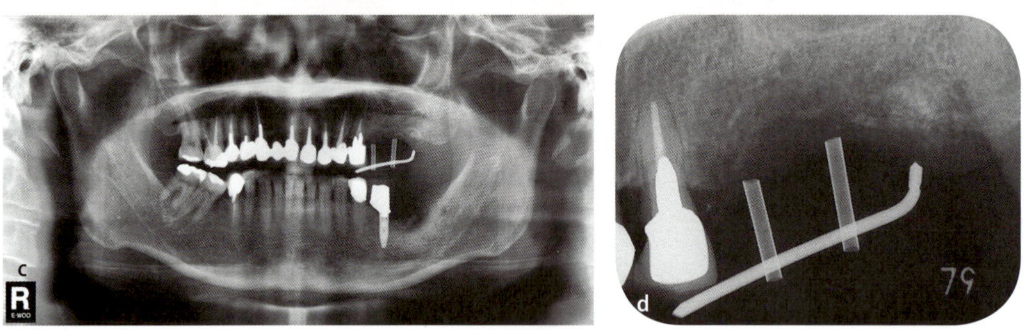

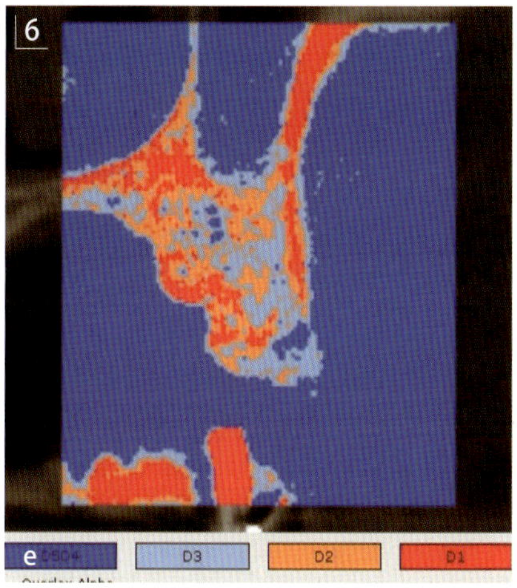

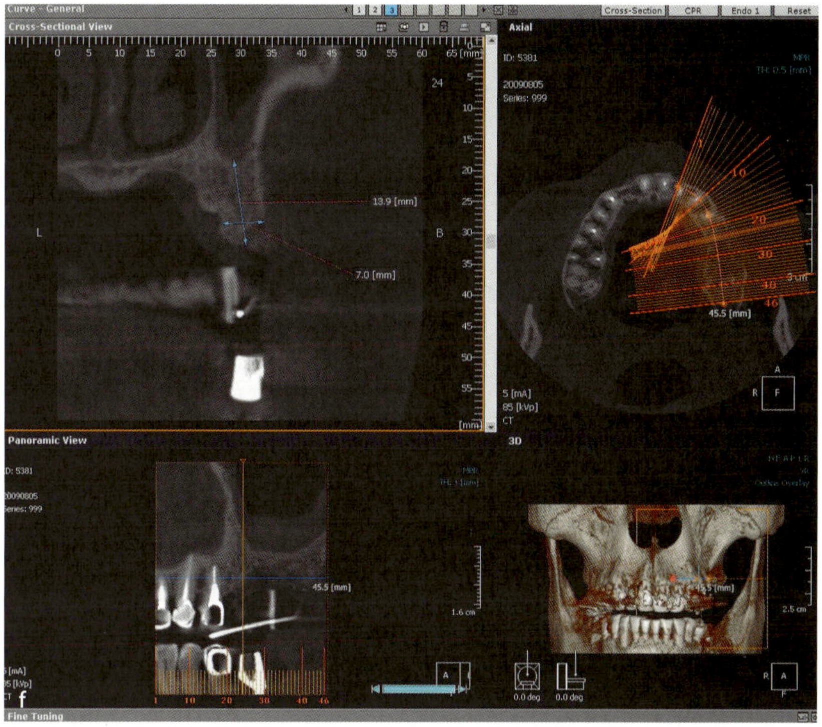

그림 1e. #26의 컬러 영상으로 골질을 표시.
그림 1f. #26부의 절단면상.

**콘빔CT는
이것까지 알 수 있다**

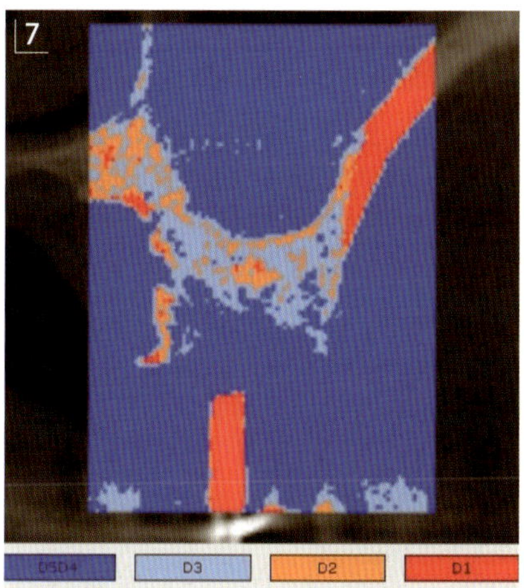

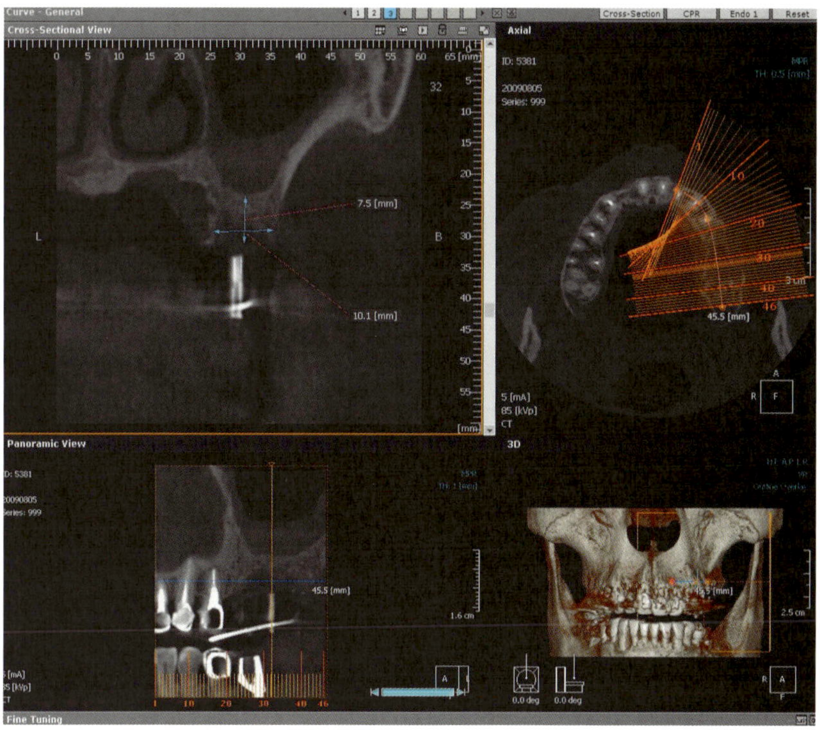

그림 1g. #27의 컬러 영상으로 골질을 표시.

그림 1h. #27부의 절단면상.

Point 44 술전 콘빔CT 촬영은 필수!

콘빔CT로 골높이, 골폭, 골질뿐만 아니라 주위 해부학적 형태, 특히 상악동의 상태를 정확하게 알 수 있고 술전에 술식, 임플란트의 선택을 결정할 수 있다.

상악동에 접근할 때 9가지 검사 항목

상악동에 접근할 때에는 '골의 높이', '골폭', '골질' 외에도 9가지 검사가 필요하다.

상악동에 접근할 때 필요한 9가지 검사 항목

① 상악동저의 형태

② 상악동저-치조정 간 거리

③ 인접치의 근단병소

④ 상악동 점막의 상태(비후 등)

⑤ 상악동 내 병변의 유무

⑥ 상악동 내 격벽, 융기

⑦ 상치조동맥의 주행

⑧ 측방 개창부의 골벽 두께

⑨ 상악동 폭경·근원심적 거리

이번에는 입체적인 상악동의 상태를 이차원상으로 판독하는 것이 얼마나 어려운지 이차원상과 삼차원상을 비교하면서 해설한다.

① 상악동저 피질골 / ② 상악동저-치조정 간 거리

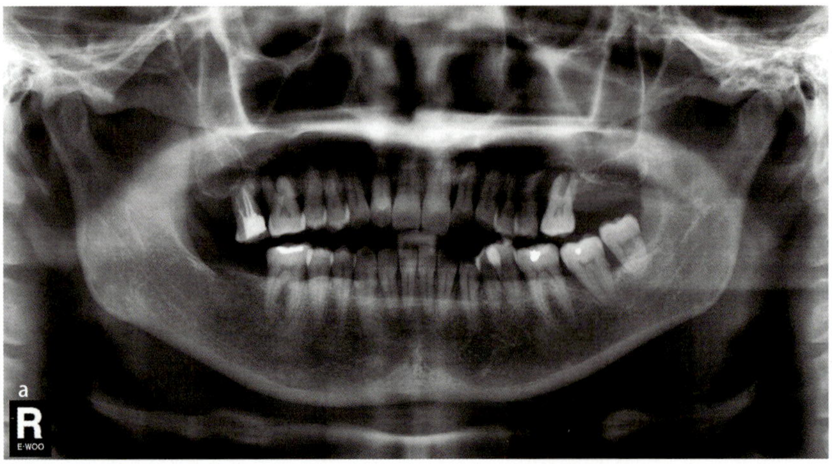

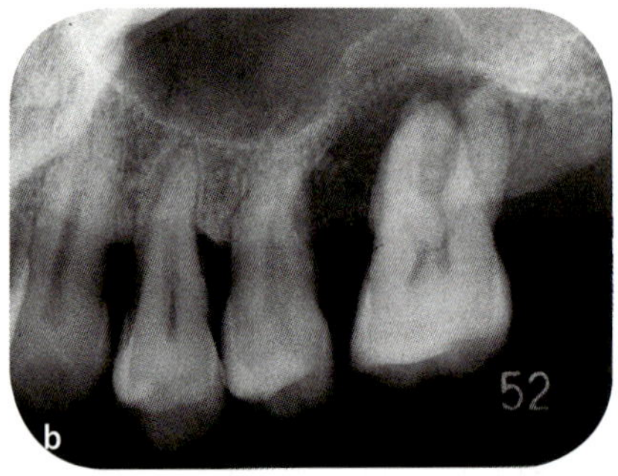

그림 2a, b. 파노라마방사선사진과 구내방사선사진에서 상악동저 피질골의 연속성이 비교적 존재하는 것으로 보인다. 상악동저 형태가 복잡하면 상악동 점막을 박리하기가 곤란하다.

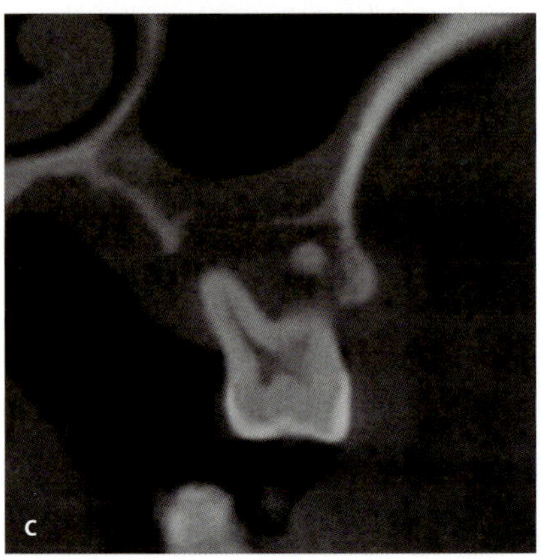

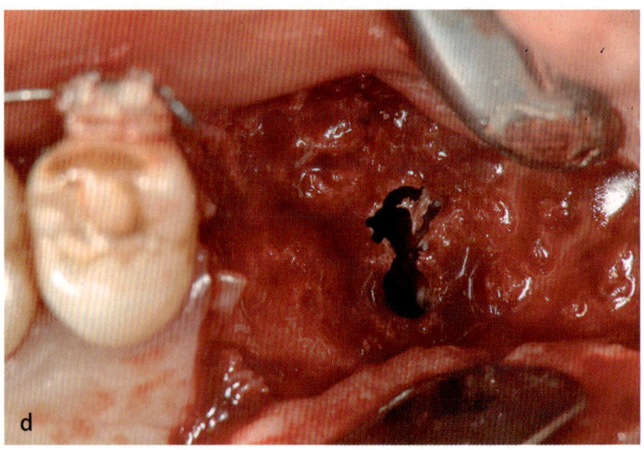

그림 2c. 콘빔CT상에서 상악동저 피질골이 단절된 것을 확인할 수 있다.
그림 2d. 상악동 점막과 치조점막은 교통해 있다. 이런 경우 구강 내측과 상악동측 양측에서 주의 깊은 박리가 필요하다.

③ 인접치의 치근단 병변

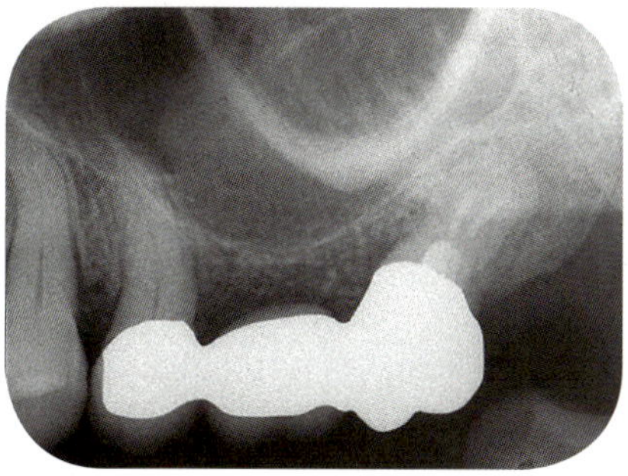

그림 3a. #27 치주인대강의 확대와 상악동 점막의 비후를 볼 수 있다.

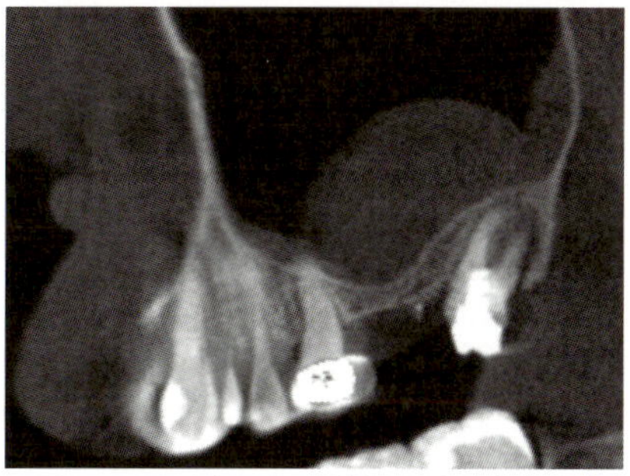

그림 3b. #27 치근단 병변은 구내방사선사진에서 예측한 것보다 크고 그에 따른 상악동 점막의 비후를 볼 수 있었다.

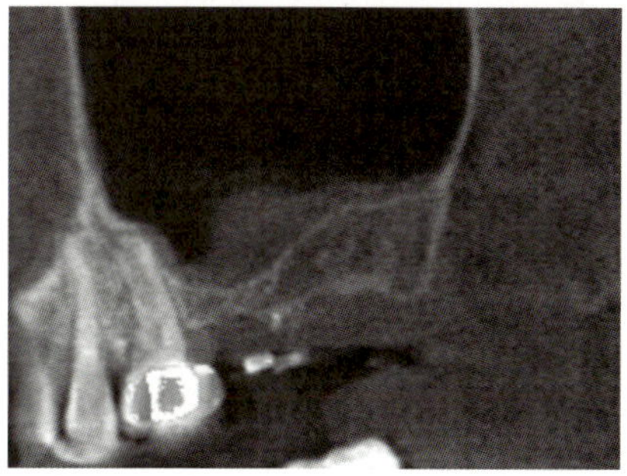

그림 3c. #27을 발치 후, 상악동 점막의 비후가 소실되었다. 인접치에 치근단 병변이 있는 상태에서 상악동거상술을 진행하면 술후 급성 상악동염을 일으킬 가능성이 있으므로 술전에 치료가 필요하다.

④ 상악동 점막의 상태(비후 등) / ⑤ 상악동 내 병변의 유무

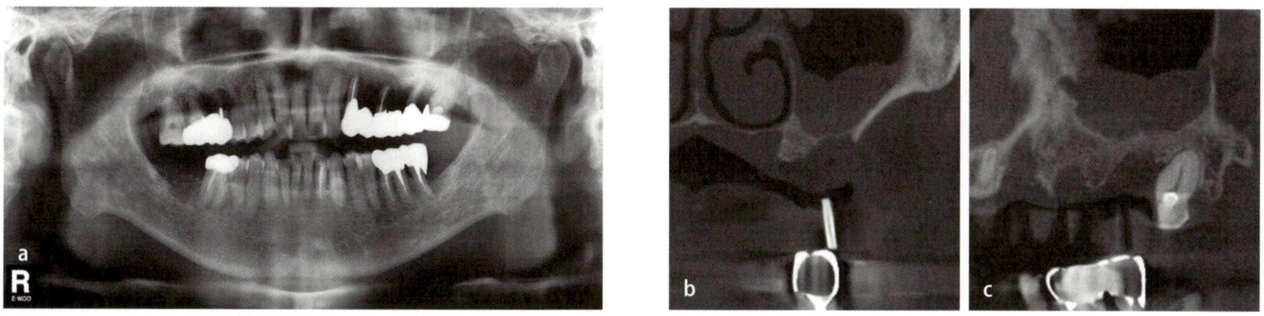

그림 4a~c. 파노라마방사선사진에서는 경구개나 협골궁과 중복되어 흐릿하지만, 콘빔CT상에서 상악동 점막의 비후가 선명하다.

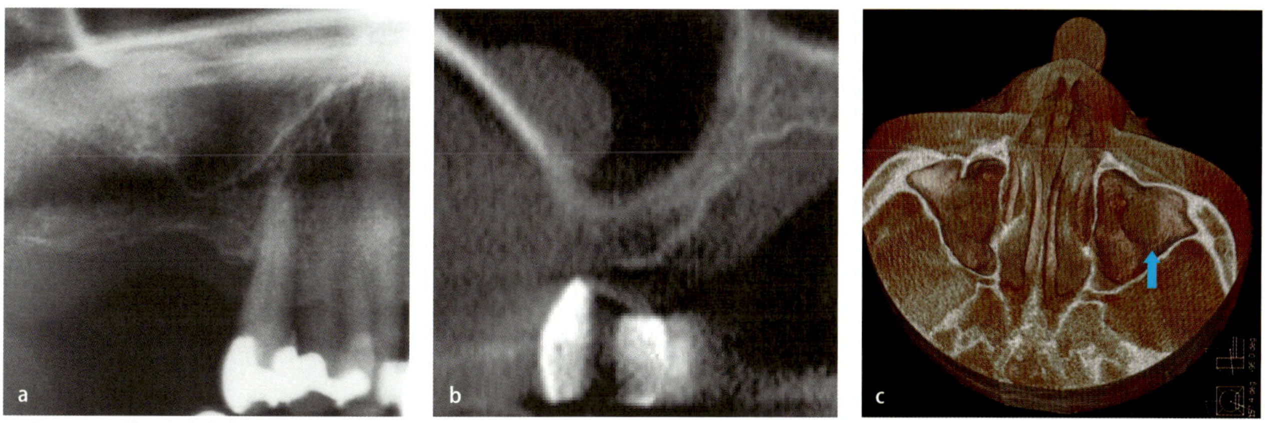

그림 5a~c. 파노라마방사선사진에서 언덕 형태의 불투과상이 보이고 비정상의 상악동 점막을 예측할 수 있다. 콘빔CT상에서는 상악동 외측벽에 저류가성낭과 유사한 점막의 비후가 보인다.

⑥ 상악동 내 격벽과 융기

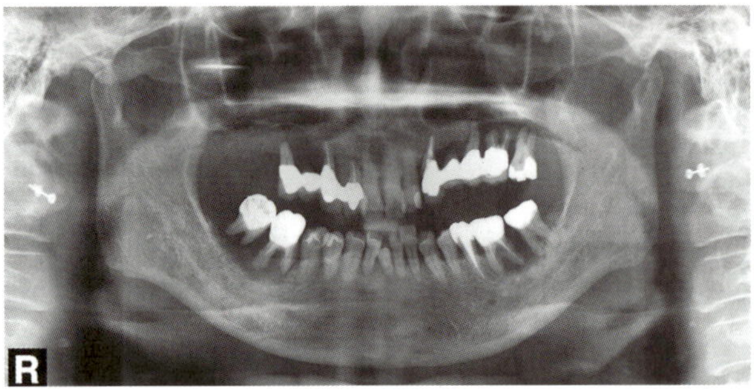

그림 6a. 파노라마방사선사진에서도 격벽의 존재가 의심된다.

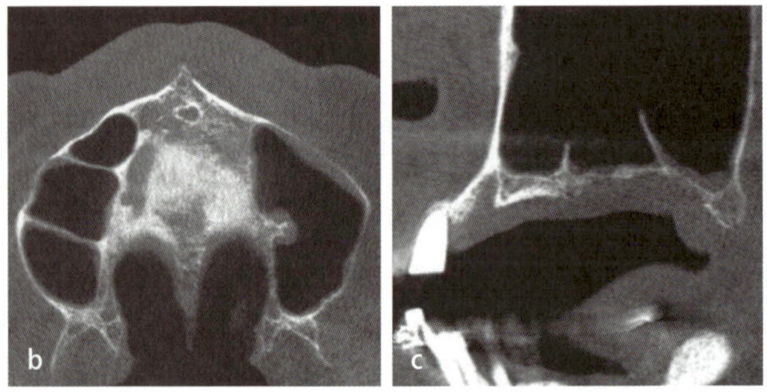

그림 6b, c. 콘빔CT의 축상면상과 시상면상에서 격벽의 존재뿐만 아니라 위치와 크기, 높이까지 알 수 있다. 격벽이 2개 존재하고 원심측 격벽이 크다.

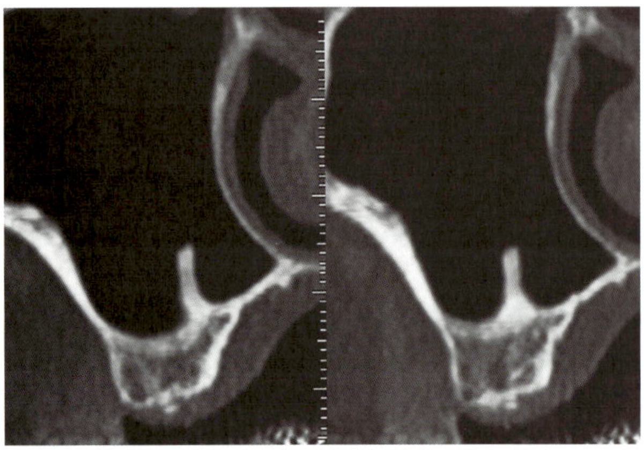

그림 6d. 관상면상에서 격벽의 근원심적 위치는 알 수 있다.

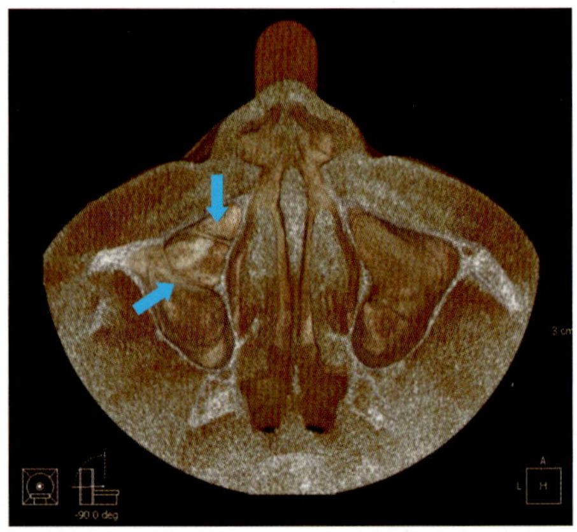

그림 6e. VR상은 격벽의 상태를 삼차원으로 인지하기 쉽다(그림 6b, c 환자의 VR상).

⑦ 상치조동맥의 주행

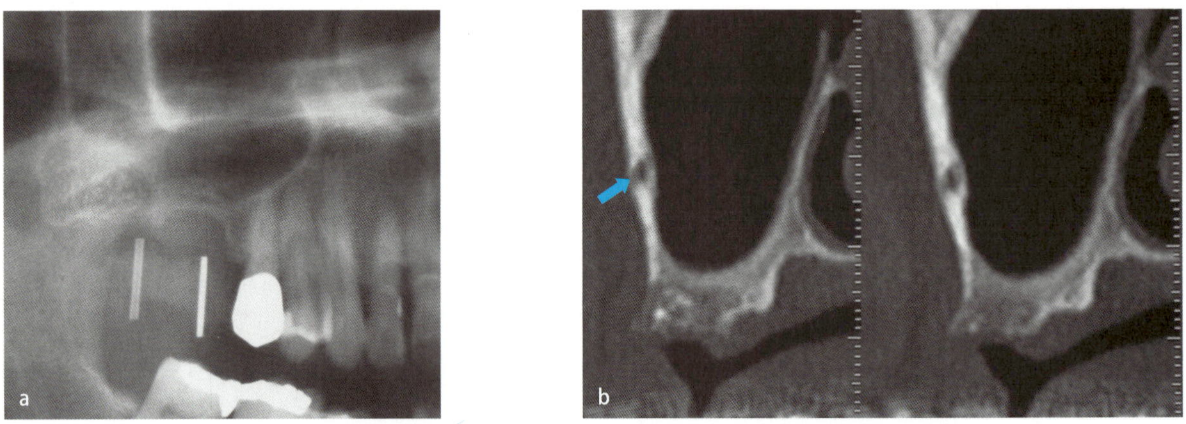

그림 7a, b. 콘빔CT상에서 상악동 외측벽의 골내를 주행하는 혈관이 보인다. 파노라마방사선사진으로는 판단이 곤란하다.

⑧ 측방 개창부의 골벽 두께

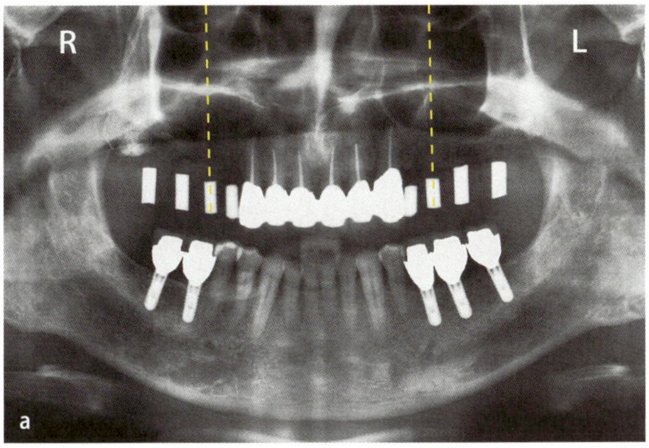

그림 8a. 파노라마방사선사진에서 상악동 측벽 골의 두께를 파악할 수 없다.

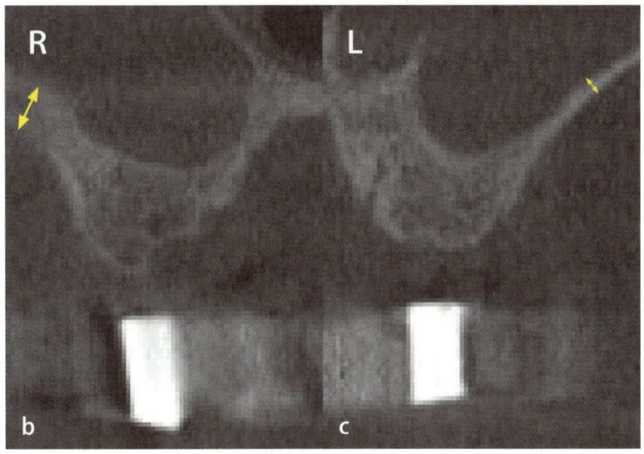

그림 8b, c. 콘빔CT상에서 각 부위마다 측벽 골의 두께를 진단할 수 있다. 측방 접근법을 진행할 때에 두께를 진단하면 접근하기 쉽다. 우측은 두껍고 좌측은 얇다.

⑨ 상악동 폭경·근원심적 거리

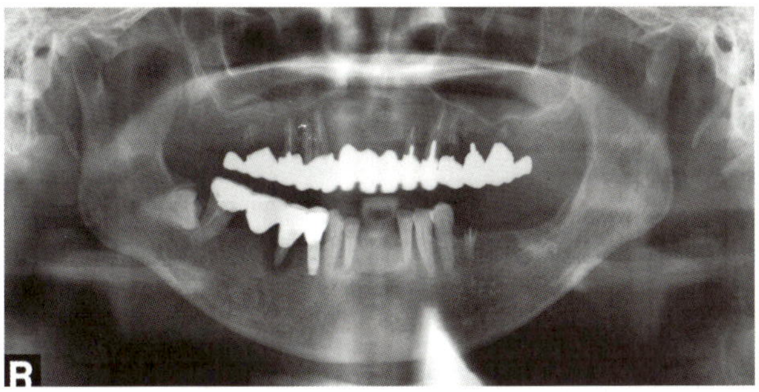

그림 9a. 파노라마방사선사진에서 근원심 거리가 길게 보이고 폭경은 불분명하다.

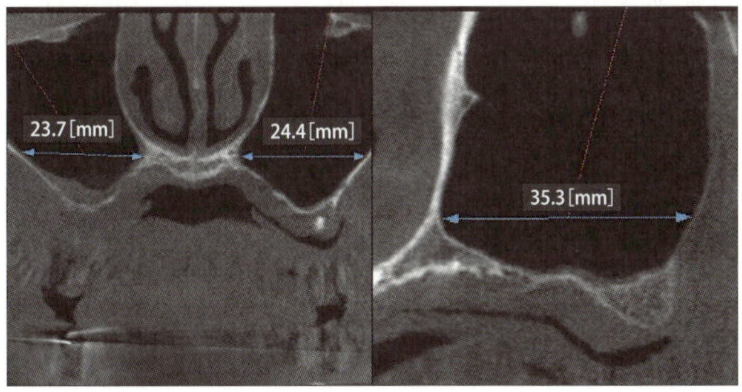

그림 9b. 폭경의 평균치는 19.3 mm이지만 양측 모두 넓다.

그림 9c. 평균 근원심 거리는 31.6 mm이고, 이 증례는 35.3mm로 길다.

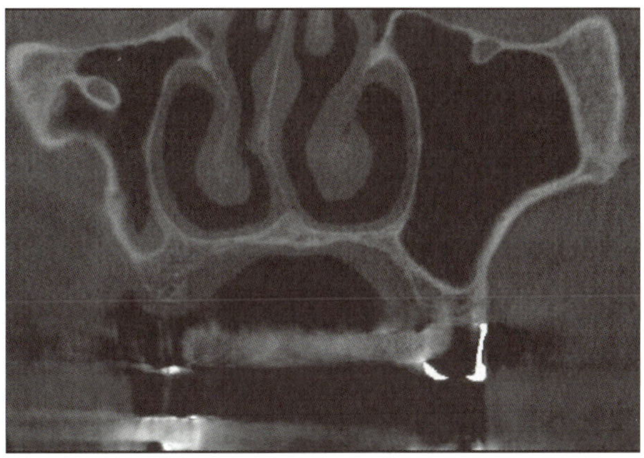

그림 9d. #16부위의 관상면인데 좌우가 크게 다른 것을 알 수 있다. 이렇게 측방 접근법을 진행할 때에 상악동 폭경이 넓은 것은 좁은 것에 비해 내측벽까지 접근하기가 어렵다. 또한 근원심 거리가 길면 1곳의 개창만으로는 접근이 곤란하고 2곳 이상의 개창이 필요하다.

Point 45 상악동 상태는 콘빔CT로 평가할 수 있다

상악동에 접근할 때에 파노라마방사선영상은 중첩 및 왜곡이 많아 콘빔CT 촬영이 필요하다.

콘빔CT영상의 슬라이스법

#16을 예를 들어 슬라이스법을 이해한다

영상을 슬라이스하는 순서

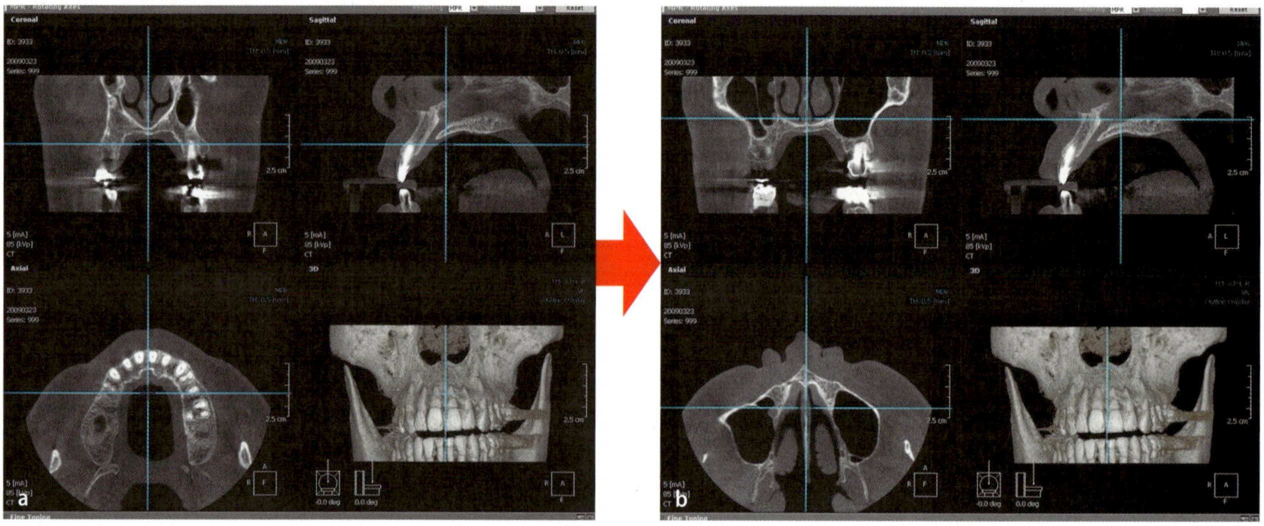

그림 10a, b. MPR상. 각각의 화면을 스크롤해 증례의 개요를 파악한다. 축상면과 관상면에서 치열의 대칭성, 상악동의 형태, 격벽, 점막의 상태를 쉽게 파악할 수 있다.

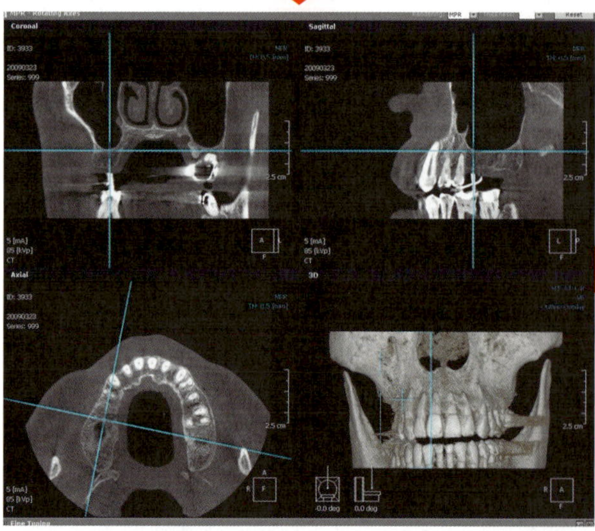

그림 10c. Surgical stent 방향에 십자 가이드를 맞춘다.

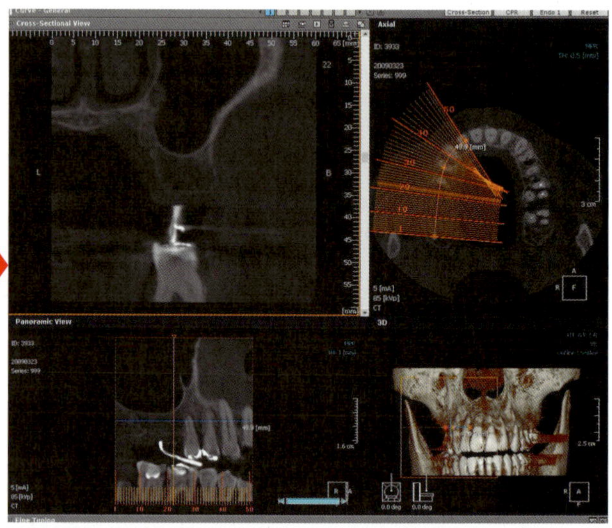

그림 10d. 그림 10c의 축상면상에서 치열에 직교하는 단면에서 슬라이스하면 절단면상을 얻을 수 있다.

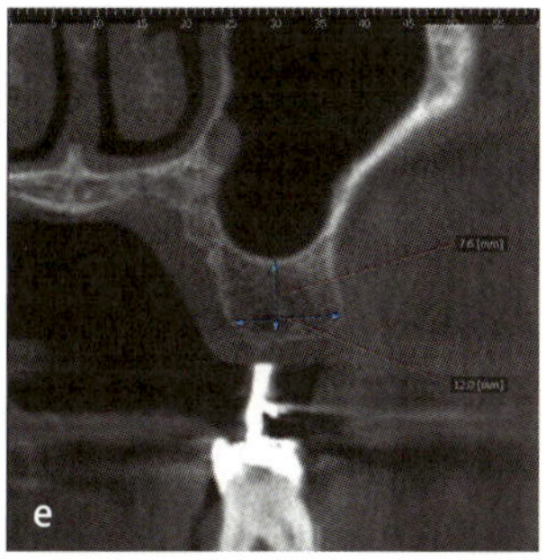

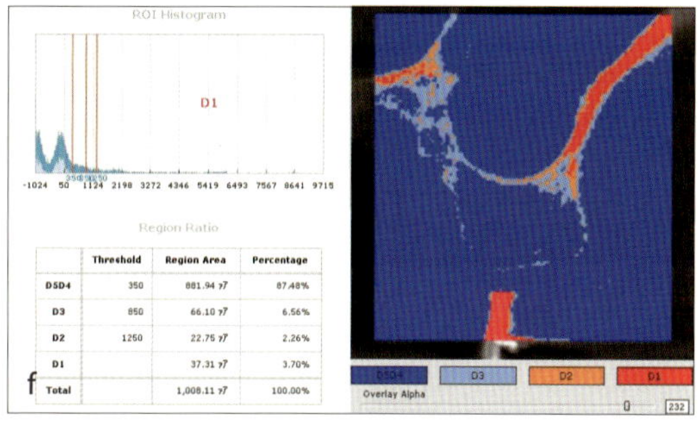

그림 10e. 절단면상에서 골폭, 골의 높이(상악동저까지 거리)를 계측할 수 있다.
그림 10f. 콘빔CT상에서 골밀도를 파악할 수 있다. 그림 10e, f에서 식립할 임플란트의 크기, 길이, 형태, 표면 상태를 선택한다.

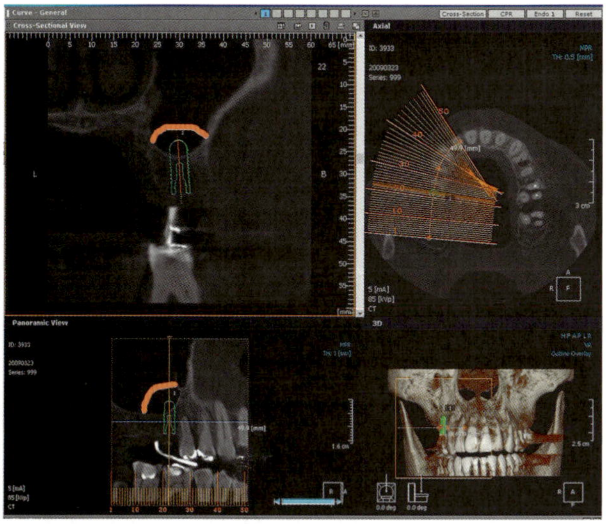

그림 10g. 식립하고 싶은 임플란트를 시뮬레이션할 수 있다(12mm 임플란트를 식립하려면 상악동거상술이 필요하다는 것을 알 수 있다).

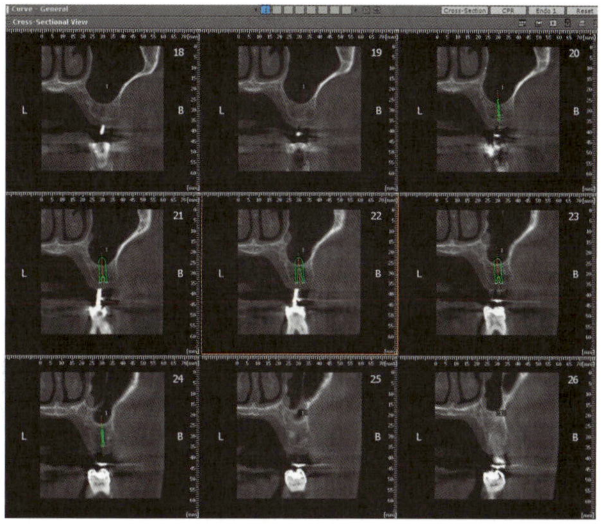

그림 10h. 절단면상을 9분할 또는 16분할하면 식립할 임플란트와 주위 해부학적 형태를 파악하기 쉽다.

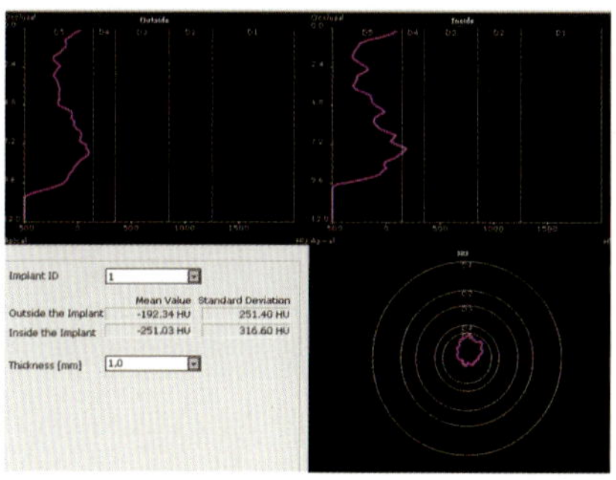

그림 10i. 시뮬레이션한 부위의 치관측에서 치근단측을 향해 골밀도의 분포를 파악할 수 있다. 이를 통해 술전에 임플란트 와를 형성할 때 골의 단단하기를 추측할 수 있다(골밀도는 농도로 평가).

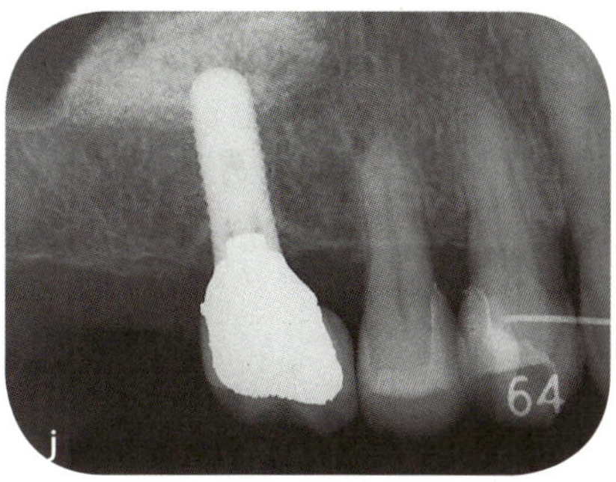

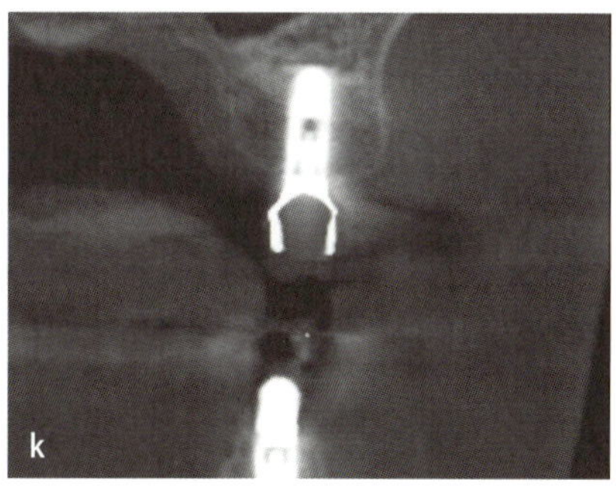

그림 10j, k. 술후 구내방사선사진과 콘빔CT상.

Point 46 연속 슬라이스에서 삼차원으로 이미지한다

위의 순서로 슬라이스하면 거의 정확한 골폭, 골의 길이, 골질뿐만 아니라, 상악동의 해부학적 형태와 관계도 삼차원으로 구성할 수 있고 안전하고 확실하게 임플란트 수술을 진행할 수 있다.

진단·치료가 변화하다 "심화편"

콘빔CT로 진단하면 안심! 이차원 및 삼차원 진단을 통해 치료 계획이 명확해진 증례

이차원 진단으로 수술에 임한 경우에 막상 판막을 열었을 때 술전 진단에 반해 상태가 심각하거나 역으로 가벼웠던 경험은 누구나 있을 것이다.

콘빔CT를 사용하면 거의 정확한 삼차원 진단이 가능하여 술중에 술식을 변경할 가능성이 감소하고 술 중 스트레스를 줄일 수 있다.

아래에 콘빔CT 진단을 통해 안심하고 치료에 임한 두 증례를 소개한다.

상악동거상술 후 거상부의 수축 경향을 확인해 추가 거상한 증례

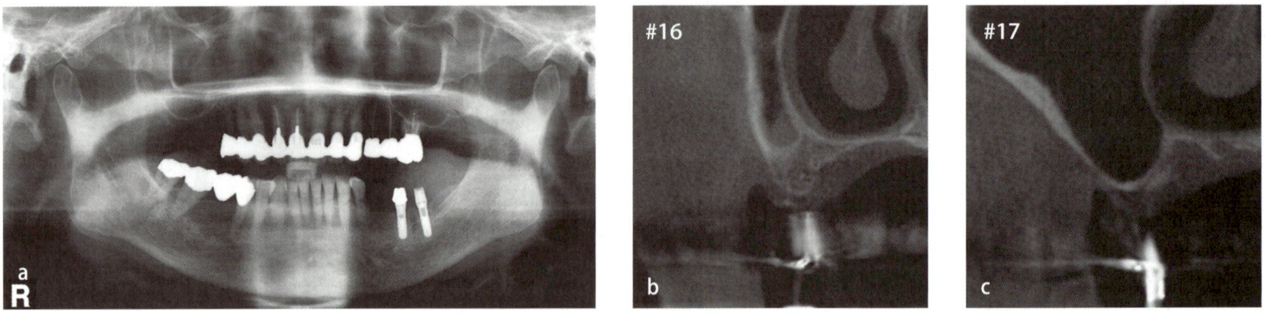

그림 11a~c. 술전 파노라마방사선사진과 #17, 16부위 콘빔CT상. #17, 16부위에 임플란트를 계획. 상악동저가 내려가 있어 상악동거상술을 진행한다. #16부위는 동시 식립이 가능하지만, #17부위는 지연 식립(delayed)을 계획했다.

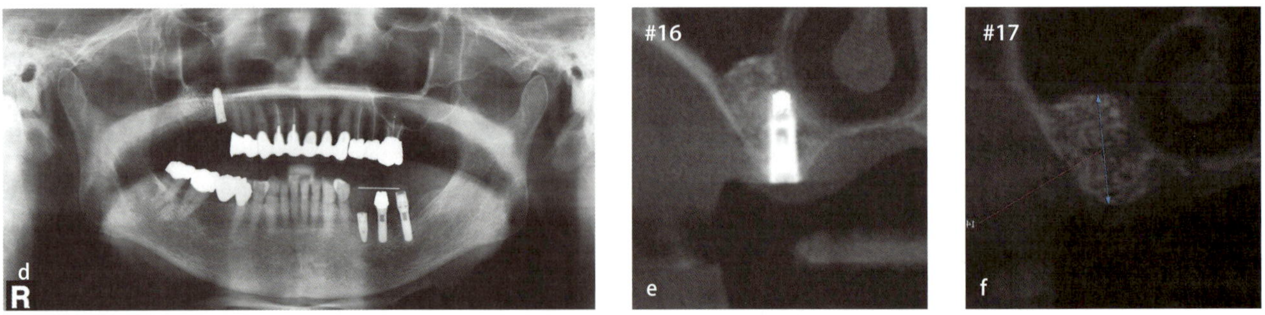

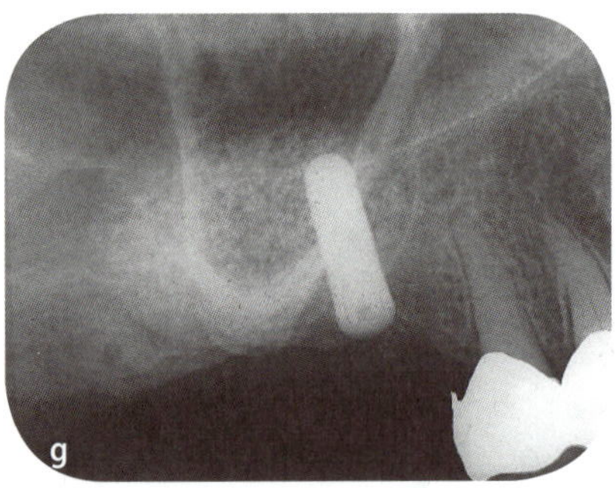

그림 11d~g. 상악동거상술과 #16 식립 직후 파노라마방사선사진 및 콘빔CT상(#17부위 수술 직후에는 14mm 거상되었다).

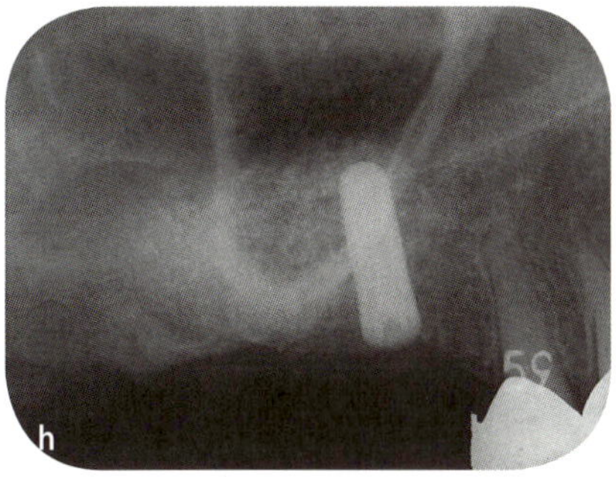
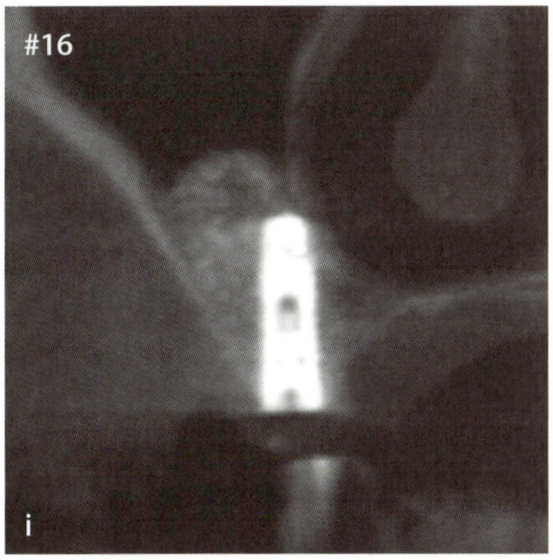

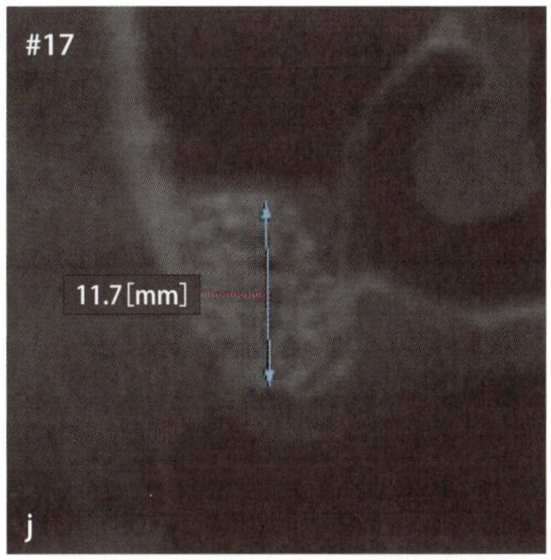

그림 11h~j. 4개월 후 구내방사선사진과 콘빔 CT상(#17부위에 수축 경향이 보인다).

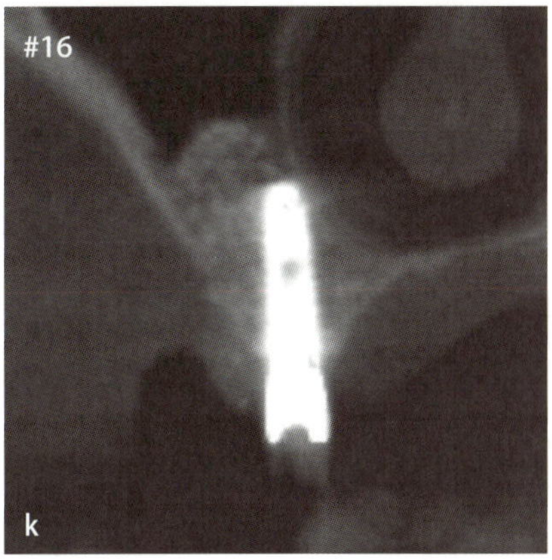

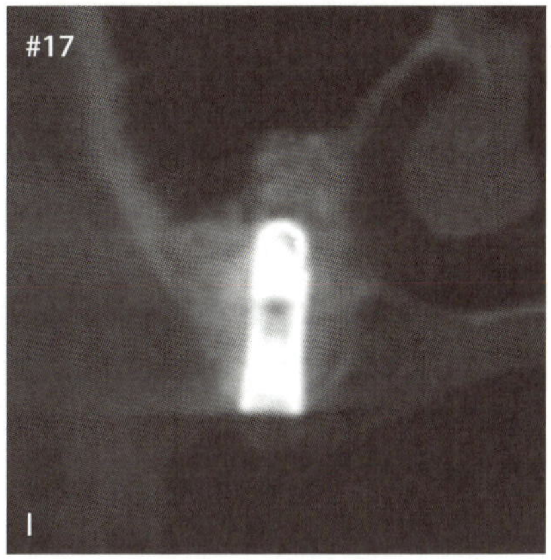

그림 11k, l. #17부위는 osteotome technique으로 추가 거상하고 임플란트를 식립했다.

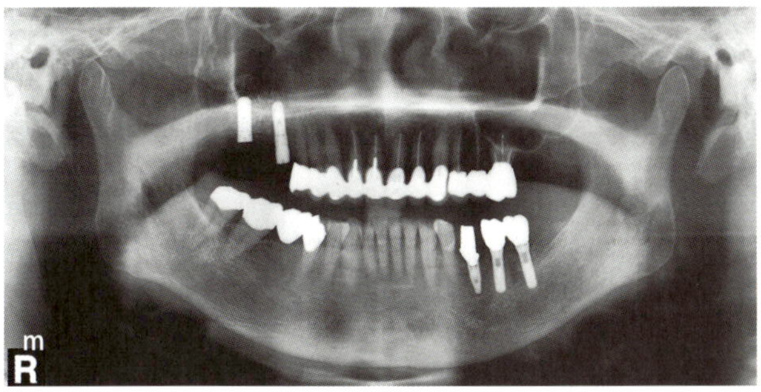

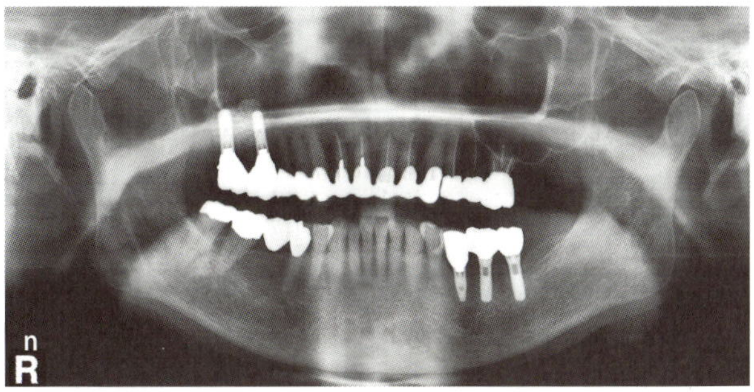

그림 11m, n. 임플란트 식립 상태와 술후 파노라마방사선사진.

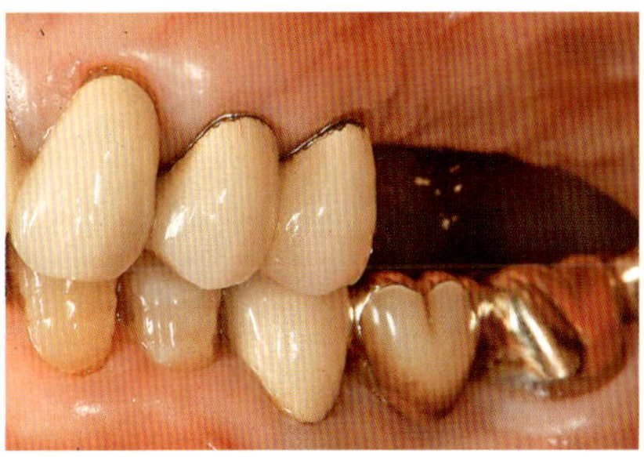
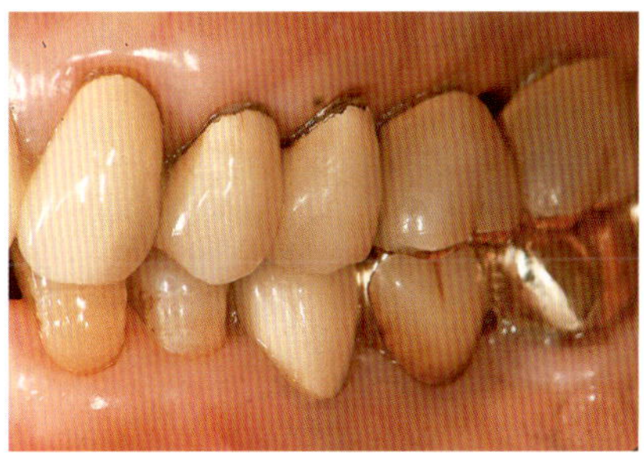

그림 11o, p. 구강 내 사진의 술전·술후 비교.

Point 47 상악동거상술 후 거상부의 수축에 주의!

상악동거상술 후에 거상부가 수축하는 증례가 적지 않다. 콘빔CT로 확인하고 osteotome technique으로 추가 거상하면 안전하고 확실하게 임플란트를 식립할 수 있다.

골의 높이는 있지만 골폭이 좁은 부위에 Ridge Expansion Osteotomy를 이용한 증례

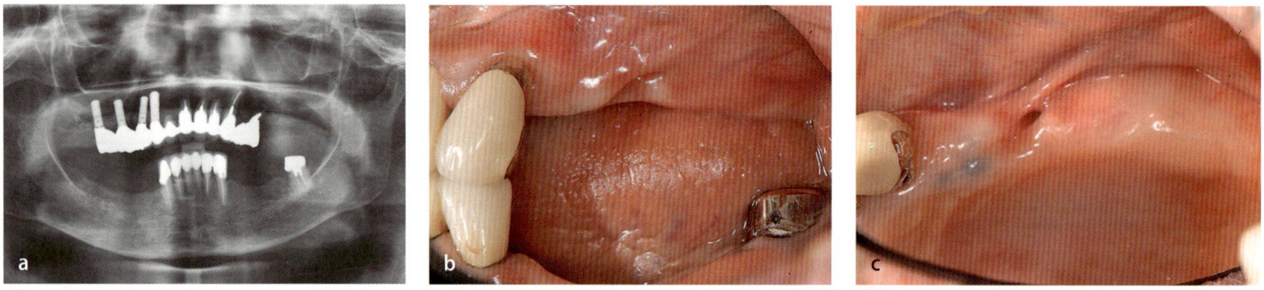

그림 12a~c. 술전 상태. #25는 보존이 불가능해 #24, 26, 27에 임플란트를 식립하고 #㉔, 25 ㉖, ㉗ 브릿지를 계획했다. 구강 내 사진에서 치조정의 높이에 거의 문제가 없다.

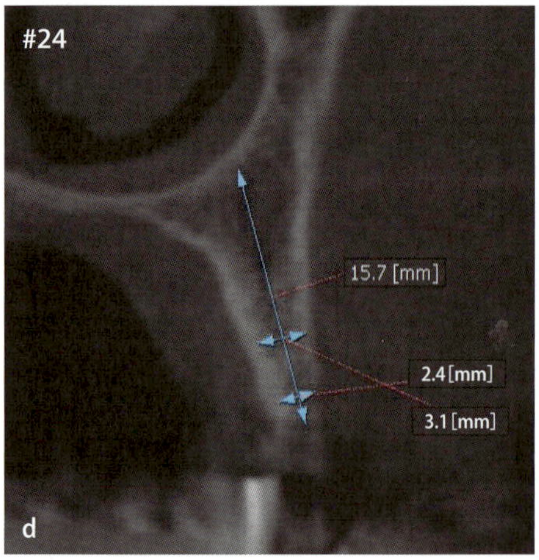

그림 12d. #24부위의 콘빔CT상.

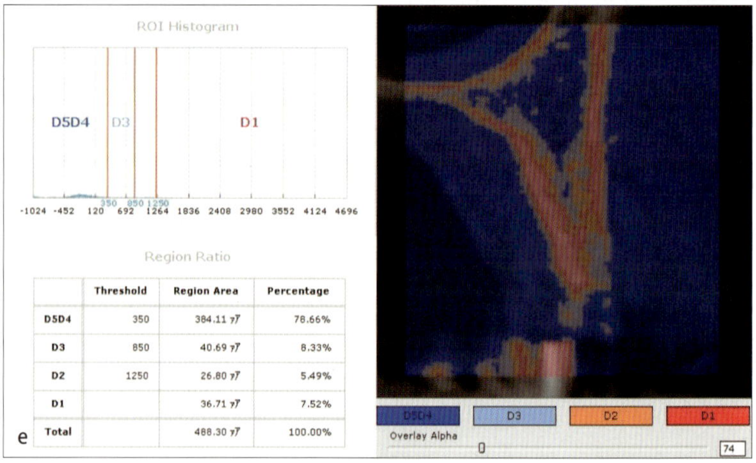

	Threshold	Region Area	Percentage
D5D4	350	384.11 ㄲ	78.66%
D3	850	40.69 ㄲ	8.33%
D2	1250	26.80 ㄲ	5.49%
D1		36.71 ㄲ	7.52%
Total		488.30 ㄲ	100.00%

그림 12e. #24부위의 컬러 영상으로 골질 표시.

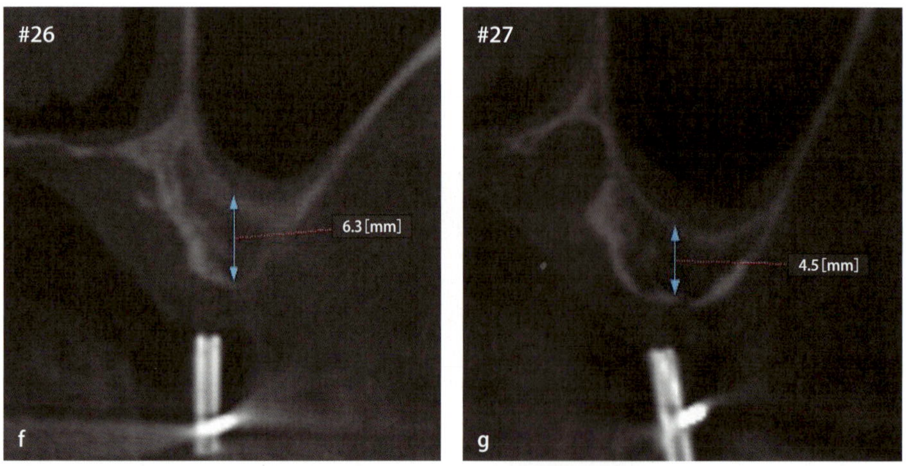

그림 12f, g. 콘빔CT에서 #24부위의 높이에 문제가 없다고 확인했지만, 골폭이 좁아 ridge expansion osteotomy로 골을 확대하면서 임플란트를 식립하고 협측에는 GBR을 진행하기로 했다. #26, 27부위는 상악동거상술 후 지연 식립했다.

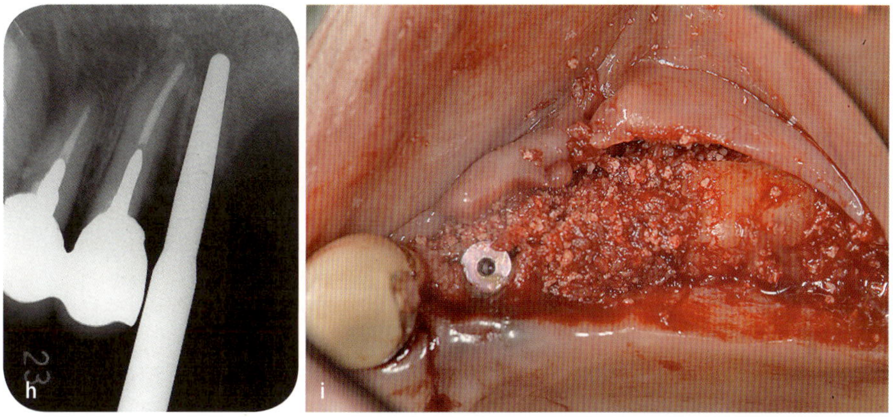

그림 12h, i. Ridge expansion osteotomy로 골폭을 확대하면서 임플란트를 식립하고 협측에 GBR을 시행했다.

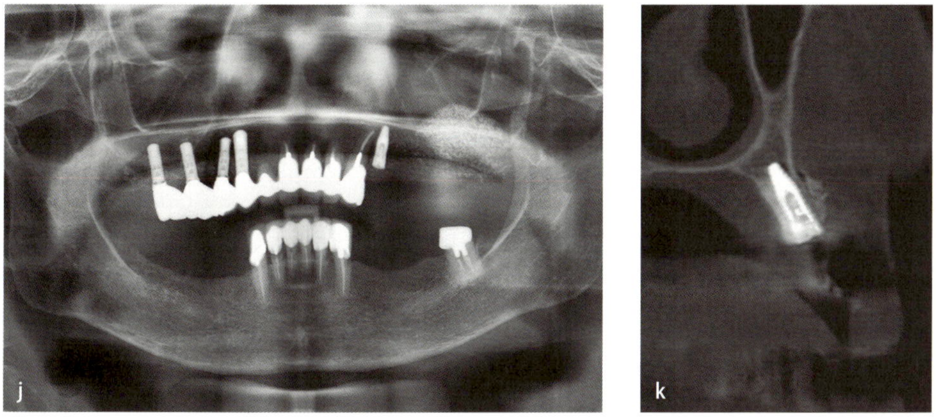

그림 12j, k. 수술 직후. #24 임플란트 식립, #26, 27 상악동거상술 직후.

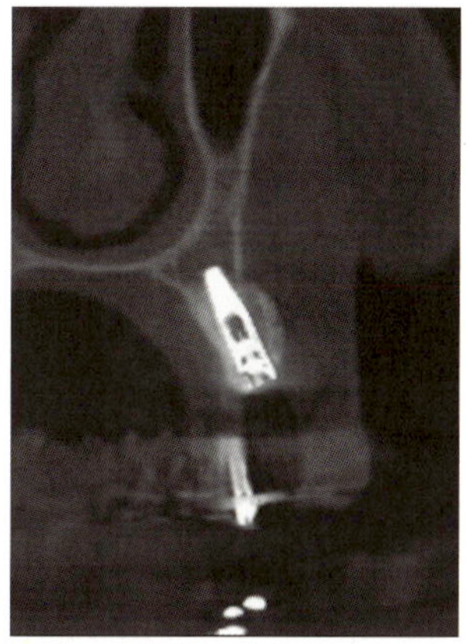

그림 12l. 술후 4개월. GBR부위는 골경화 상태이다.

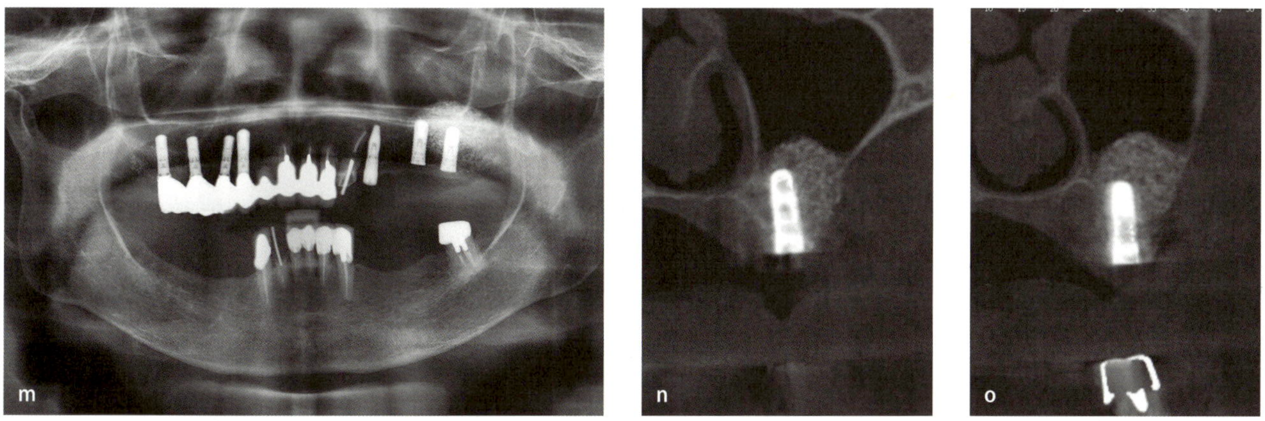

그림 12m~o. #24부위의 이차 수술 및 #26, 27 임플란트 식립 직후.

Point 48 술전 골폭의 진단에 콘빔CT가 필수

#24부위처럼 높이는 있지만 골폭이 없는 경우 이차원상으로 진단할 수 없다. 콘빔CT상에서 협설측에 피질골이 있고 그 사이에 해면골이 확인되어 ridge expansion osteotomy로 골폭을 확대하면서 condence하여 골질을 개선한 후에 임플란트를 식립하고 협측에 GBR을 진행했다.

콘빔CT로 확인했더니 예상 외로 까다로웠던 증례!

콘빔CT로 삼차원 진단을 하게 되면서 지금까지 이차원 진단에서 놓친 정보가 얼마나 많았는지 절실히 깨닫게 되었다.

술전과 경과를 관찰하는 동안 콘빔CT 진단을 통해 신속하고 정확하게 진단을 내릴 수 있게 되었고 최악의 사태를 예방할 수 있었다.

아래에 술후 경과 관찰의 중요성과 술전 삼차원 진단의 중요성을 통감한 세 증례를 소개한다.

상악동거상술 1개월 후에 상악동 점막이 열개된 증례

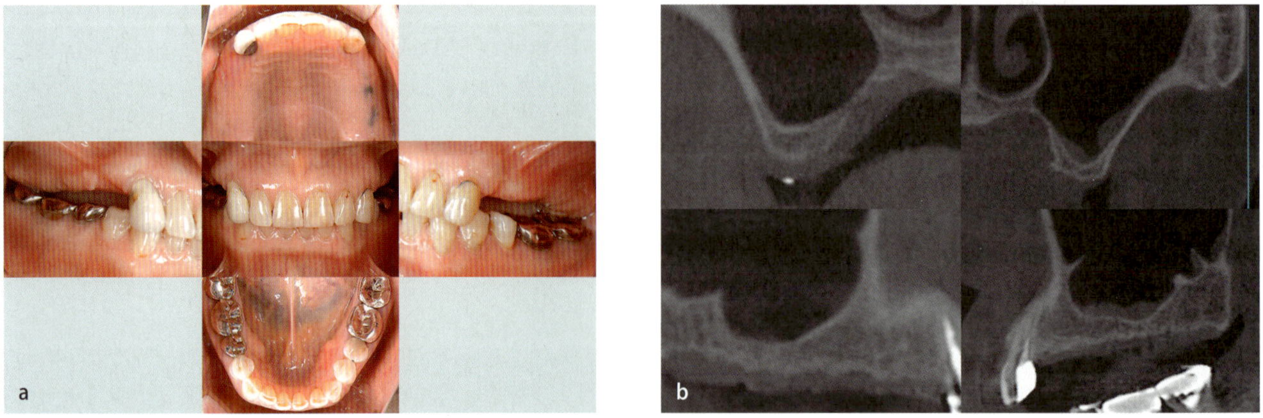

그림 13a, b. 술전 구강 내. 상악 양측 구치부에 상악동거상술과 동시에 임플란트를 계획하였다. 술전 콘빔CT에서 양측 상악동, 근원심에 격벽이 보인다. 좌측은 격벽이 다소 크고 상악동 점막의 가벼운 비후도 볼 수 있다.

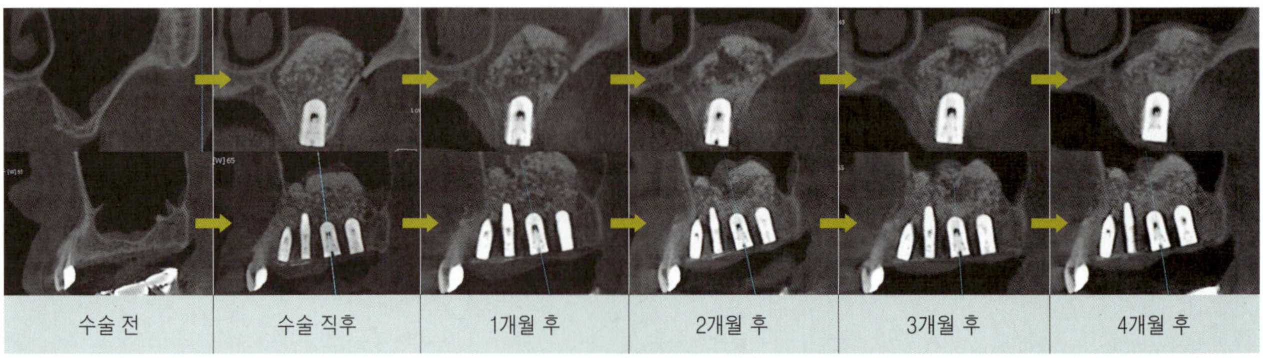

그림 13c. 좌측 상악부, 술직후에는 순조롭게 거상된 것처럼 보이는데, 1개월 후에 열개되어 상악동염을 일으켰다. 환자는 증상이 없었다. 항생제(크레비트정)를 14일간 투여한 후에 2개월, 3개월 경과를 관찰했더니 상악동 내 염증이 치유되었다.

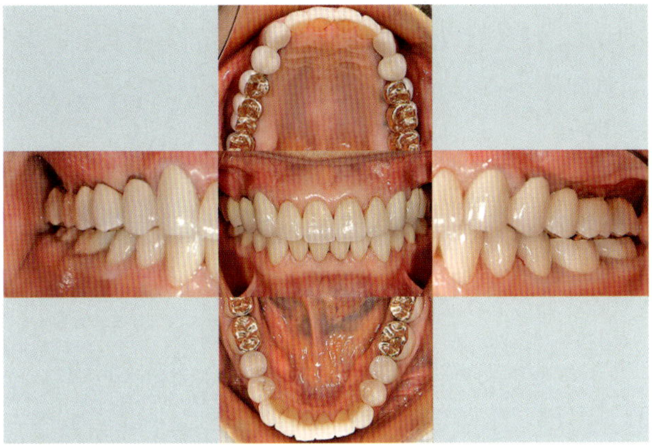

그림 13d. 술후 구강 내 사진.

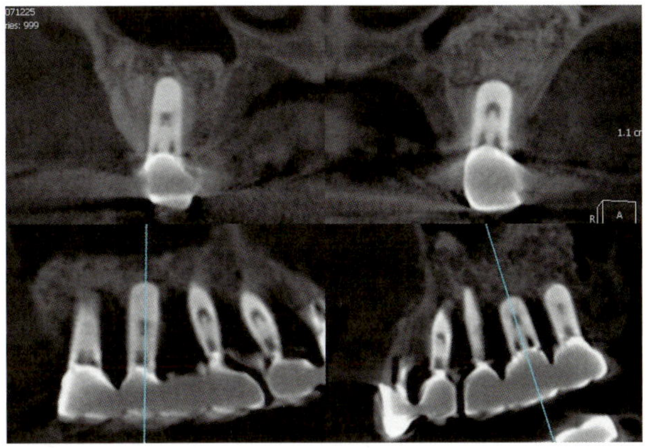

그림 13e. 술후 임플란트 식립 부위 콘빔CT상.

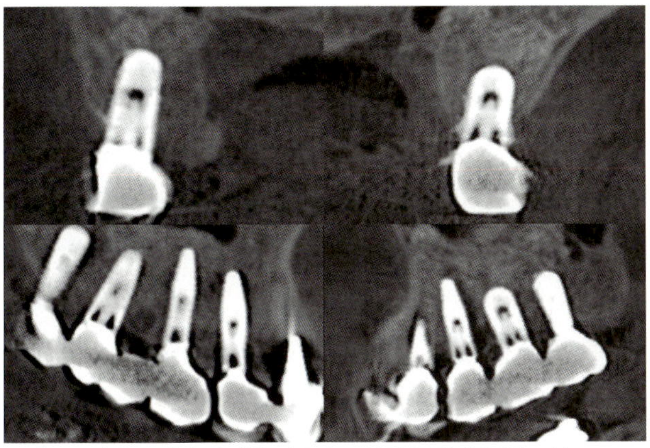

그림 13f. 술후 3년이 경과한 임플란트 식립 부위의 콘빔CT상.

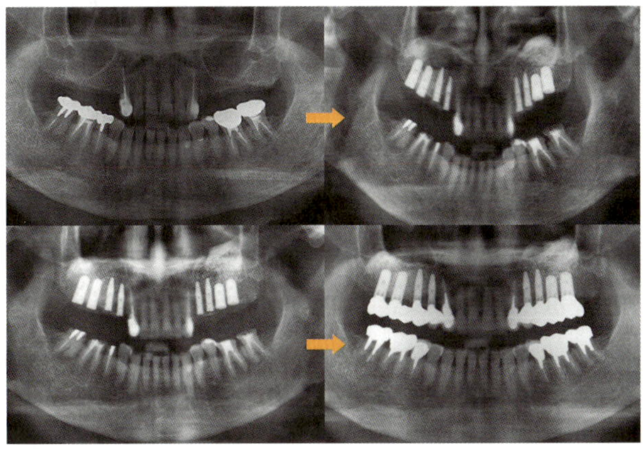

그림 13g. 파노라마방사선사진으로 본 치료 경과. 수술 직후(우측 위)와 술후 14개월(좌측 아래)이 경과해 거상부의 형태에 변화가 있지만, 상악동 내에는 염증을 볼 수 없다.

Point 49 상악동거상술 후 경과 관찰에도 콘빔CT가 유효하다

상악동거상술 후에 상악동 점막에 종창이 발생한다는 보고가 있는데, 이 증례는 술전에 점막의 비후도 없고 수술 직후에도 충분히 거상된 것으로 보인다. 1개월 후 환자는 증상이 없지만 콘빔CT상에 상악동 점막의 열개와 종창이 관찰되어 항생제를 투여하고 경과를 지켜보았다. 2개월 후에는 상악동 내 점막의 비후도 치유되었다. 경과 관찰에는 콘빔CT가 유용하다.

상악동 격벽이 존재하는 증례

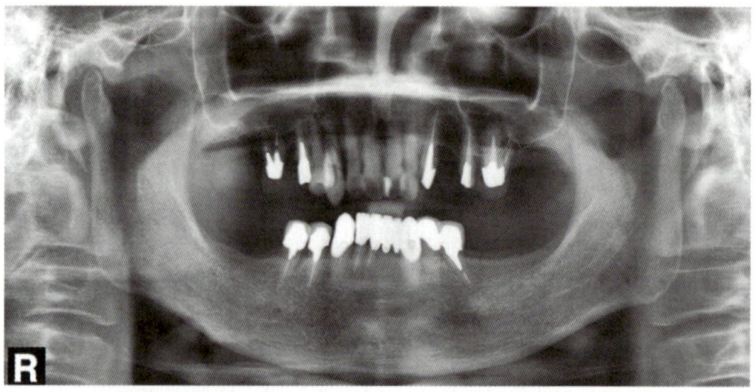

그림 14a. #26, 27부위의 상악동거상술을 계획했는데, #26 원심부에 격벽이 존재한다.

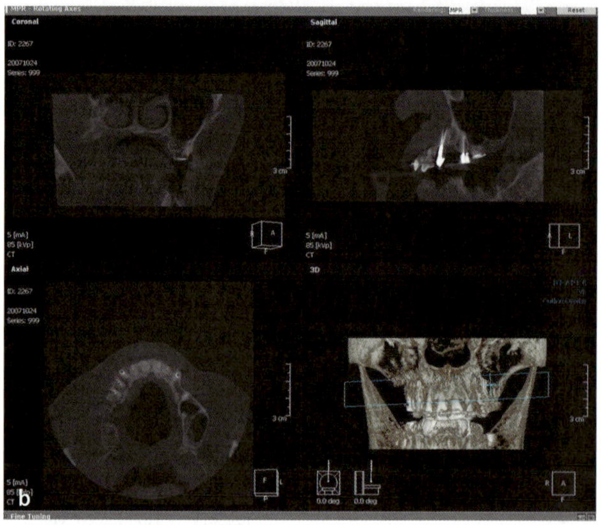

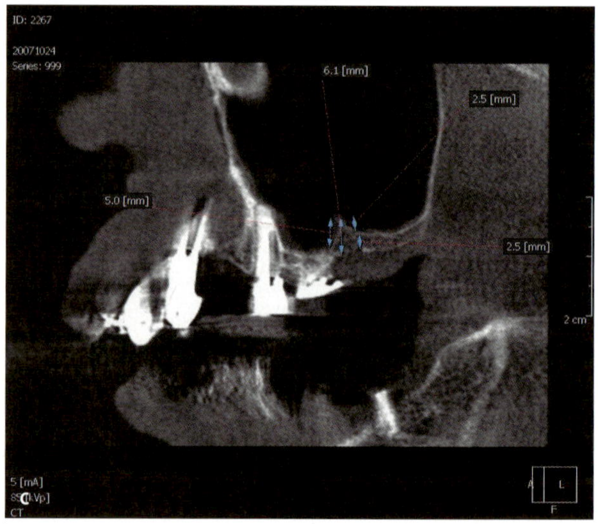

그림 14b, c. 협설로 존재하는 격벽의 크기를 계측하여 형태를 쉽게 확인한다.

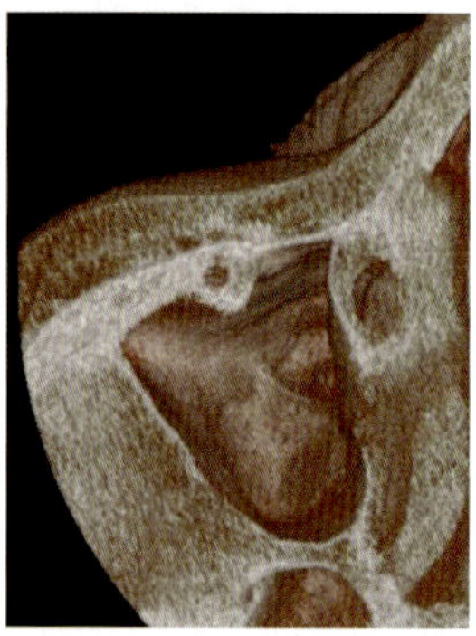

그림 14d. 삼차원상으로 위에서 관찰하면 상악동저의 형태를 보다 정확하게 이미지할 수 있다.

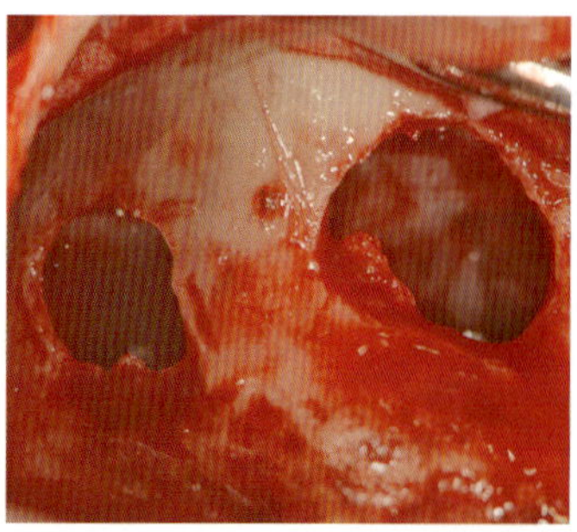

그림 14e. 격벽의 근원심에 개창구를 형성하고 그 근원심에서 격벽부 점막을 박리한다.

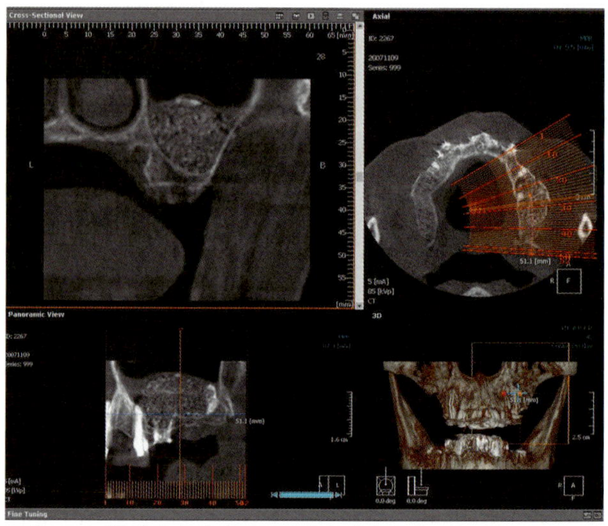

그림 14f. 근원심에서 격벽부를 박리해 점막의 천공을 피할 수 있었다.

Point 50 상악동 내 격벽에는 2개의 wall로 대처한다

파노라마방사선사진에서 격벽의 형태를 파악하기가 곤란하다. 격벽부의 상악동 점막을 박리할 때에 1 wall로 상악동저 점막을 박리하는 것은 위험하고 2 wall로 나눠 근원심에서 격벽부를 박리한다.

콘빔CT로 인접치의 치근단 병소에 의한 상악동 점막의 비후를 확인한 증례

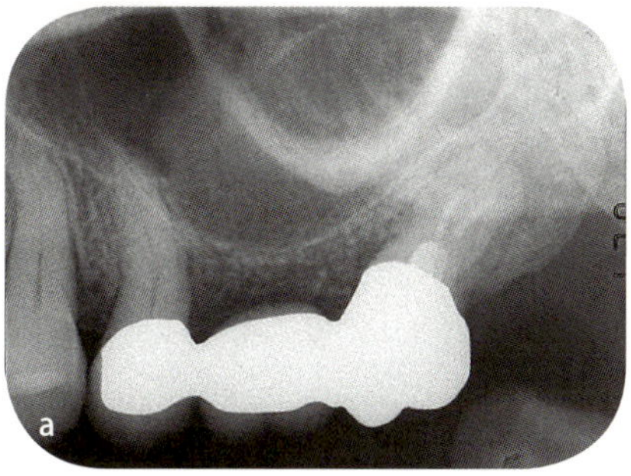

그림 15a. #27 치근단 병소로 생각되는 치주인대강의 확대가 보이고 상악동 점막의 비후가 의심된다.
그림 15b. 콘빔CT상을 보면 #27의 치근단 병소는 구내방사선사진에서 예측한 것보다 크고 상악동 점막의 비후는 #27 치근단 병소의 이차 염증이라고 생각했다. 현재 상태에서 상악동거상술을 진행하면 #27의 병변에 기인하는 술후 감염이 우려된다.

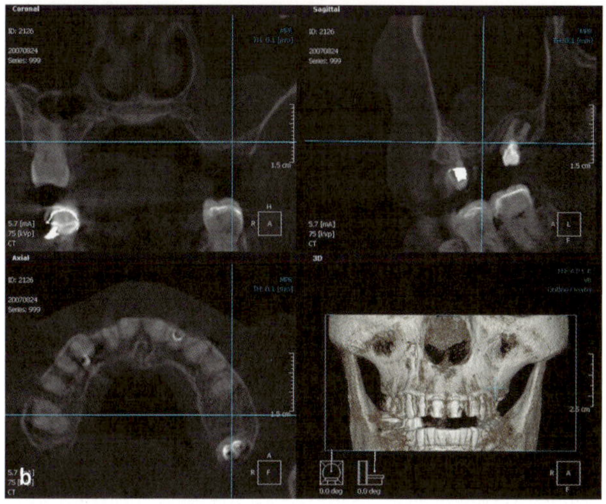

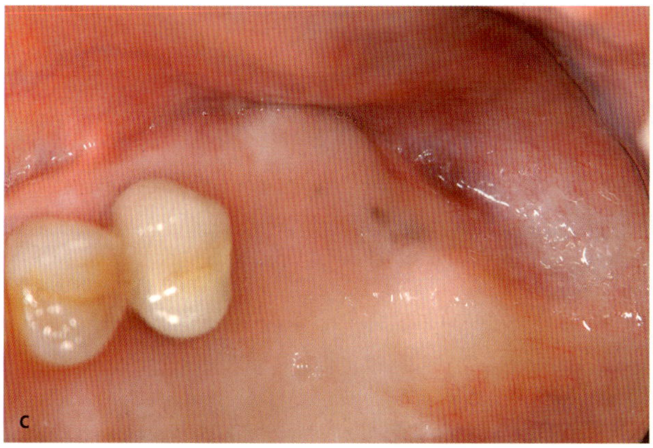

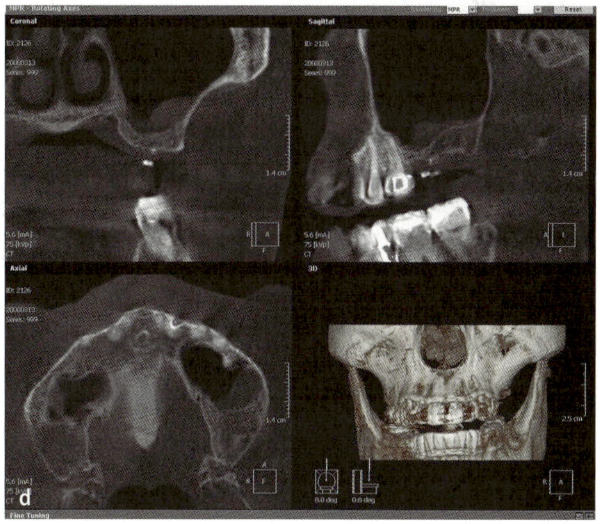

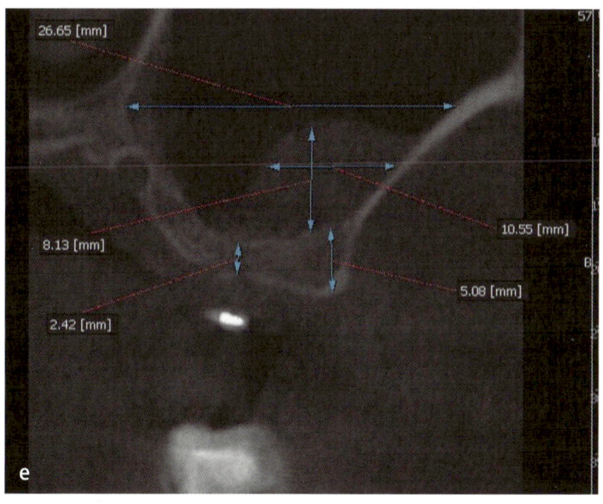

그림 15c~e. #27의 발치 후 약 6개월. #27을 발치해 상악동 점막의 비후가 감소했지만 여전히 존재했다.

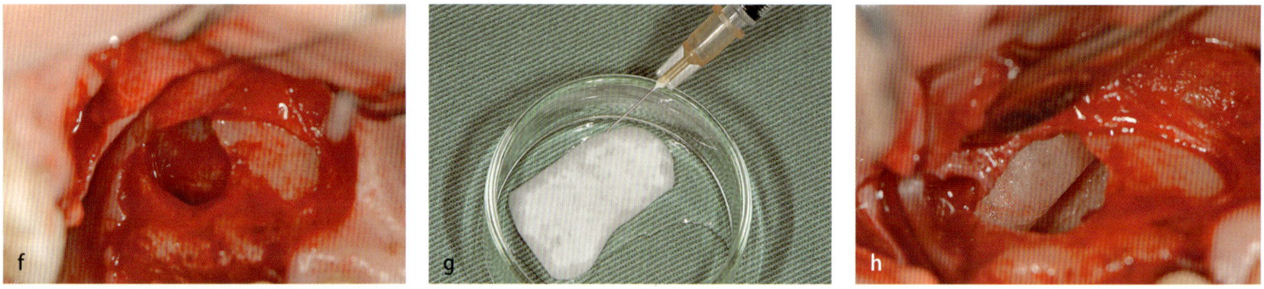

그림 15f~h. 상악동 점막을 거상한 후 항생제에 담근 흡수성 membrane을 깔고 이식재를 삽입했다.

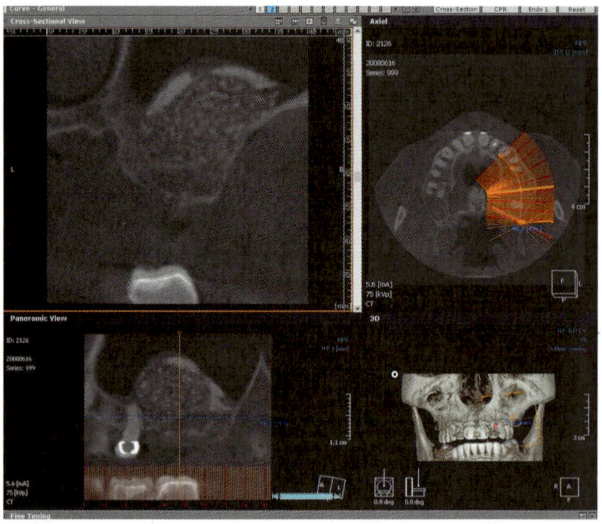

그림 15i. 상악동거상술 직후. 최악의 사태를 생각해 임플란트 동시 식립을 피했다.

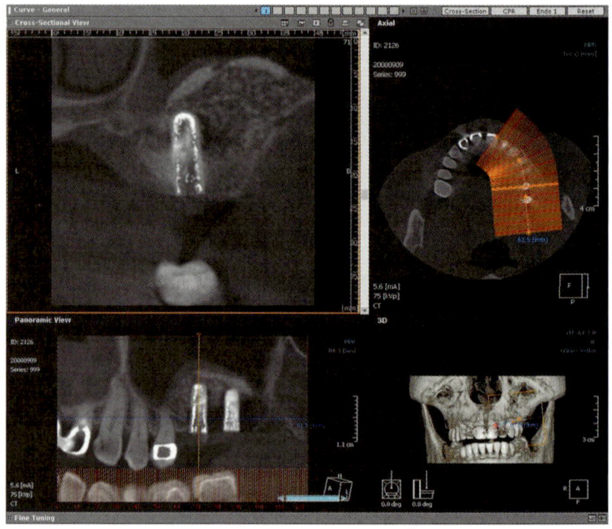

그림 15j. 4개월 후 임플란트를 식립한 상태.

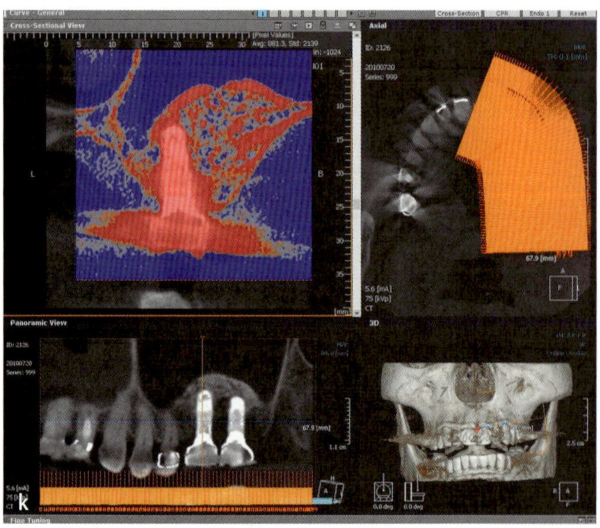

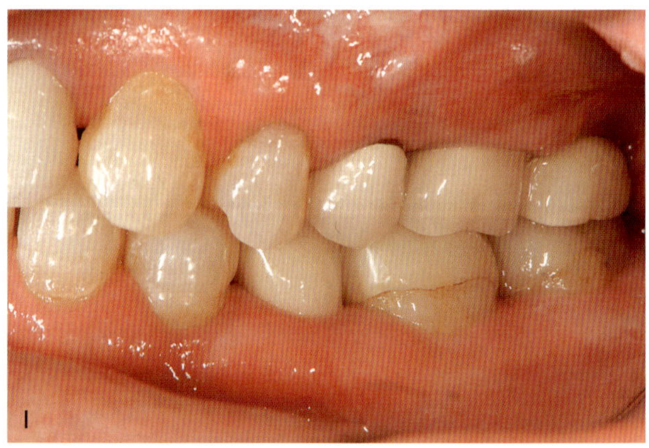

그림 15k. 술후 골밀도도 증가하고 안정되었다.
그림 15l. 술후 구강 내 사진.

Point 51 인접치의 치근단 병소에 기인하는 상악동 점막의 비후에 주의!

인접치의 치근단 병소으로 상악동 점막이 비후한 경우, 술후 감염을 피하려면 먼저 원인 치아를 처치한 후에 상악동 거상술을 진행한다. 본 증례는 #27을 제거하고 6개월이 경과하자 항생제에 적신 흡수성 membrane을 깔아 문제를 미연에 방지하고자 노력했다. 이런 경우 임플란트 동시 식립도 피하는 것이 좋다.

까다로운 증례라고 생각했는데 콘빔 CT로 안전하게 치료할 수 있었다!

이차원 영상으로 진단할 수 없고 까다로운 증례라고 생각했던 증례 중에 콘빔CT 삼차원 진단을 통해 안전하게 치료를 진행하는 증례가 많다. 아래에 세 증례를 소개한다.

상악동 외측벽을 상실한 증례

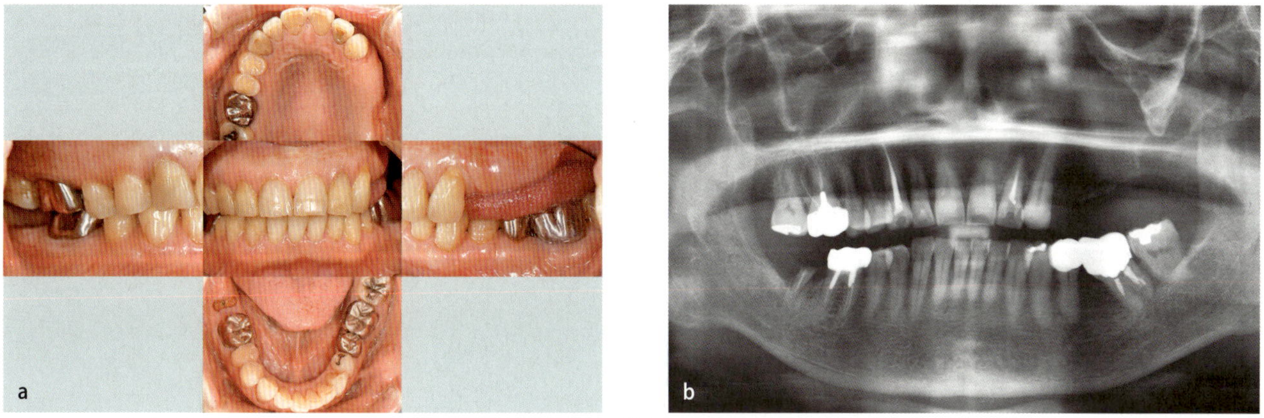

그림 16a, b. 초진 시 구강 내 사진과 파노라마방사선사진. 좌측 위 구치부에 임플란트를 희망하며 내원했고 좌측 상악동 근치수술을 6차례 받은 기왕력이 있다. #26부위는 상악동 점막과 치조점막이 교통하고 치조골이 존재하지 않을 가능성이 의심된다.

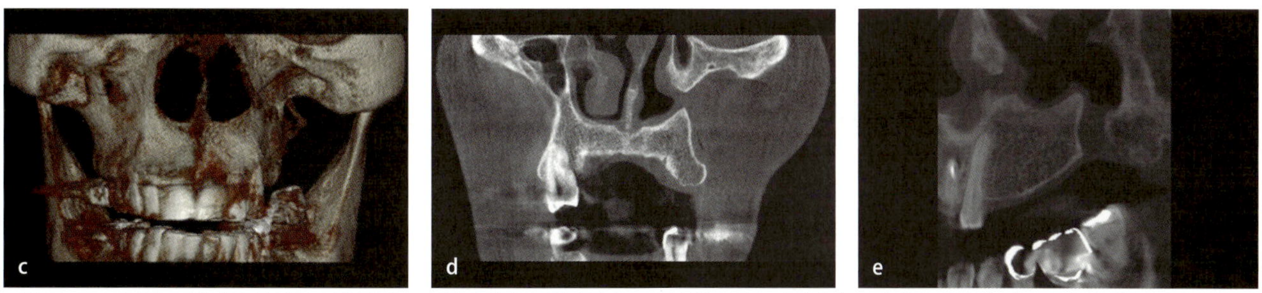

그림 16c~e. 콘빔CT상에서 상악동 외측벽이 #23 부근에서 소실되었다. #26부위는 파노라마방사선 진단과 똑같이 치조골이 없다. 의치 수복을 제안했지만 환자는 임플란트를 희망했다.

그림 16f, g. 콘빔CT상에서 #24, 25부위에 임플란트를 식립할 여지가 있다고 확인되었다. #25까지 단축된 치열의 임플란트 치료를 계획했다.

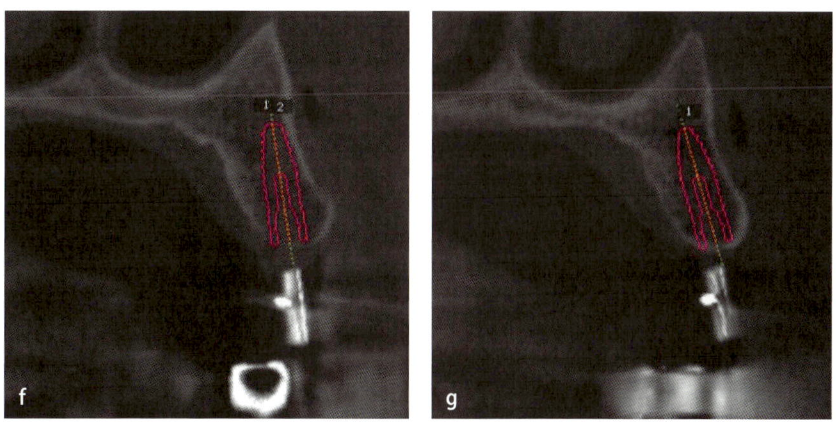

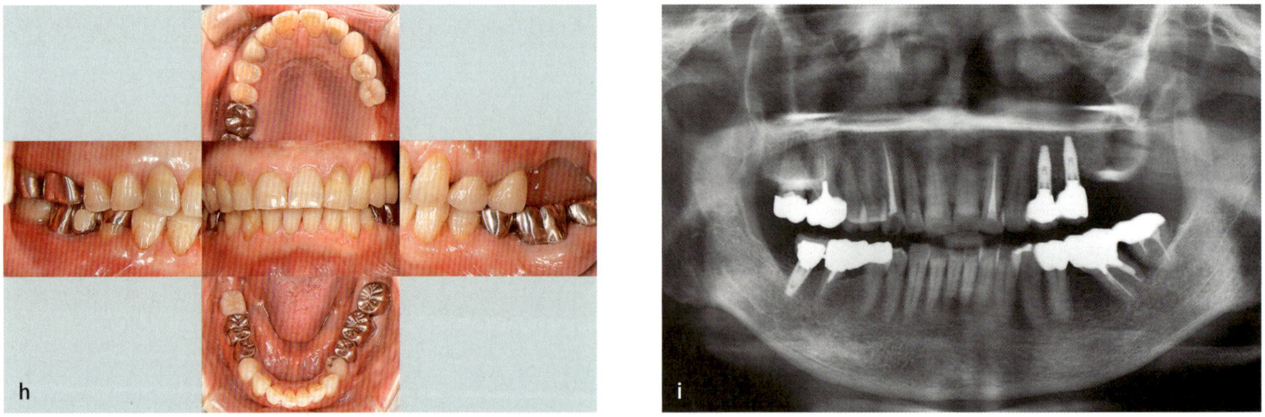

그림 16h, I. 술후 구강 내 사진과 파노라마방사선사진.

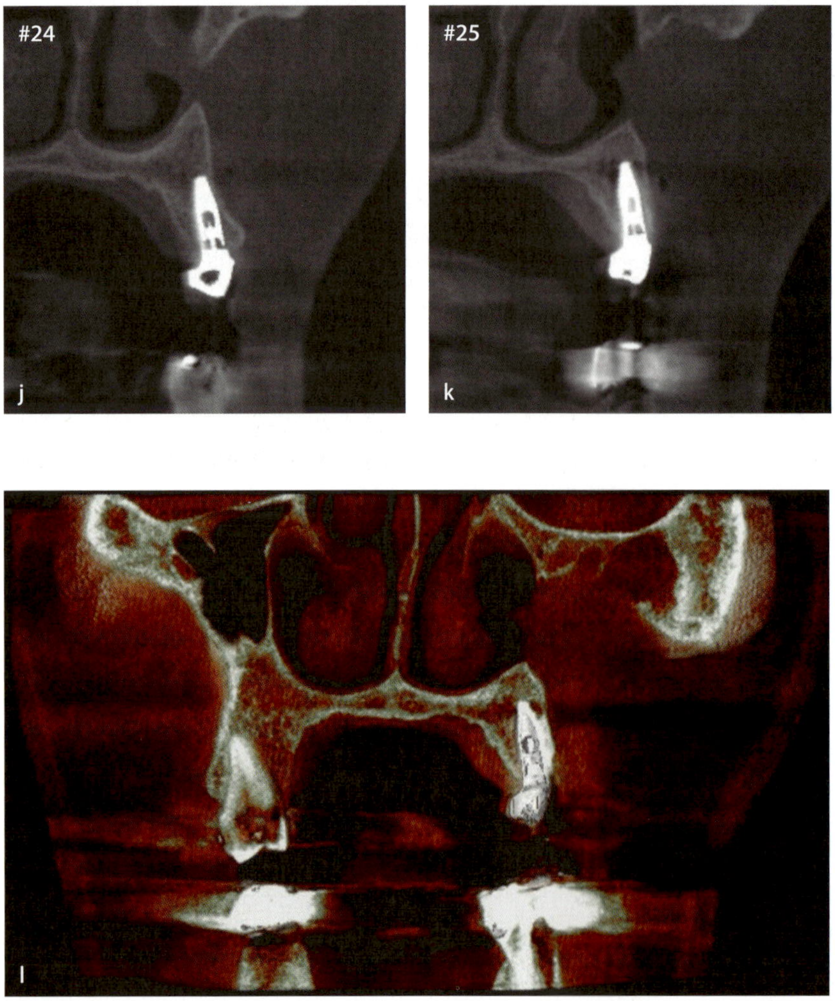

그림 16j~l. 콘빔CT로 상악동 외측벽의 소실을 확인하고 #26부위의 상악동과 치조점막의 교통부를 피해 #24, 25부위의 치조골 내에 임플란트를 안전하게 식립할 수 있었다.

Point 52 상악동 근치수술을 받은 환자에 주의!

과거에 상악동 근치수술을 받은 환자 중에 상악동이 소실되는 예가 적지 않다. 콘빔CT가 없으면 진단이 곤란하다.

상치조동맥의 주행을 확인한 증례

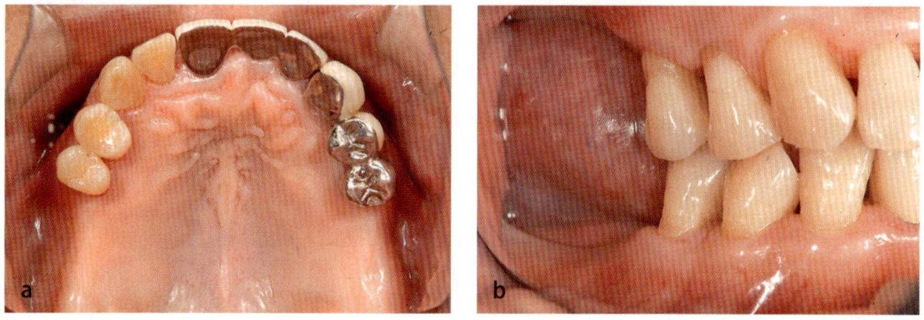

그림 17a, b. 술전 구강 내 사진. #16, 46에 임플란트 치료를 계획했다.

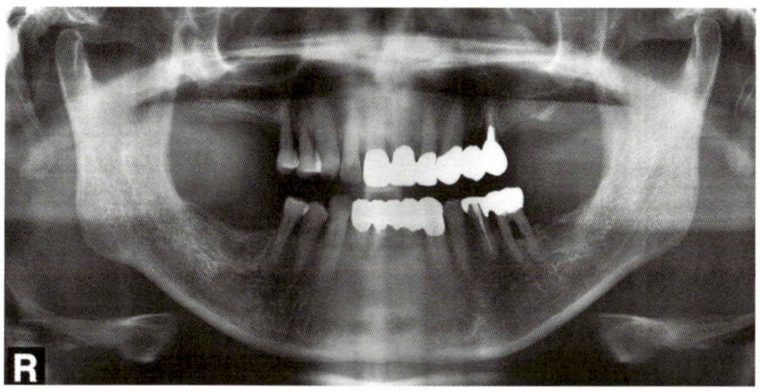

그림 17c. 술전 파노라마방사선사진.

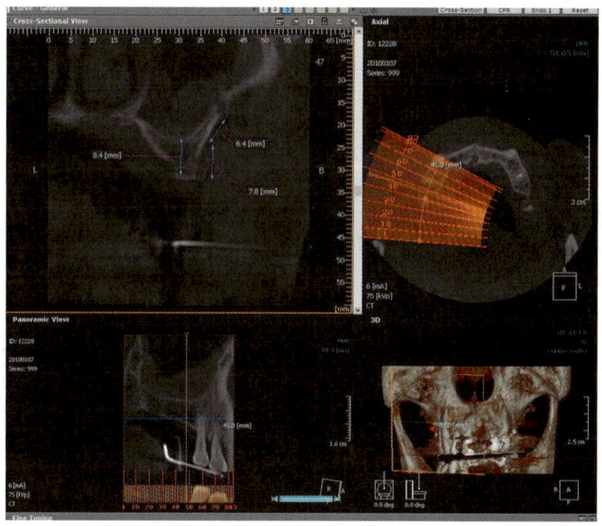

그림 17d. 상악동저에서 약 6~7mm되는 곳에 측벽 내를 관통하는 두꺼운 상치조동맥이 존재한다. 파노라마방사선사진에서는 보이지 않았다. 상악동 점막의 비후도 보인다. 상악동저에서 약 6mm 되는 곳에 존재하므로 측방 상악동거상술로 거상하면 혈관이 손상될 가능성이 있어 ostetotome technique을 진행하기로 했다.

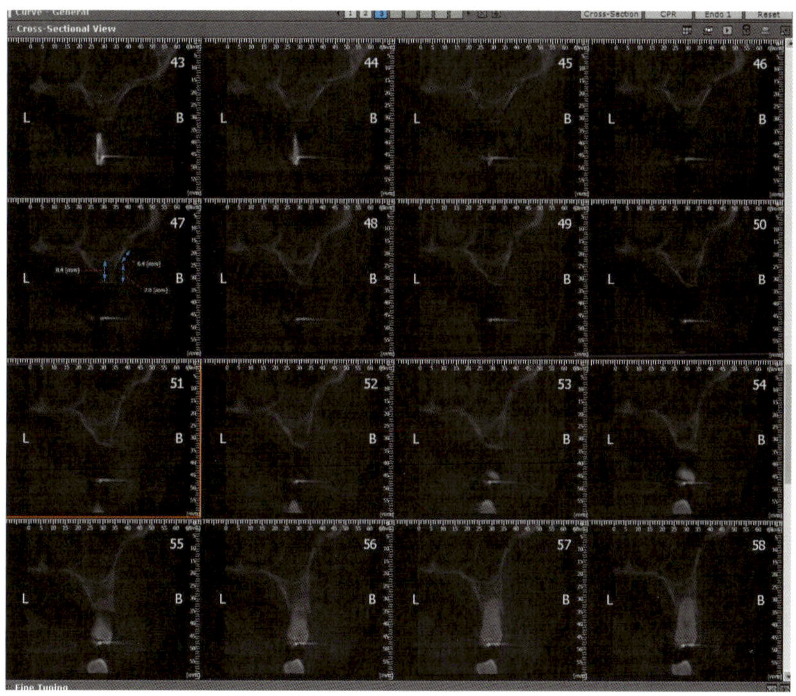

그림 17e. 상치조동맥은 임플란트를 식립할 #16부위에서 근심을 따라 상방으로 주행한다.

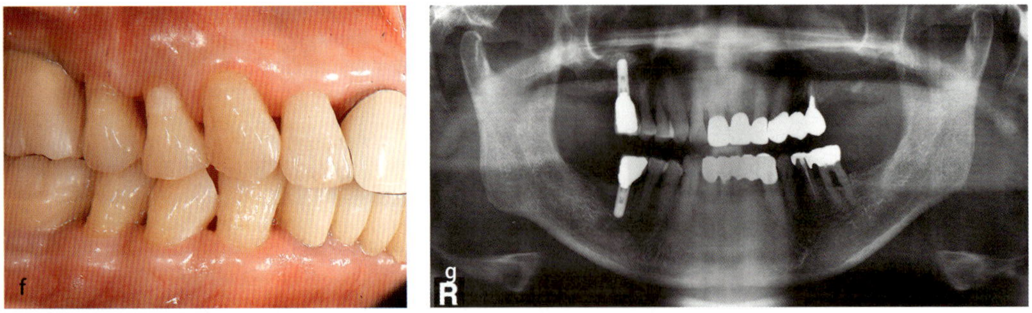

그림 17f, g. 술후 구강 내 사진과 파노라마방사선사진.

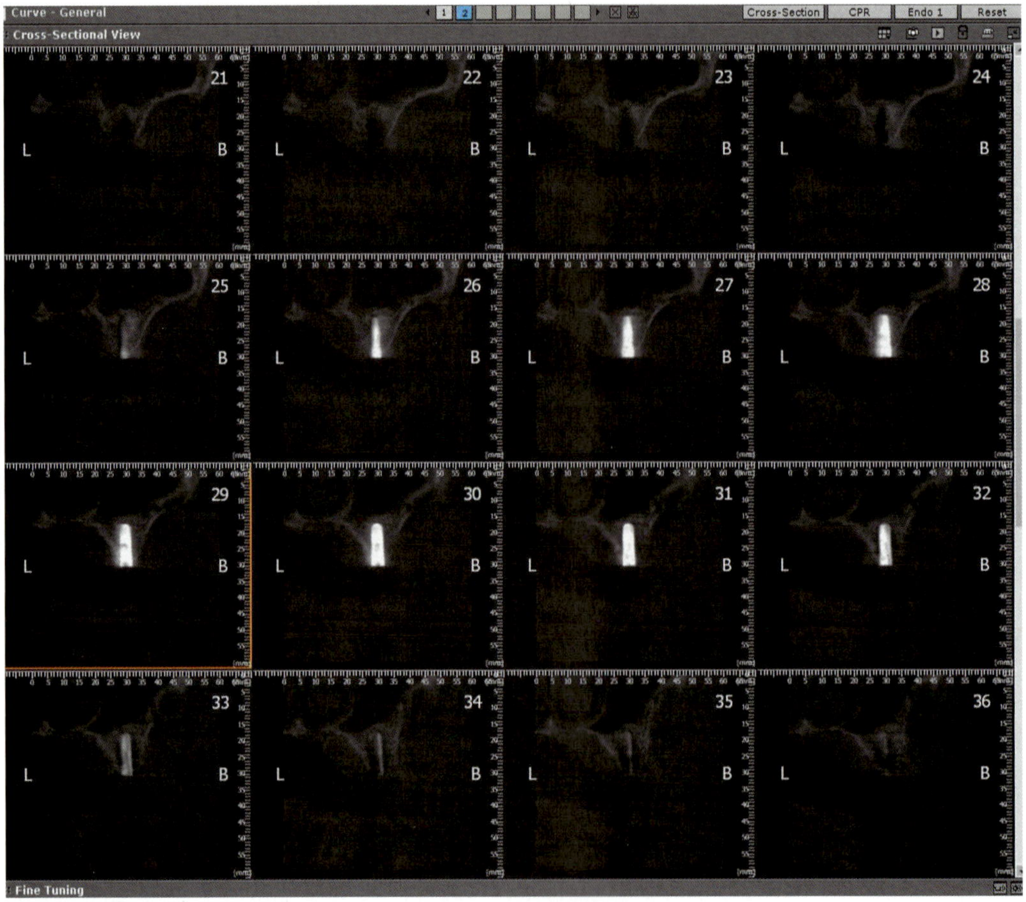

그림 17h. 술후 절단면상. 상악동 측벽의 상치조동맥이 손상되지 않도록 osteotome technique으로 임플란트를 식립했다. 거상부가 상치조동맥에 근접해 있다.

Point 53 16분할해 혈관의 주행 상태를 파악한다

상치조동맥의 주행은 이차원 방사선에서는 잘 보이지 않는다. 상치조동맥을 절단하면 대량 출혈을 일으킨다. 술전에 콘빔CT로 확인하면 안전하게 수술할 수 있다. 또한 절단면상을 9분할, 16분할해서 관찰하면 수술 부근에 주행하는 혈관을 확인할 수 있다.

경사 식립해 상악동거상술을 피한 증례

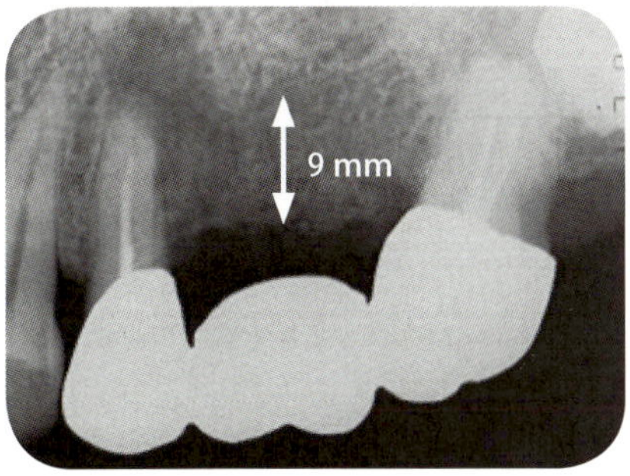

그림 18a. 기존의 이차원 영상에서는 결손부의 골정에서 상악동저까지 거리가 없고 충분한 길이의 임플란트를 식립하려면 상악동거상술이 필요하다고 진단했다.

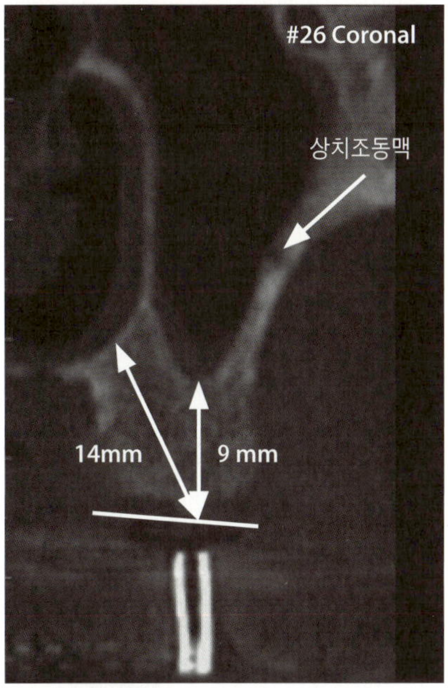

그림 18b. 'PreVista'를 도입하기 전 의과용 CT 영상. 'PreVista'를 도입하기 전에 의과용 CT 촬영 시설에 의뢰했다. 진단용 stent를 장착하고 임플란트 식립 예정 부위의 #26 결손부를 콘빔CT 촬영한 삼차원 영상을 보면 관상면상에서 상악동의 형태, 격벽의 상태, 잔존골량, 정확한 동저까지 거리, 골폭, 골경사, 상치조동맥을 확인할 수 있다.

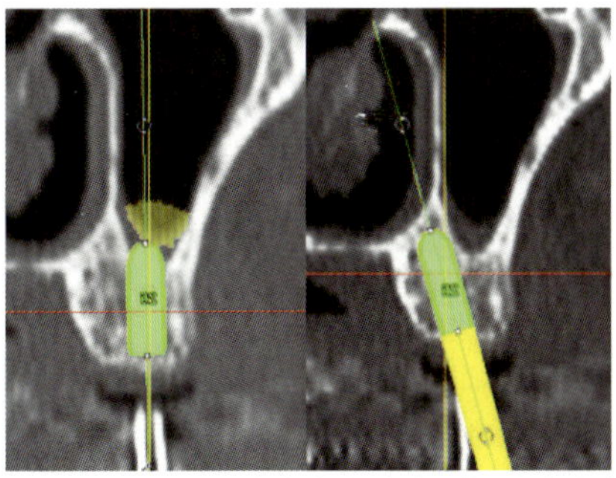

그림 18c. 시뮬레이션해서 상악동을 간섭하지 않고 #26 해당부의 상악동과 비강 사이에 보철에 문제가 없는 범위에서 협설적 경사식립이 가능하다고 진단(우측 그림).

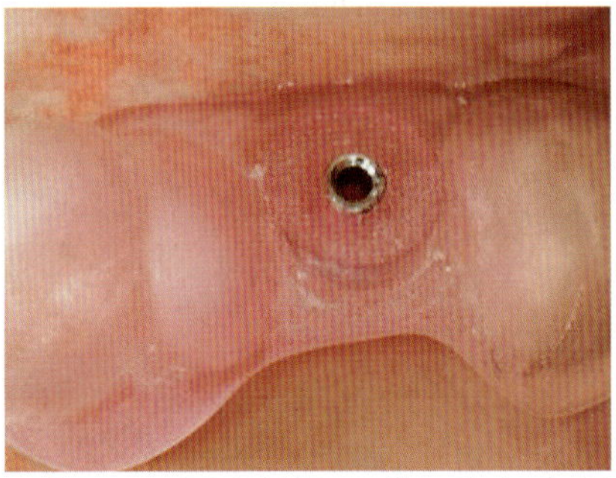

그림 18d. 시뮬레이션을 토대로 치아 지지의 surgiguide를 설계하고 제작. 사진은 1차 드릴용 surgiguide이다.

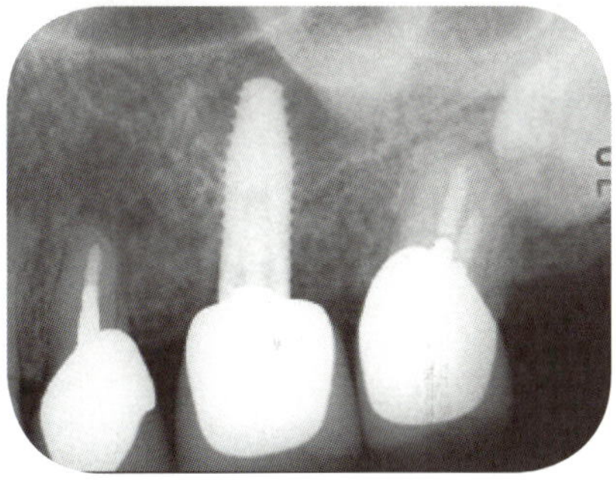

그림 18e. 술후 구내방사선사진. 이차원 영상에서 상악동 내에 임플란트가 천공된 것처럼 보인다.

Point 54 **콘빔CT로 최소 침습 처치도 가능하다**

임플란트를 원하지만 상악동거상술은 거부하고 최소한의 처치를 희망하는 환자도 적지 않다. 콘빔CT에서 협설적 경사식립이 가능하다고 판단해 최소한의 처치를 실천한 예이다.

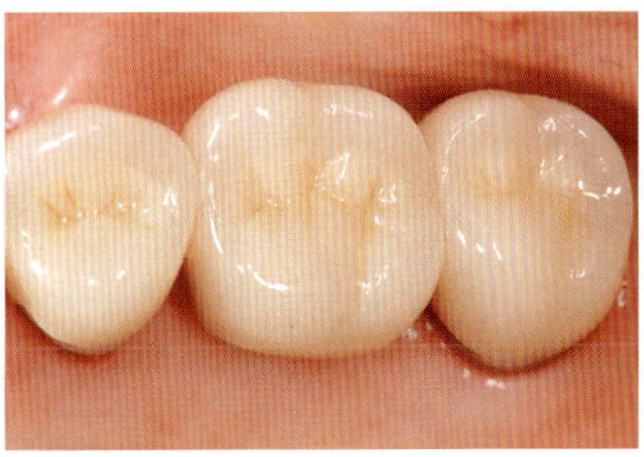

그림 18f. 최종 보철은 나사 고정식 custom post를 제작하고 PFM에 의한 cementation 타입의 상부 구조를 제작했다.

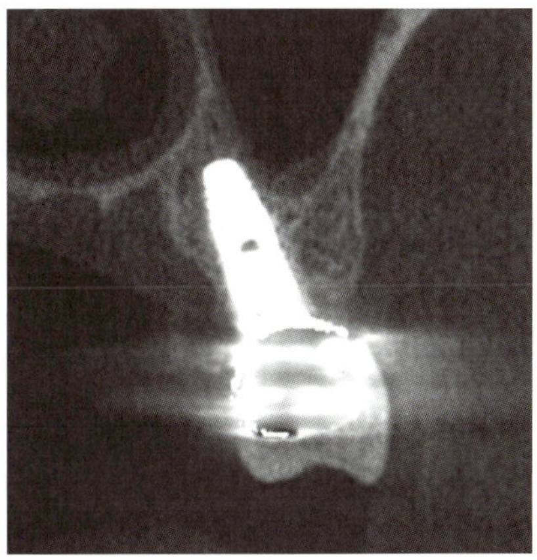

그림 18g. 최종 보철물 장착 후 'PreVista'로 촬영한 콘빔CT상. 상악동을 간섭하지 않고 상악동과 비강 사이에 충분한 크기의 임플란트를 식립하고 교합을 회복했다.

나의 콘빔CT 활용법

'VR상에서 상악동의 형태를 관찰한다'

VR(volume rendering)상에서 불투명도를 조정하면 연조직을 관찰할 수 있다. 다양한 방향에서 절단해 보면 상악동 내 많은 정보를 수집할 수 있다. 이차원에서 얻을 수 없는 상악동 내 복잡한 격벽과 점막비후를 포착할 수 있고 상악동에 접근할 때 큰 도움이 된다.

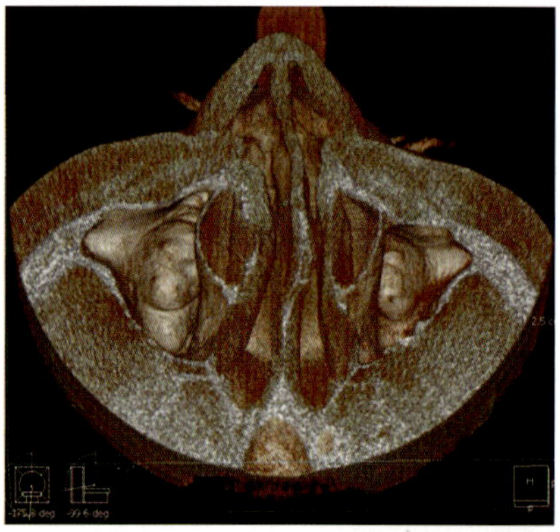

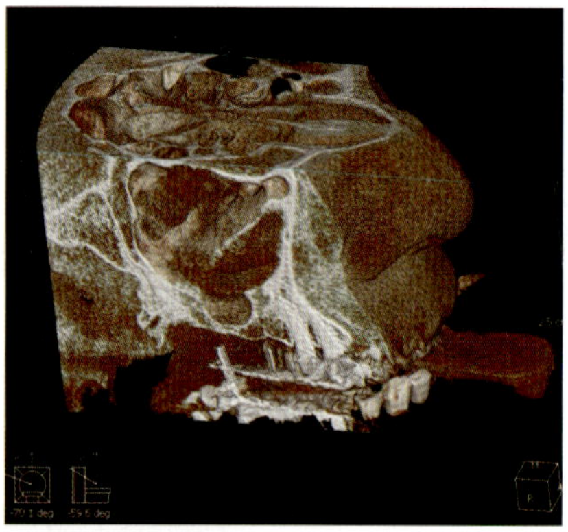

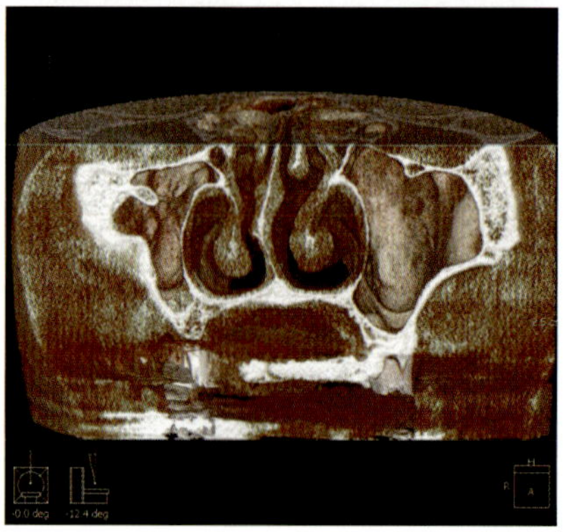

같은 환자의 상악동이지만 이런 복잡한 형태는 이차원상에서 절대 상상할 수 없다.

결론

콘빔CT를 도입한 계기이자 가장 큰 혜택을 받는 증례라면 상악 구치부 임플란트가 아닐까? 이차원 진단으로 잘 해내는 증례도 많지만, 이차원상과 CT상을 비교하면 이차원상으로 진단할 수 없었던 예가 얼마나 많았는지 놀라곤 한다.

우리 임상가에게는 진단과 치료가 우연이라도 잘 되면 그만이라고 생각해서는 안 되고 확실한 진단에 따른 결과가 요구된다. 따라서 삼차원으로 관찰할 수 있는 콘빔CT는 반드시 필요하다.

참고문헌

1. 山道信之, 糸瀬正通. サイナスフロアエレベーション. 東京：クインテッセンス出版, 2008.
2. 山道信之, 林佳明, 牧角新蔵, 河原三明, 水上哲也. インプラントイマジネーション. 東京：クインテッセンス出版, 2004.
3. 野阪泰弘. CT で検証するサイナスフロアエレベーションの落とし穴. 東京：クインテッセンス出版, 2010.
4. 園田哲也. 上顎洞形態によるアプローチ法を考える(前編)・(中編)・(後編). 補綴臨床 2010；43(5)：566-580, 43(6)：688-701, 2011；44(1)：92-106.

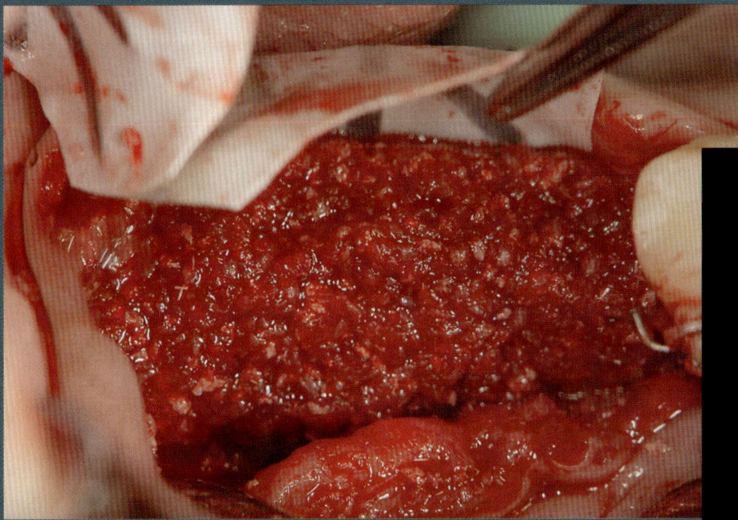
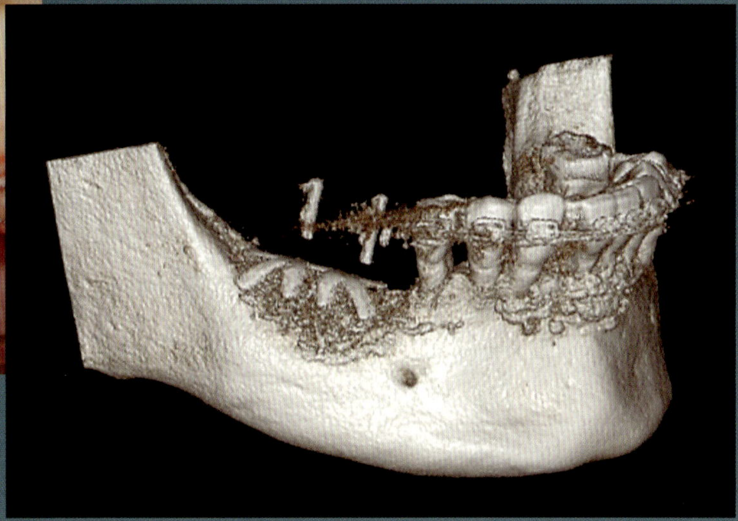

2.7 하악 임플란트

――――― 안전하고 예측성이 있는 임플란트 치료에는 콘빔CT가 반드시 필요하다

해설 **林 美穗 (Hayashi Miho)**

왜 하악 전치부 · 구치부 임플란트 치료에 치과용 콘빔CT가 필요할까?

의료사고를 피하려면 해부학적 관점에서 하악의 상태를 삼차원으로 파악하는 것이 중요하다

임플란트 치료가 대중화되면서 의료사고와 소송이 빈발하고 있다. 그중에서도 하악의 하치조신경마비와 설하동맥이나 이하동맥의 손상이 대표적이다[1,2]. 이러한 의료사고를 피하려면 해부학적 견지에서 하악의 상태를 삼차원으로 파악하는 것이 중요하다.

예전에는 대학병원같은 특별한 시설을 제외하고 일반 개업의가 평소에 CT를 활용하는 장면을 흔히 볼 수 없었다. 그러나 최근에는 콘빔CT가 보급되면서 일반 개업의도 CT 촬영이 가능한 시대가 되었다. 그 결과 이차원적 치과용·파노라마방사선영상에서 알 수 없었던 많은 정보를 수집할 수 있게 되었고 정확한 진단하에 안전하게 임플란트를 식립하는 데 콘빔CT가 필수 장비가 되었다.

또한 술전 검사, 시뮬레이션, 술중 및 술후 경과에 이르기까지 상세한 정보를 제공해주는 콘빔CT가 보급되면서 환자 또한 안심하고 치료를 받을 수 있게 되었다. 그래서 우리 치과의사도 스트레스의 경감은 물론 술자 스스로 기술을 연마하는 데 힘을 집중할 수 있다고 생각한다.

표 1에 하악 임플란트 치료 시 콘빔CT의 유용성을 정리했다[3].

표 1. 하악 임플란트 치료 시 콘빔CT의 유효성

① 하악골 형태의 삼차원 진단
② 하악관이나 이공의 신경, 분지의 위치·형태의 삼차원 진단
③ 골질·골밀도의 검사
④ 골내 이물질의 삼차원 진단
⑤ 병변, 병소의 삼차원 진단
⑥ 악관절의 삼차원 진단
⑦ 골질의 삼차원 진단
⑧ 임플란트 주위 골량·골질의 삼차원 진단
⑨ 임플란트 주위염의 삼차원 진단

치과용과 콘빔CT, 이차원 및 삼차원 진단의 비교

Surgical Stent를 시적할 때 술전 구내방사선사진과 콘빔CT의 비교

구내방사선사진에서는 근원심적 임플란트 식립 위치를 결정할 수 있지만, 이차원 영상이므로 협설적 골폭, 골형태 등 상세한 정보를 수집할 수 없다(그림 1a~c). 따라서 구내방사선사진으로는 협설적 임플란트 식립 위치를 최종 결정하기가 곤란하다. 동시에 구내방사선사진에서 하악관이나 이공 등 골내 삼차원적 위치[2,4]를 파악하기도 어렵다.

콘빔CT로 보면 이것도 알 수 있다

이 증례의 #46, 47을 보면 치조골의 형태가 크게 다른 것을 콘빔CT영상에서 판독할 수 있다(그림 1d, e).

콘빔CT의 절단면상에서 #47에서는 설측 치조골정이 협측 치조골정보다 높은 것을 판독할 수 있다. 또한 설측에는 악하선와가 있으므로[4] 드릴링할 때 설측 피질골 천공에 신경을 써야 하는데, 술전 검사 및 시뮬레이션을 통해 임플란트를 보다 안전하게 식립할 수 있다.

#46에서는 협측골의 함몰이 보이고 협설 골폭이 부족한 것을 절단면상에서 판독할 수 있다. 임플란트를 식립하려면 GBR을 하고 단계적 접근이 필요하다[5–8].

이차원 영상의 한계를 아는 것도 중요하다

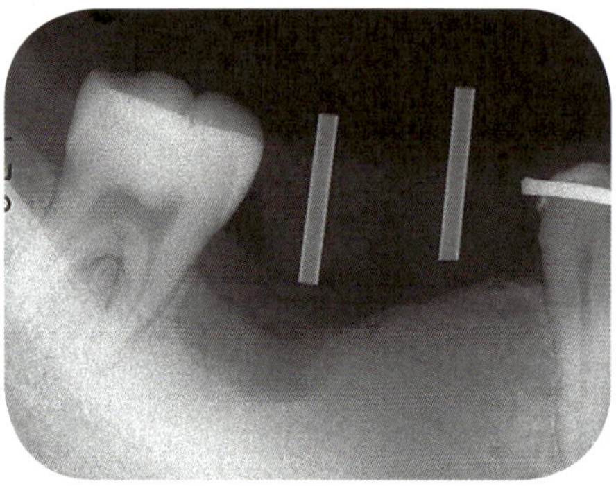

그림 1a
그림 1b

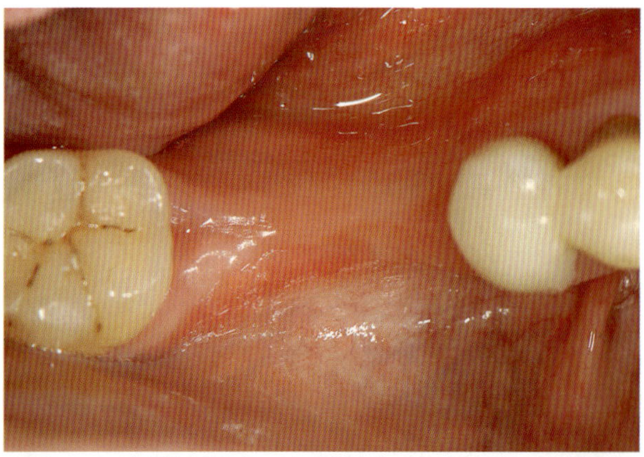

그림 1a, b. 이차원 영상만으로는 협설적 임플란트 식립 위치를 최종 결정하기가 곤란하다.

이차원 진단에서는……

- 협설적 골폭을 알 수 없다.
- 하악관과 이공의 삼차원적 위치를 알 수 없다.
- 정확한 골질, 골밀도를 알 수 없다.
- 설하선와와 악하선와의 형태를 알 수 없다.
- 인접 치근과의 삼차원적 위치 관계를 알 수 없다.
- 치조정의 정확한 형태를 알 수 없다.

그림 1c

이차원 진단의 한계!!

관상면상이나 절단면상에서 하악관의 삼차원적 위치·골형태를 예상할 수 있으므로 임플란트 식립 방향과 임플란트 크기를 정확하게 결정할 수 있다.

또한 골질에 관해서도 판독이 가능하므로 보다 확실하게 술전 시뮬레이션과 술전 준비가 가능하고 술중 스트레스를 줄일 수 있다.

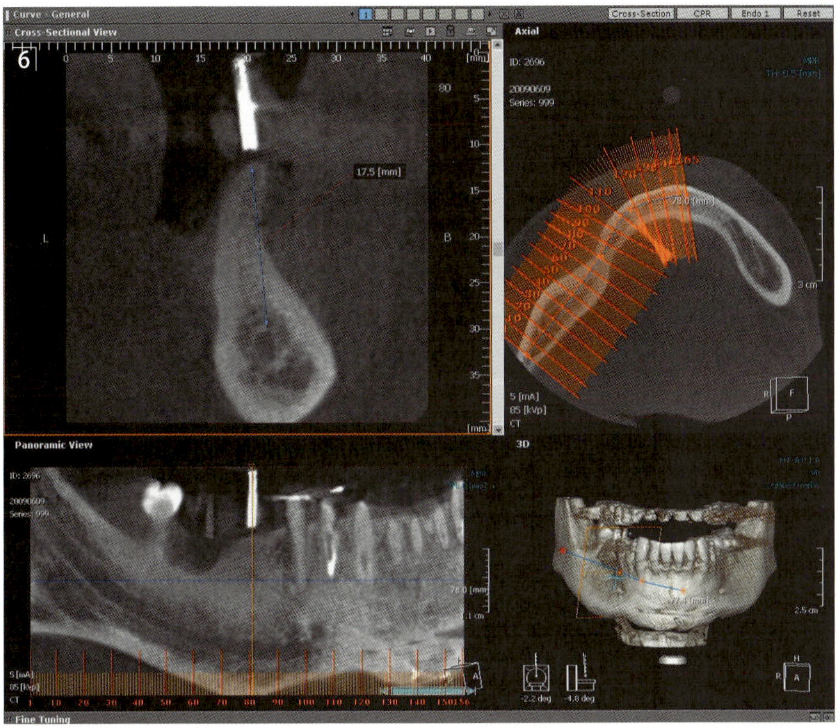

▲그림 1d

▼그림 1e

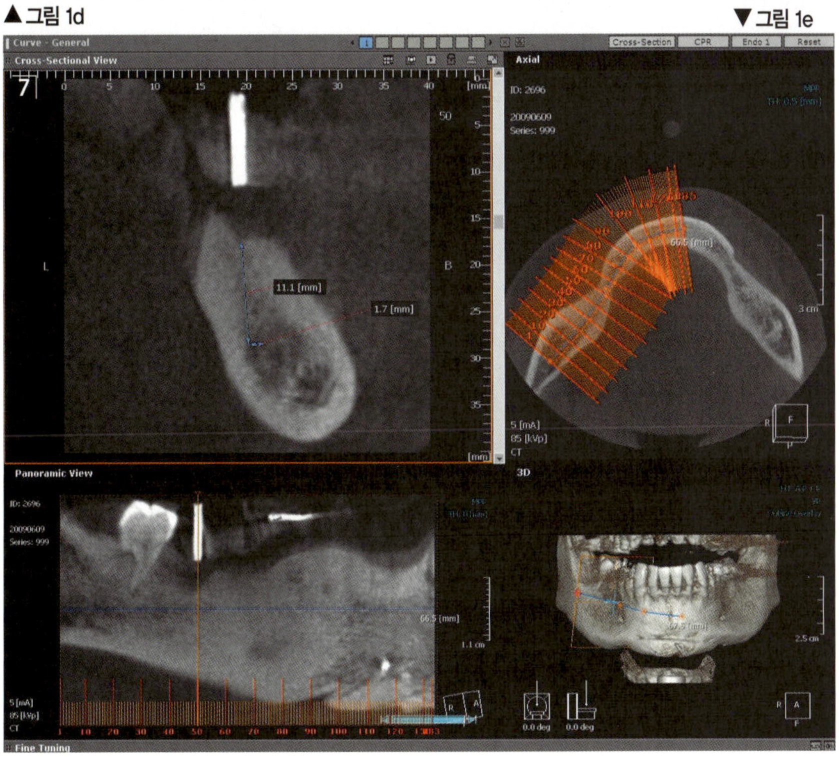

콘빔CT라면 이것까지 알 수 있다.

Point 55 **술전 검사에는 콘빔CT가 필수!!**

이차원 영상에서 알 수 없는 협설적 골 형태, 골질, 하악관의 위치 관계를 술전에 알 수 있다.

그림 1d, e. 삼차원으로 보면 치조골 형태의 차이가 분명하다.

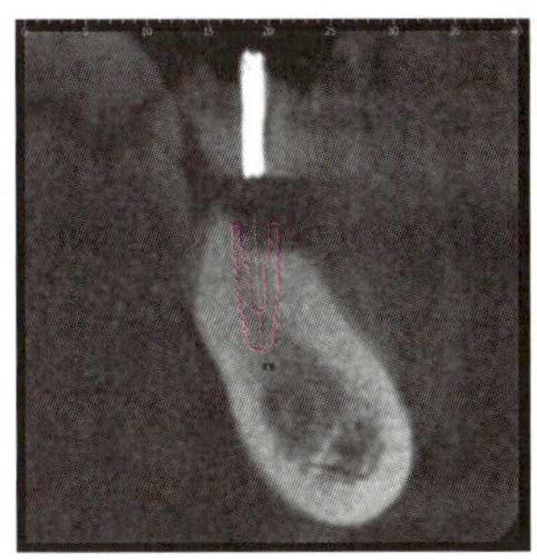

그림 1f
그림 1g

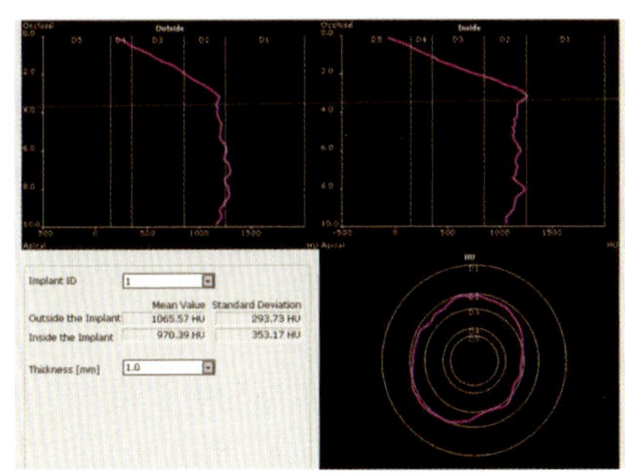

그림 1f, g. 술전에 시뮬레이션할 수 있고 임플란트 식립 예정부의 골질도 파악할 수 있다.

콘빔CT영상의 슬라이스법

#45를 예로 들어 슬라이스법을 배우자

콘빔CT영상의 슬라이스법에 적응하지 못한 술자가 많다고 생각한다. 이번에는 #45를 예로 들어 슬라이스법을 설명한다(그림 2).

영상의 슬라이스 순서

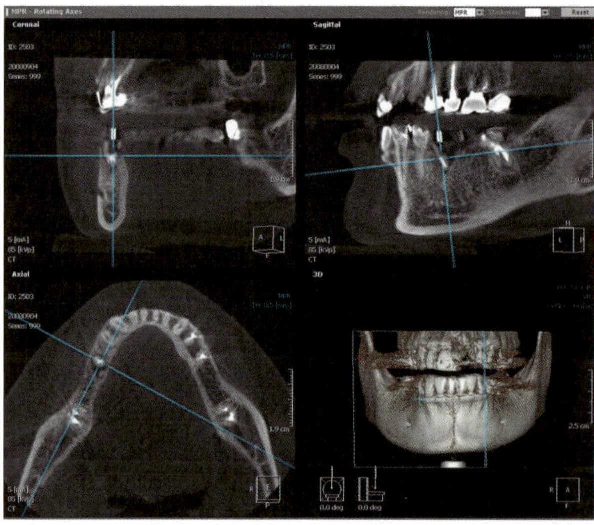

그림 2a. 관상면상, 시상면상의 십자 가이드를 임플란트 식립 예정의 surgical stent 방향에서 골내 임플란트 식립부에 맞춘다. 또한 축상면상에서 근원심의 치열 상에 십자 가이드가 오도록 조절한다. 이때 상세한 정보를 수집할 수 있다.

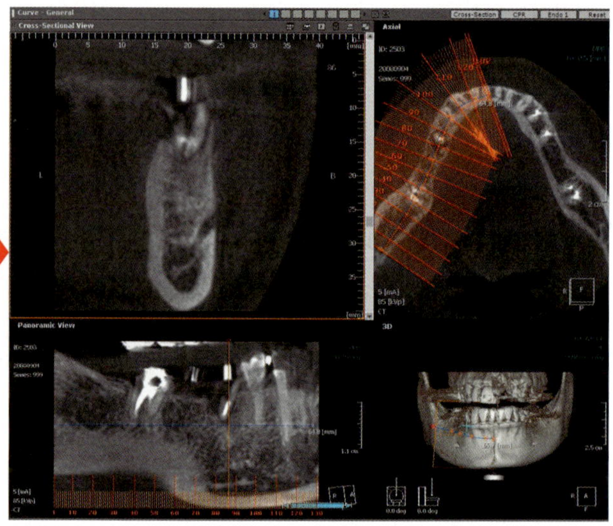

그림 2b. 그림 2a의 축상면상에 임의로 두께를 설정하고 치열에 직교하는 평면에서 슬라이스하면 절단면상으로 재구성할 수 있다. 본 그림에서는 0.5mm로 슬라이스하고 있다.

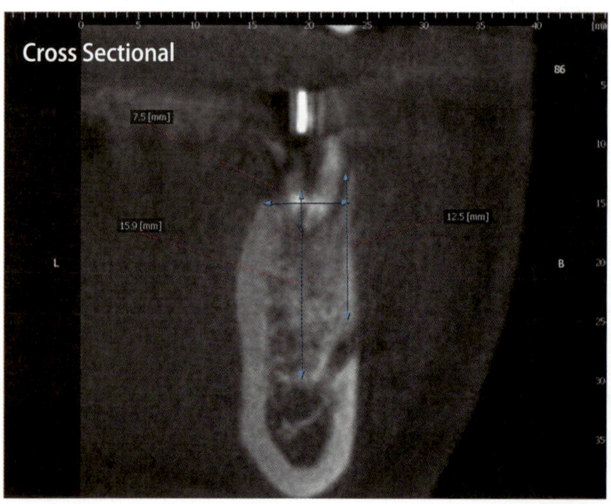

그림 2c. 재구성한 절단면상. 구내방사선사진에서 알 수 없는 협설적 골형태와 골질을 알 수 있다. 이를 통해 하악관이나 이공의 형태, 위치관계를 상세하게 알 수 있고 거리를 계측할 수도 있다.

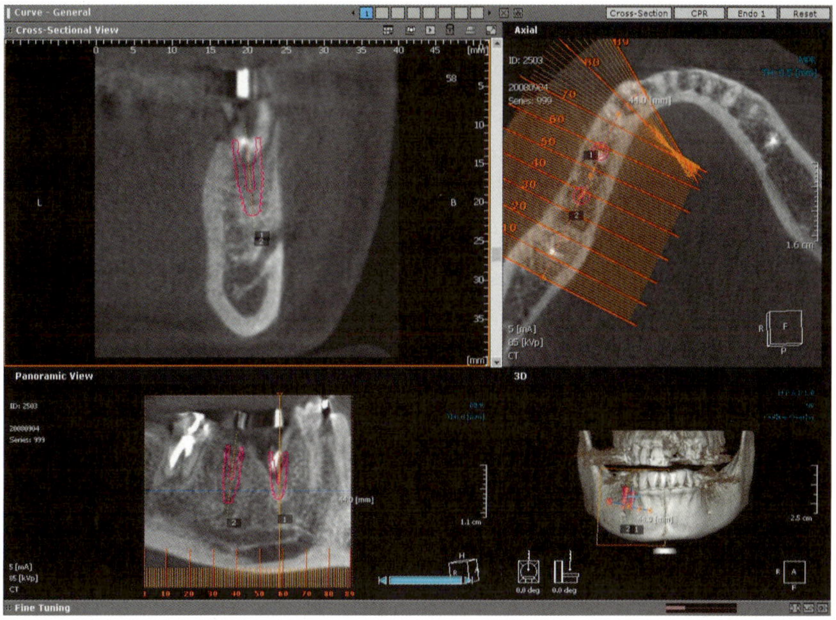

그림 2d. 식립할 임플란트의 크기를 선택하고 영상 위에서 시뮬레이션할 수 있다. 이 기능이 있어 임플란트와 하악관의 위치 관계를 예상하고 실제 임플란트 식립 상황을 시뮬레이션할 수 있어 안심하고 수술에 임할 수 있다. 또한 실제 식립 방향, 임플란트의 종류, 크기를 결정할 수 있다.

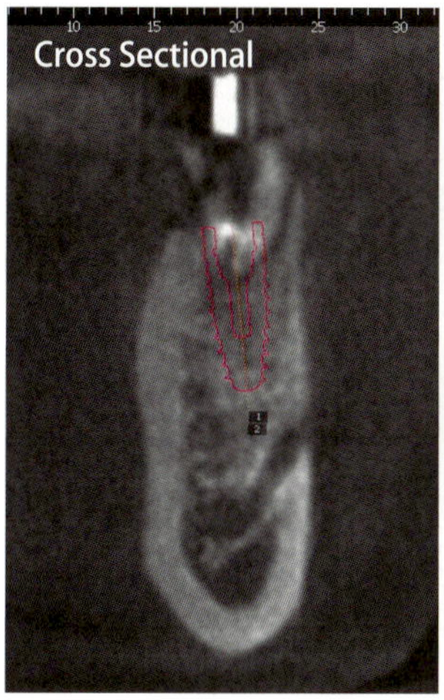

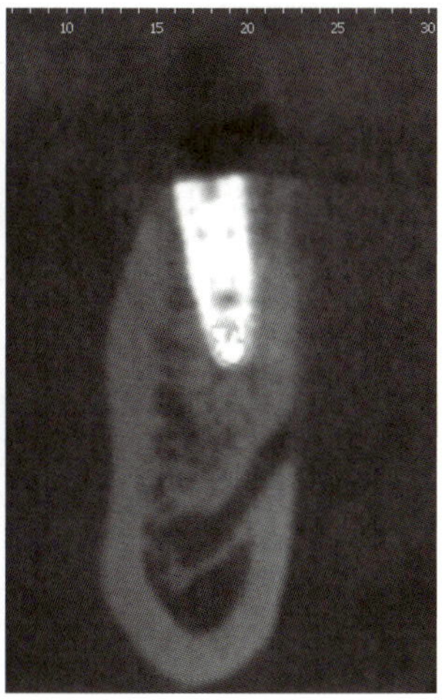

그림 2e, f. 절단면상의 확대. 하악관에서 이공의 개구부가 가상의 임플란트 식립 위치 아래에 존재한다.

그림 2e | 그림 2f

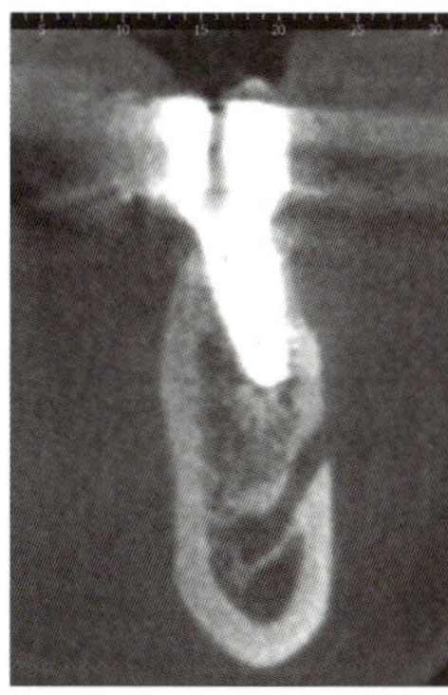

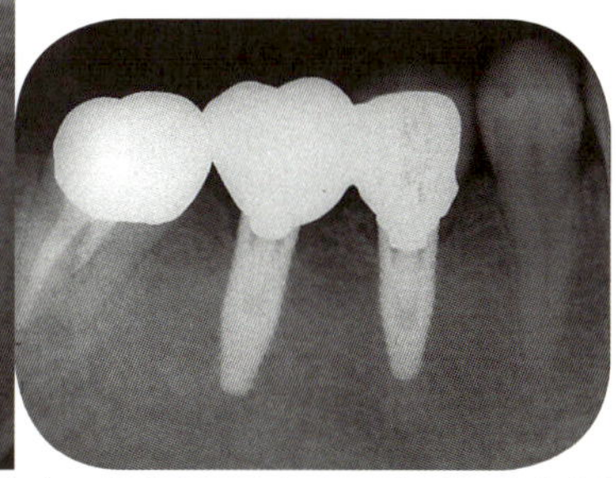

그림 2g, h. 술후 절단면상과 구내방사선사진. 술전에 시뮬레이션한 대로 임플란트가 식립되어 있다.

그림 2g | 그림 2h

Point 56 **콘빔CT영상의 슬라이스가 중요하다!**

콘빔CT영상의 슬라이스 방법에 따라 심각한 실수로 이어질 수도 있다. 처음에 십자 가이드를 맞출 위치를 신중하게 결정하는 것이 중요하다.

진단·치료가 변화하다 "심화편"

콘빔CT로 진단하면 안심!

이차원 및 삼차원 진단으로 최선의 치료가 가능했던 증례

이차원 영상으로 진단하기가 곤란한 증례를 경험한 적이 있는가? 환자와 술자 모두에게 안전을 보장하는 의료 기술이 반드시 필요하다.

아래에 이차원 진단과 함께 콘빔CT 진단을 통해 자신 있게 치료에 임한 두 증례를 제시한다(그림 3, 4).

이것도 콘빔CT가 가져온 축복이다.

이차원 진단을 보다 상세하게 확정한 증례 1 : 발치와 보존술

구내방사선 진단

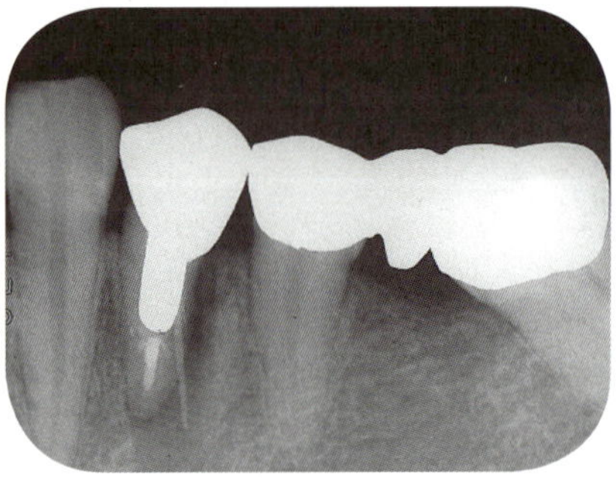

그림 3a. 구내방사선 진단. #34의 치근이 파절. 이물감이 생긴지 6개월이 지났으며 주위 골이 크게 흡수해 있었다. 치조제를 보존하기 위해 발치와 동시에 발치와 보존술을 진행하는 것이 좋다고 판단했다.

콘빔CT 진단

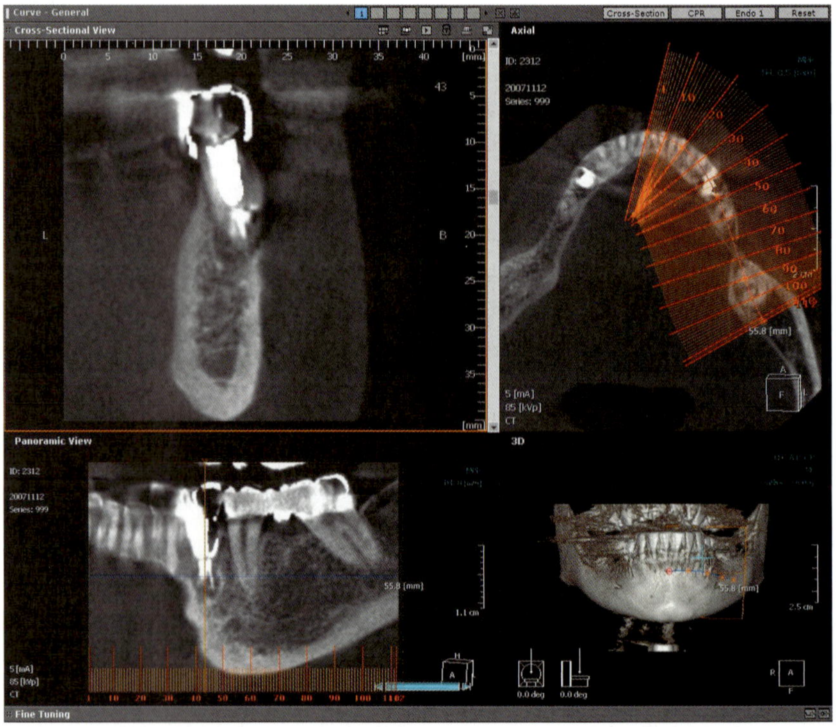

그림 3b. 콘빔CT 진단. 협측골이 근첨까지 흡수된 것을 알 수 있다. 임플란트를 식립하려면 골조성이 필요하다고 진단하고 치조제를 가능한 한 보존하려면 발치와 보존술이 적절하다고 판단했다[9].

쌍방이 동일한 진단 결과!!

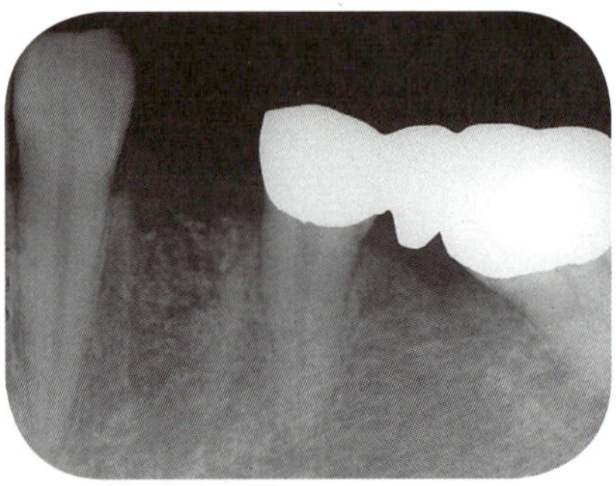

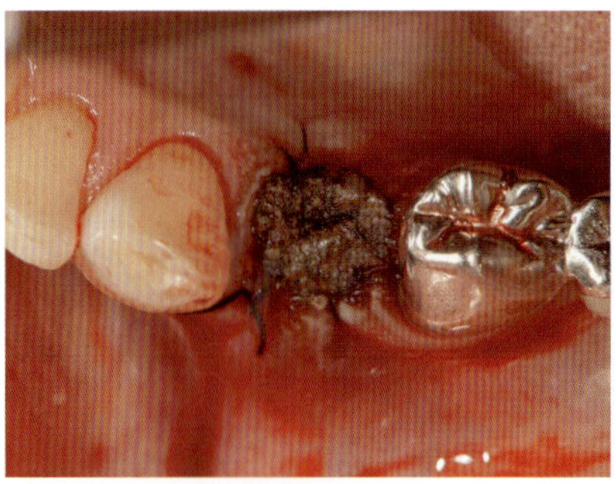

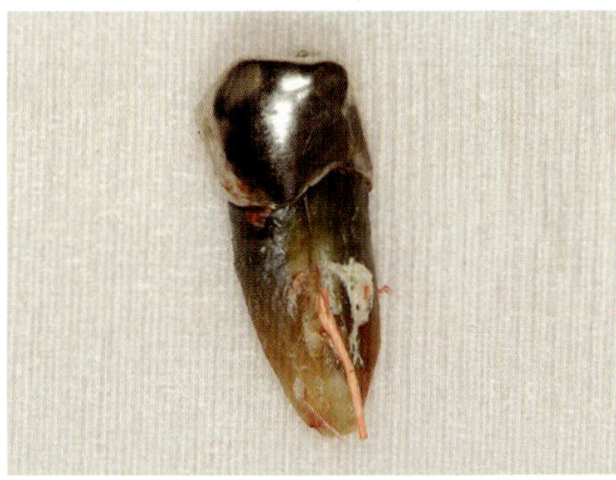

그림 3c~e. 발치와 보존술 시 구내방사선사진. 구강 내 사진, 발거된 치아.

그림 3c | 그림 3d | 그림 3e

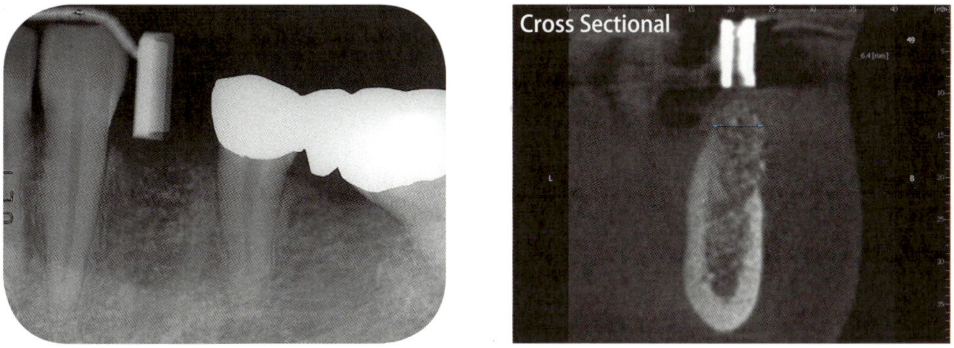

그림 3f, g. Surgical stent 시적 시 구내방사선사진과 절단면상. 발치와 보존술을 진행한 결과 협측골의 높이가 유지되고 있다.

그림 3f | 그림 3g

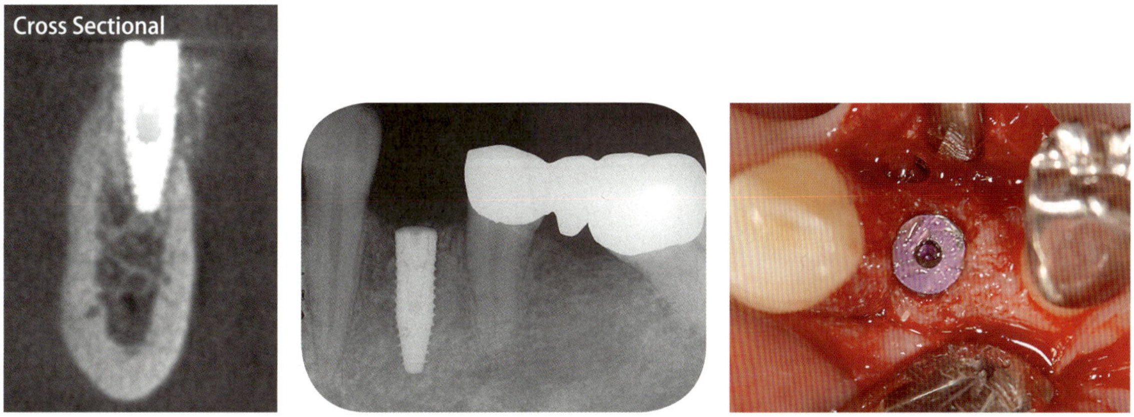

그림 3h~j. 임플란트 식립 시. 발치 시 발치와 보존술을 진행해 결과적으로 GBR하지 않고 임플란트를 식립할 수 있었다.

그림 3h | 그림 3i | 그림 3j

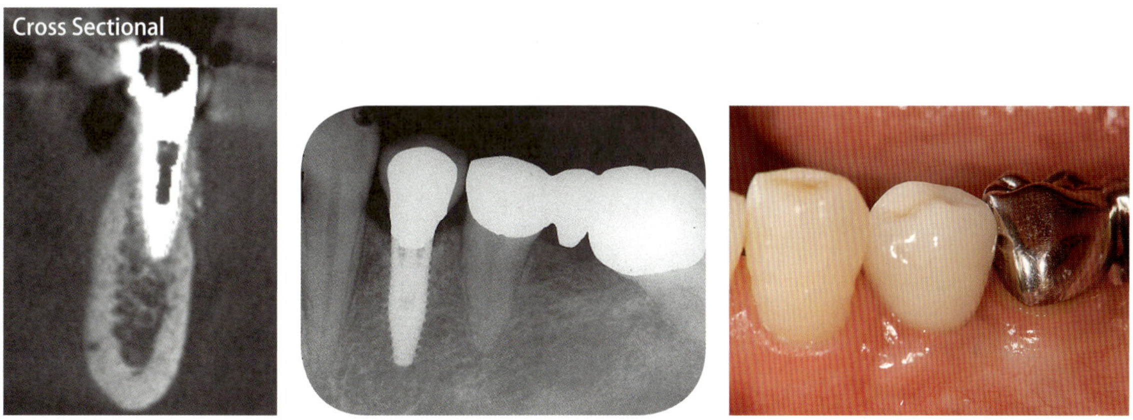

그림 3k~m. 치료 후 절단면상과 구내방사선사진, 구강 내 사진, 협측골의 높이도 유지되고 있다.

그림 3k | 그림 3l | 그림 3m

Point 57 **최소한의 침습으로 최대 효과를**

콘빔CT로 진단을 확정하는 것은 큰 장점이다. 이를 통해 최선의 치료법을 술전에 선택할 수 있고 보다 좋은 치료결과를 이끌어낼 수 있다.

이차원 진단을 상세하게 확정한 증례 2 : 골조성

구내방사선 진단

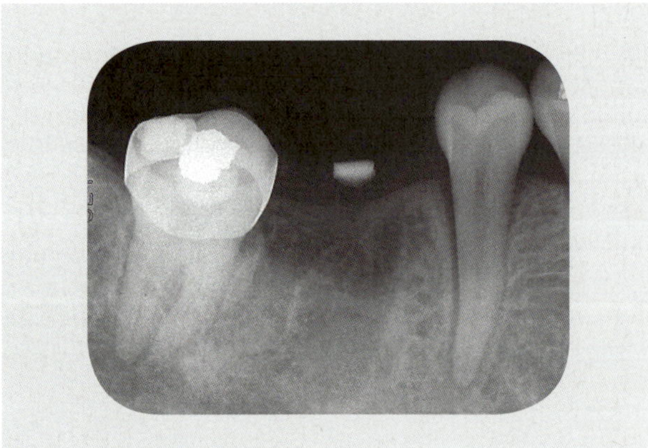

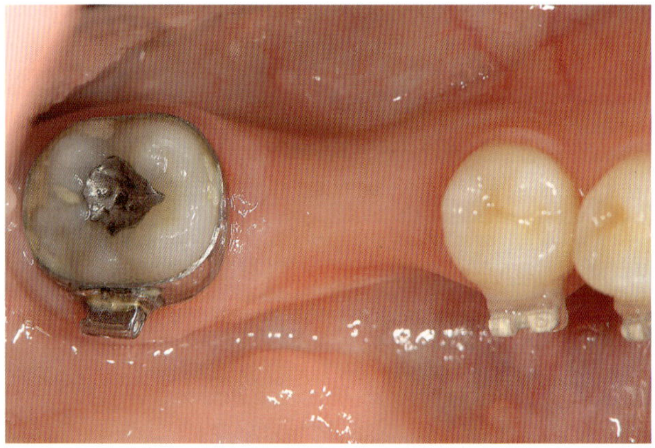

그림 4a, b. 구내방사선 진단. 발치 후 6개월이 경과했다. 구내방사선사진과 구강 내 사진에서 #46부는 골질이 부드럽거나(Type 3) 치조골정 부근의 협측골이 흡수하지 않았을까 추측했다.

콘빔CT상 진단

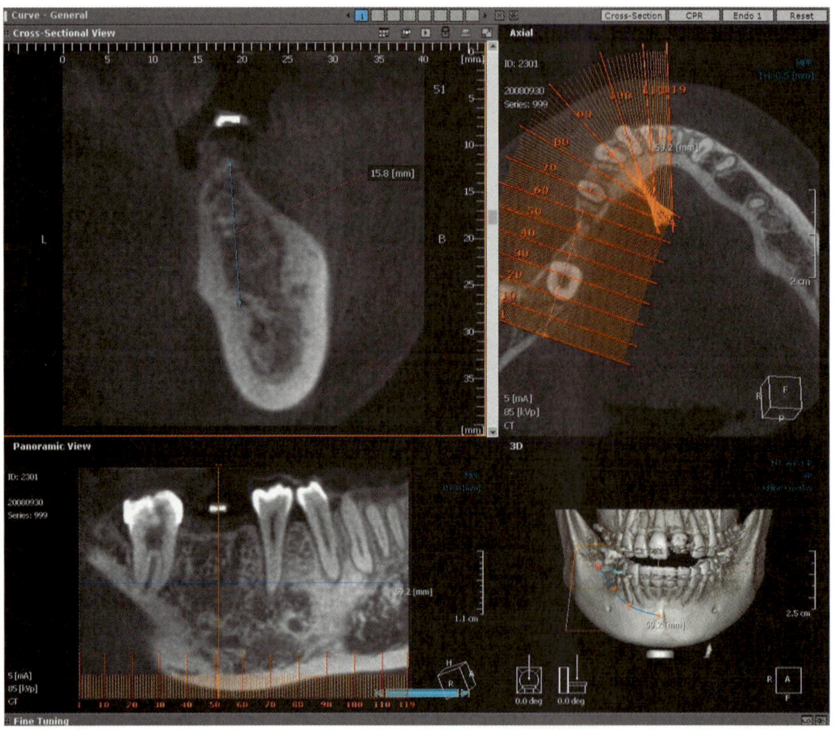

그림 4c. 콘빔CT 진단. 구내방사선사진으로 진단하듯이 발치와 주위의 골질은 부드럽고 치조정 주변의 협측골도 흡수해 있다. 야마미치·이토의 CT 영상에 의한 하악골 형태의 분류(절단면)에서 B형(협측 골결손형)에 속한다[6,8].

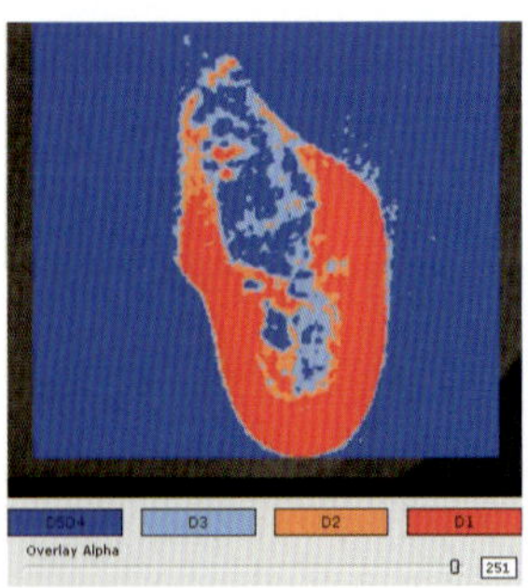

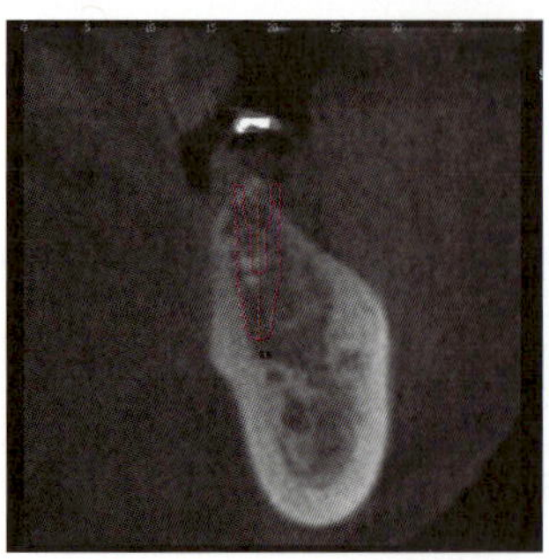

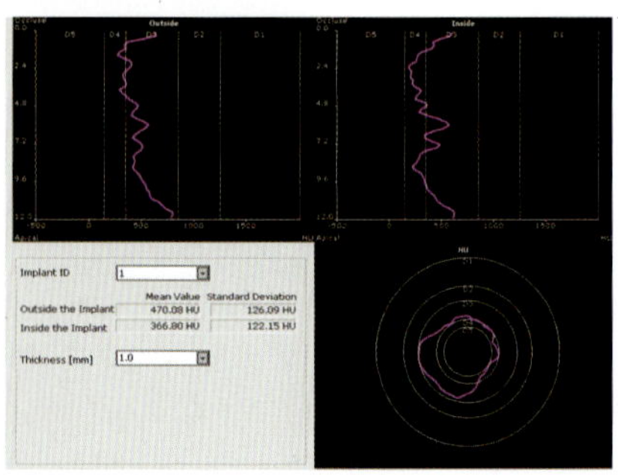

그림 4d | 그림 4e | 그림 4f

그림 4d. 식립 전 콘빔CT 컬러 영상.

그림 4e, f. 임플란트 식립 시뮬레이션과 골밀도의 분포도. 식립 예정부의 골질은 D3~D4이고 무른 상태로 보인다.

그림 4g | 그림 4h

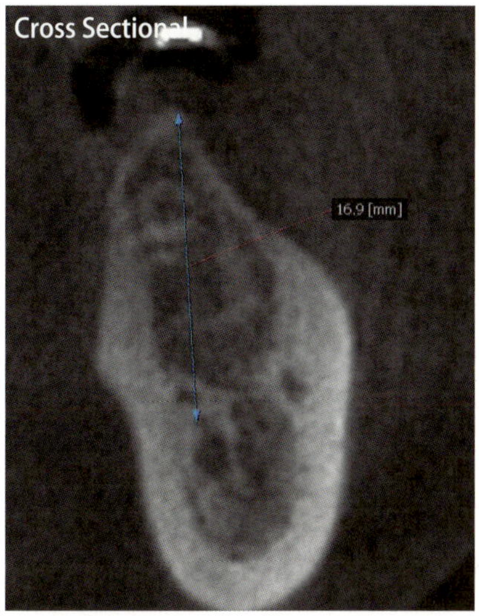

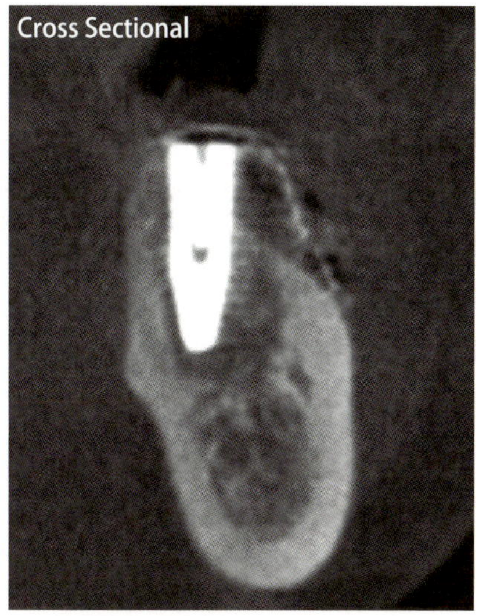

그림 4g, h. 치조골정에서 하악관까지 거리가 16.9mm이므로 12mm 임플란트를 식립하기에 충분하지만, 치조골정 부근의 협측골이 흡수돼 있어 Ø3.7mm 임플란트를 식립했다. 술전 콘빔CT에서 협측 스크류가 일부 노출하리라 예측했다.

그림 4i | 그림 4j

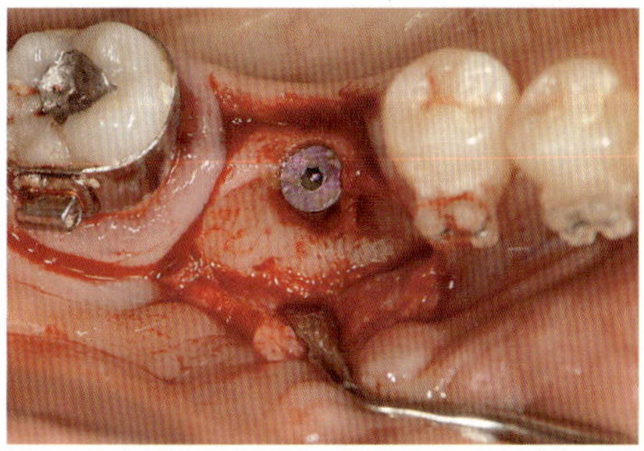

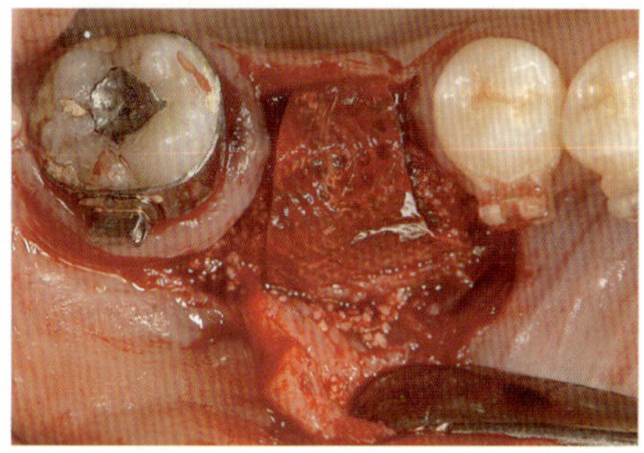

그림 4i, j. 임플란트 식립과 동시에 협측 GBR을 진행했다. 협측에 골이식재를 적용하고 그 위에 titanium mesh를 설치, 흡수성 membrane을 설치했다.

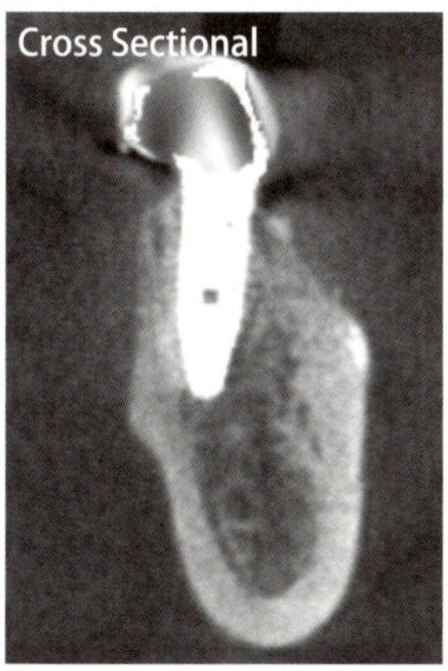

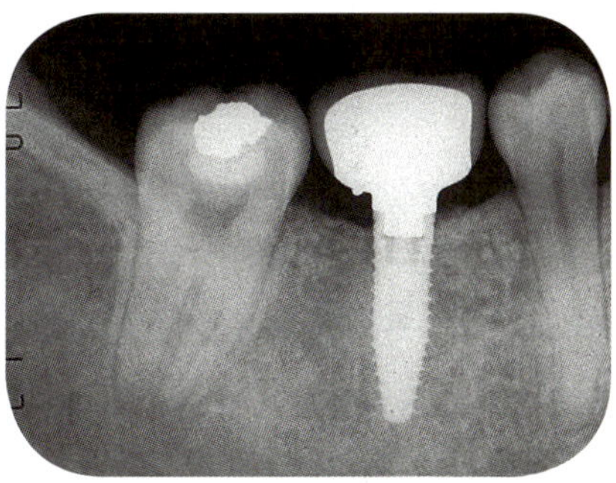

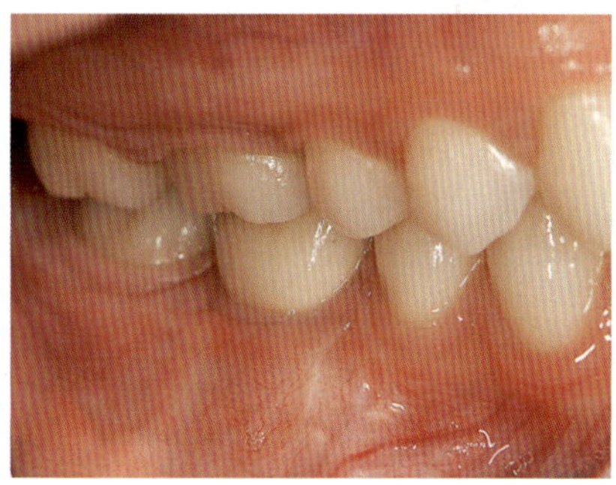

그림 4k~m. 치료 후 절단면상과 구내방사선사진, 구강 내 사진, 협측의 GBR한 부위도 골조성이 되어 있고 양호하다.

그림 4k | 그림 4l | 그림 4m

Point 58 술전에 골의 정보를 자세히 수집한다

콘빔CT를 사용해 진단하지 않았을 때는 술전에 골의 형태와 골질을 구체적으로 알 수 없었다. 술전에 촬영해 시뮬레이션하면 임플란트를 안심하고 식립할 수 있다10,11.

콘빔CT로 확인했더니 예상외로 까다로웠던 증례!

이차원 진단만으로 임플란트를 식립했던 시절에 진행한 증례를 콘빔CT로 평가했을 때 "거의 사고 수준인데"라고 생각했던 경험이 있지 않은가? 또한 콘빔CT로 진단한 결과 이차원 진단 결과보다 예상 외로 까다로운 증례로 밝혀진 증례도 있었을 것이다. 콘빔CT를 사용하지 않으면 치료가 실패로 이어질 수도 있다고 생각하면 역시 적절한 기기를 사용한 진단의 필요성을 통감하게 되고 아래에 필자가 경험한 세 증례를 소개한다(그림 5~7).

콘빔CT는 필수 장비라는 생각이 더 확고해진 증례이다.

술후에 콘빔CT로 확인했더니 문제가 있었던 증례 1 : 식립 방향에 문제가 있었던 증례

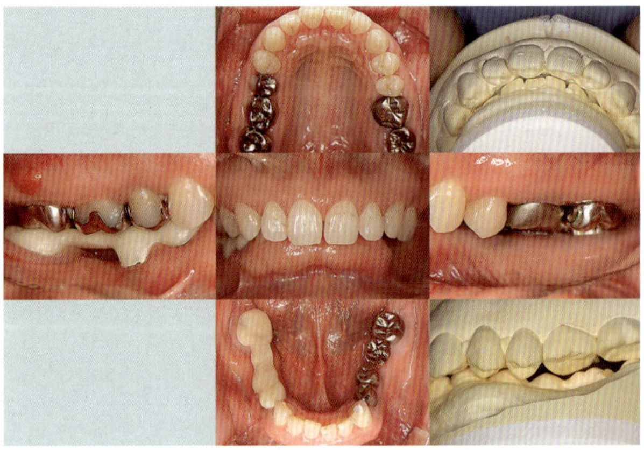

그림 5a. 환자는 58세 여성. 주소는 다른 의원에서 치료를 받던 중에 하악 좌측 치아에 통증이 있고 턱이 흔들흔들했다. 상악 치열의 설측에 하악 치열이 물린다. 하악 전치는 상악 구개점막을 씹어 점막에 압흔이 보인다. 좌측 구치부는 상하악 모두 vertical stop이 없고 편심교합이다.

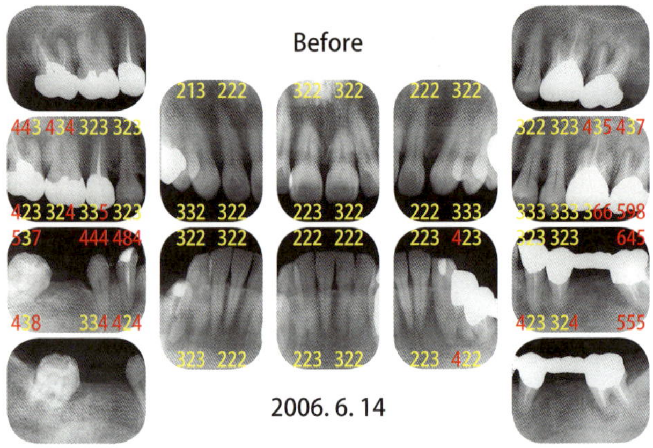

그림 5b. 초진 시 구내방사선사진. 외상성 교합에 의해 상하악 구치부에 중등도의 골결손이 발생해 구치부가 붕괴되었다고 진단할 수 있다. #44, 37, 27은 치근이 파절되어 발치했다.

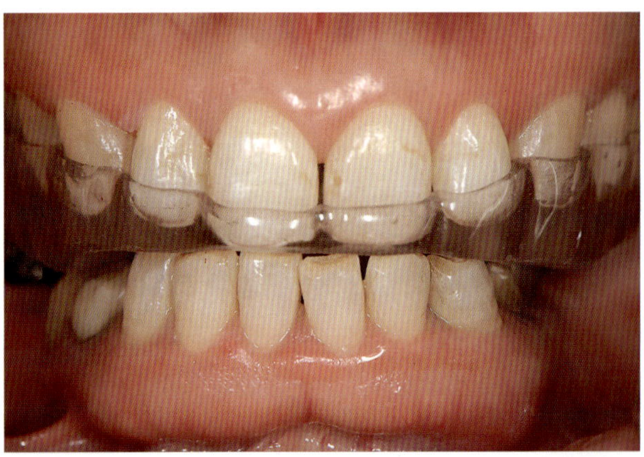

그림 5c. Splint로 적절한 악간관계를 찾는다. Splint를 장착하면 하악이 전방으로 유도되어 악간관계의 개선이 필요하다고 재확인했다.

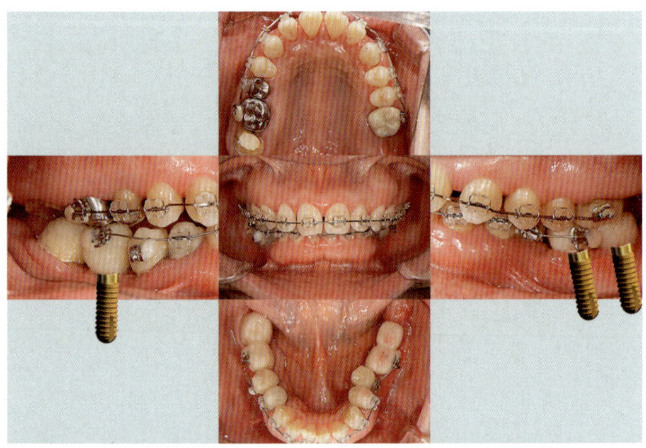

그림 5d. 초진 후 1년 경과. 교합고경이 저하되어 교합을 거상해서 교정하지 않으면 브라켓을 장착할 수 없었다. 교정 전에 하악 구치부에 임플란트를 식립하는 목적은 교합을 거상해 브라켓을 장착할 공간을 확보하기 위해서이고, 대구치부 임플란트를 고정원으로 해 하악 소구치의 설측 경사를 수정할 필요가 있었기 때문이다.

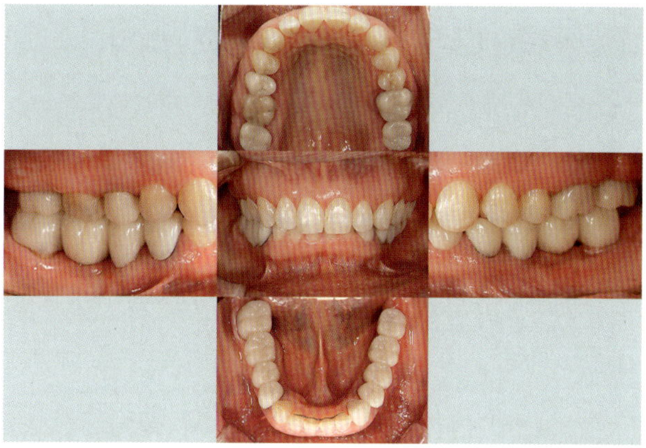

그림 5e. 최종 임시수복물 장착 시. 초진 후 2년 6개월만에 교정치료 종료. 그 후 임시수복물로 최종 교합 관계를 확립해 간다.

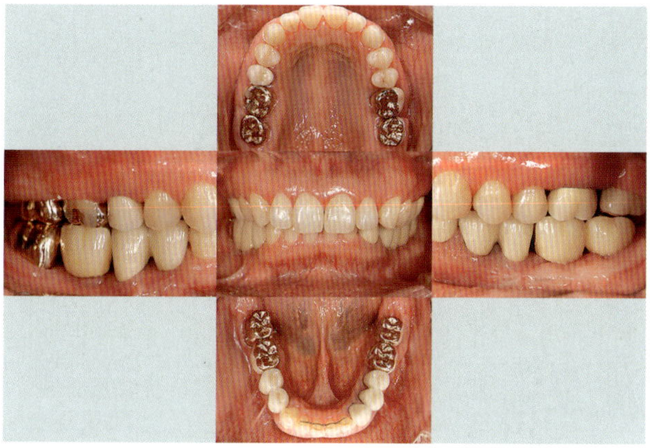

그림 5f. 술후 구강 내 사진. 초진 후 4년 경과. 교합이 안정되었다.

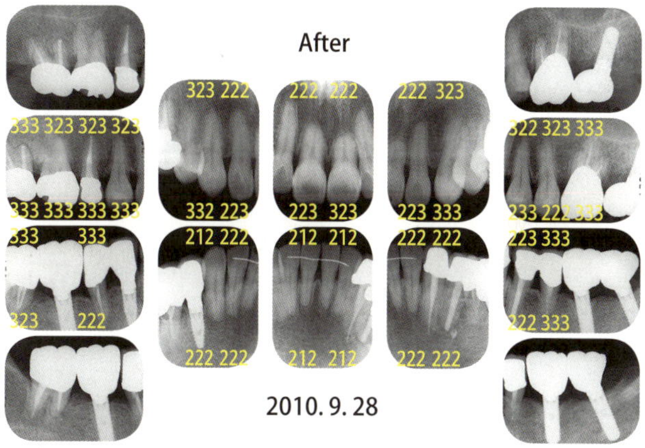

그림 5g. 동일한 시기에 획득한 구내방사선사진. 골수준도 평탄하고 안정적이다.

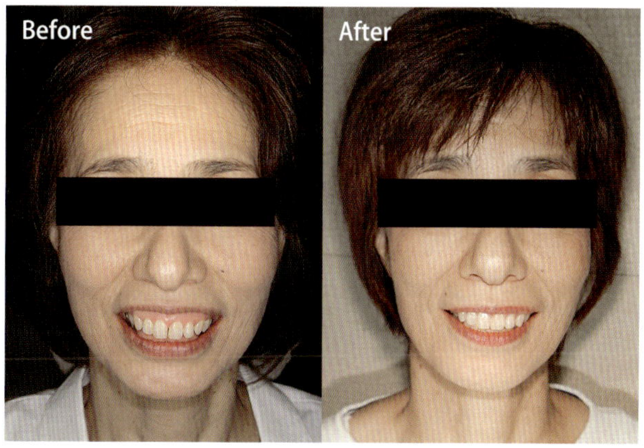

그림 5h. 술전 술후 안모를 비교한 사진. 악위를 적절한 위치로 유도하고 결손부에는 임플란트를 사용해 개개 치아를 적절한 위치로 교정해 교합을 재구축했다. 술전, 술후 안모를 비교하면 악위의 개선, 저작기능의 회복, 안모도 아름답게 변화했다(사진은 환자의 동의를 구하고 게재).

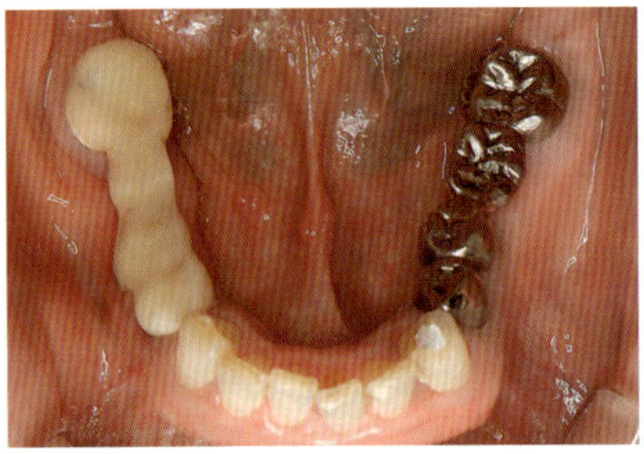

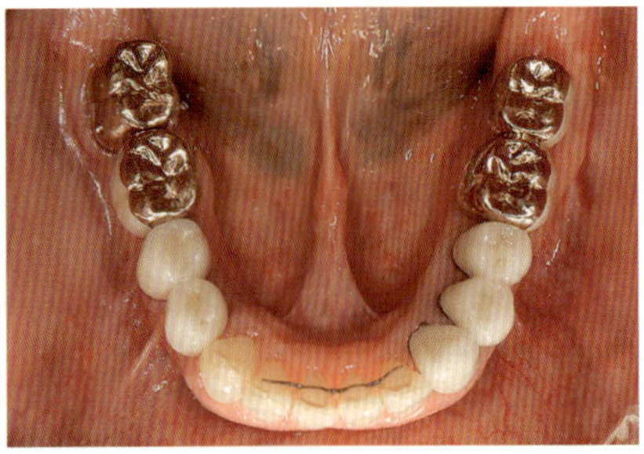

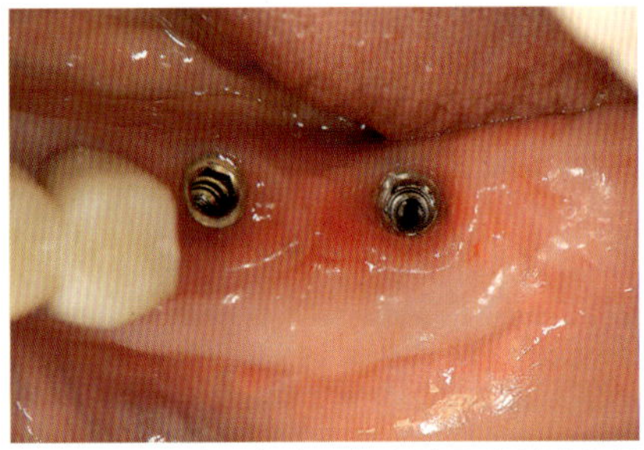

그림 5i~k. 교정치료를 위해 교정 전에 고정원이 된 구치부에 임플란트를 식립했다. 치열을 확대할 수 있었지만 임플란트는 술전 악궁의 위치에 식립된 상태이고 위치를 변경할 수 없어 최종 보철물을 제작할 때 고생했다.

그림 5i | 그림 5j | 그림 5k

그림 5l | 그림 5m

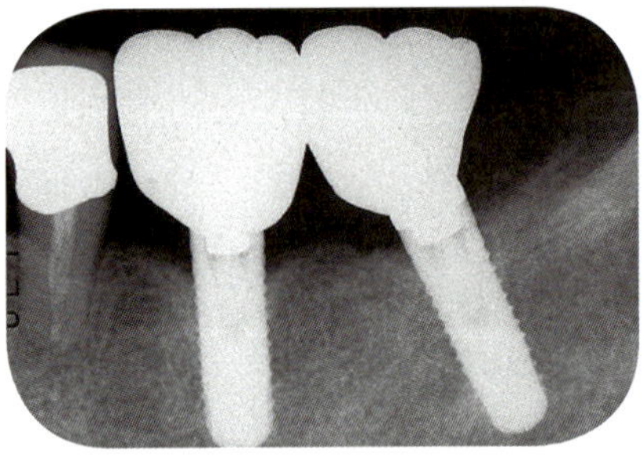

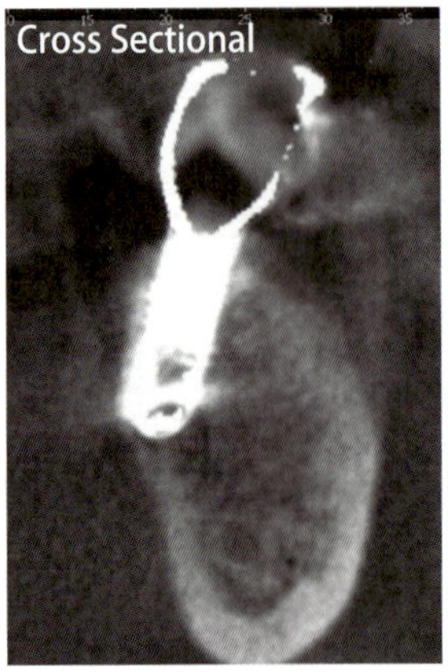

그림 5l, m. 구내방사선사진에서 임플란트에 문제가 없었지만, #37부위의 임플란트가 적절한 위치에 식립되지 않은 것을 이후 콘빔CT에서 알 수 있었다.

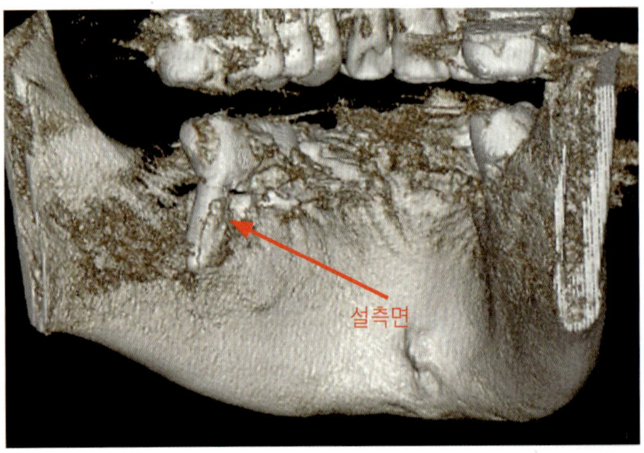

그림 5n. 설측면의 삼차원 영상. 설측골에서 #37의 임플란트가 일부 노출되고 얇은 골로 피복된 상태를 읽을 수 있다. 술전에 CT를 촬영하면 이런 상황은 피할 수 있었다고 생각한다. 악설골근이 부착되어 있는 악하선와는 술전에 CT로 골형태를 파악하는 것이 중요하다[4,12].

Point 59 교정치료를 병용하는 경우에 반드시 콘빔CT로 촬영한다!

교정치료에서 임플란트를 고정원으로 사용하는 경우에는 잔존치의 위치 관계가 술전 술후 어떻게 변화할지 고민하고 top down 방식으로 임플란트의 식립 위치를 결정해야 한다.
종종 GBR 후에 임플란트를 식립하고 그 후에 교정치료에 들어가는 증례도 있다.

술후에 콘빔CT로 확인했더니 문제가 있었던 증례 2 : 임플란트 주위염이 있어 제거한 증례

그림 6a | 그림 6b

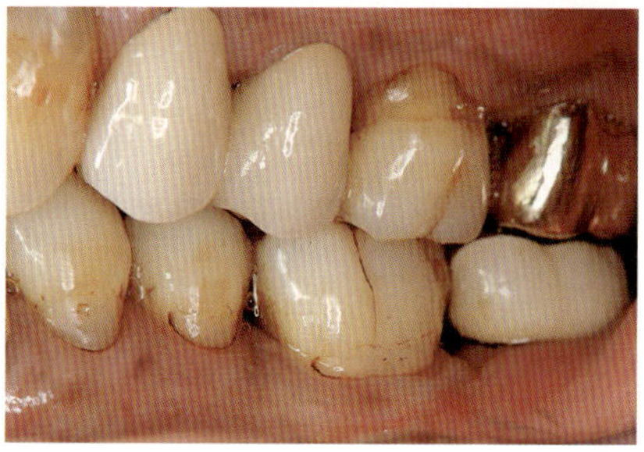

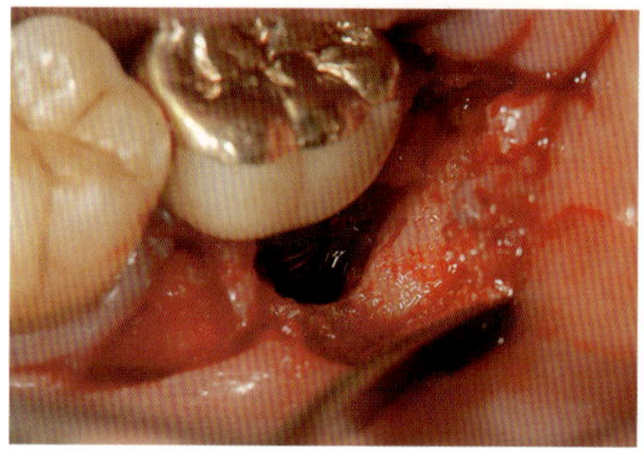

그림 6a, b. #37에 임플란트를 식립하고 3년이 경과하자 임플란트 주위염이 발생해 임플란트를 제거한 증례. 환자는 67세 남성. 흡연 : 20개피/1일. 임플란트 주위에 각화점막이 없고 위생이 불량하다. 오랜 흡연 습관(heavy smoker)이 임플란트 주위염을 유발했다고 생각한다.

그림 6c | 그림 6d

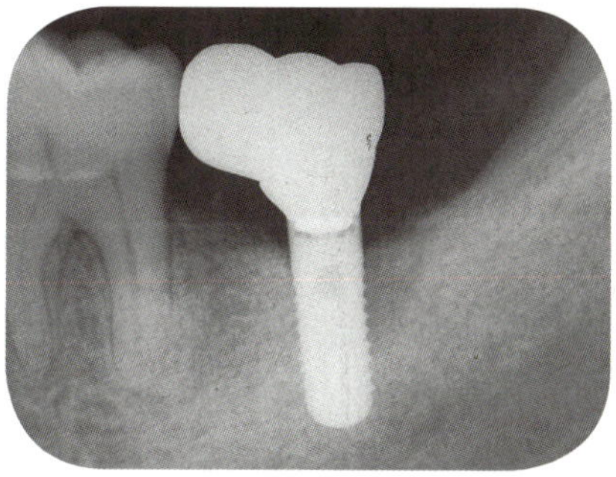

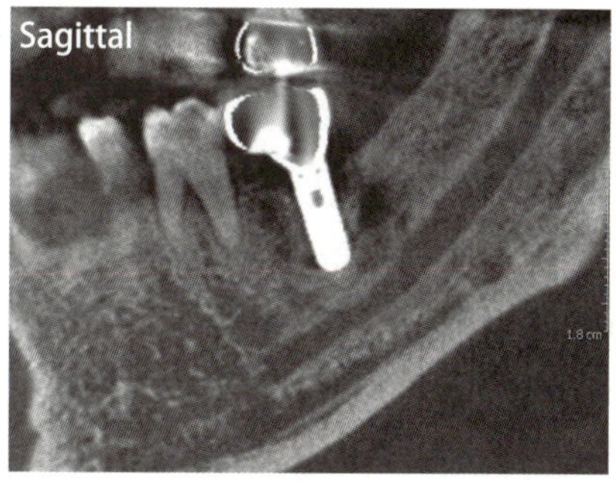

그림 6c, d. 구내방사선사진에서 임플란트 원심부에 골흡수상이 보이는데, 시상면상에서는 광범위한 염증 소견을 볼 수 있다.

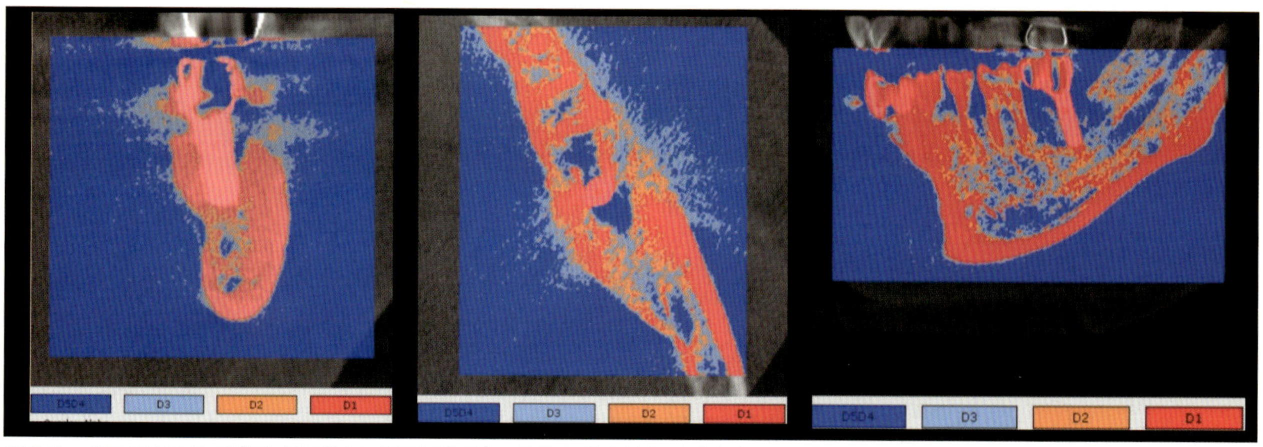

그림 6e. 컬러 영상으로 표시해 골질을 평가하면 임플란트 주위 골흡수상을 선명하게 볼 수 있다.

Point 60 **컬러 영상으로 골상태(골밀도)를 파악하자!**

구내방사선사진에서 불확실했던 골흡수상도 컬러 영상으로 표시하면 선명해진다. 임플란트 식립 후 골의 장기적 평가에도 컬러 영상을 이용해 골질을 평가하면 좋다.

술후에 콘빔CT로 확인했더니 문제가 있었던 증례 3 : 술 중 하치조신경을 압박한 증례

Point 61 골질 D4처럼 무른 골에 요주의!

콘빔CT로 촬영해 진단하고 신경을 써도 골질이 무르면 드릴이나 임플란트가 깊게 식립되기 쉬우므로 주의가 필요하다.

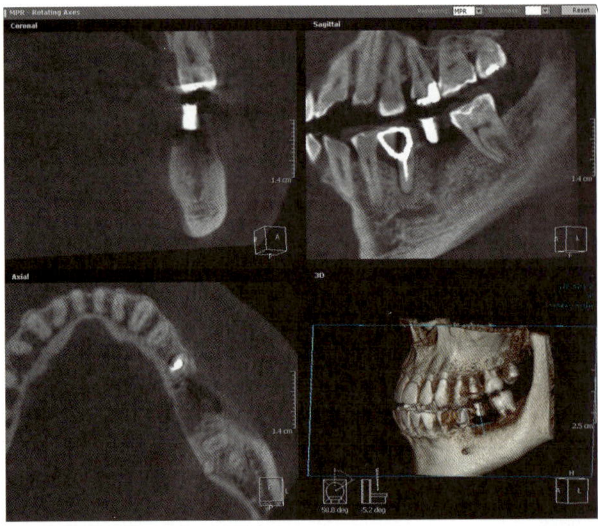

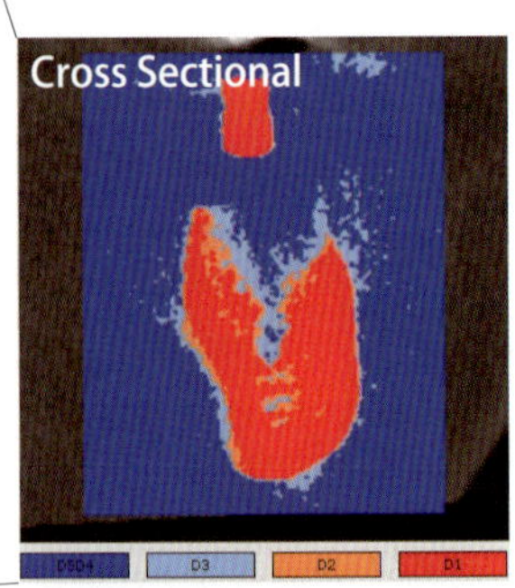

그림 7a

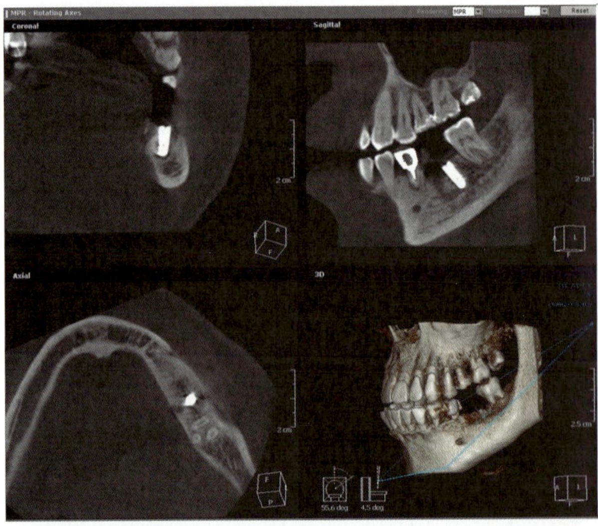

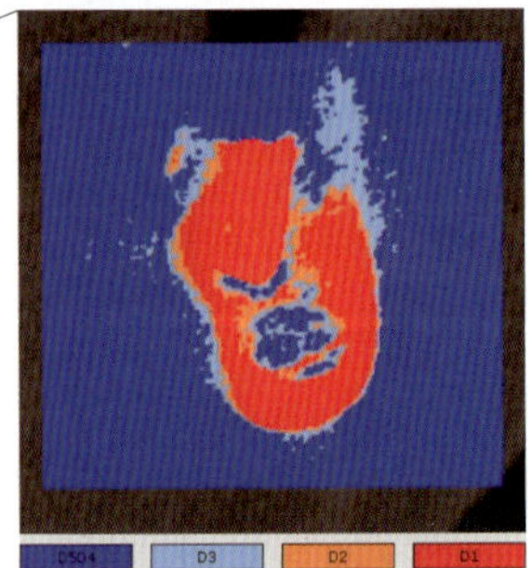

그림 7b

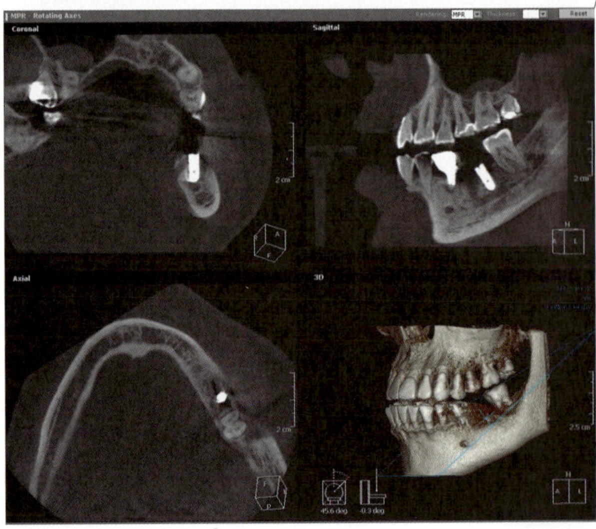

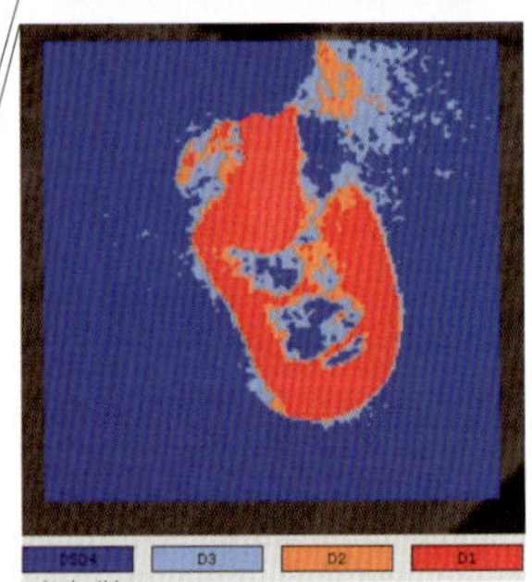

그림 7c

그림 7a. 술전 콘빔CT상. Surgical stent를 참고로 임플란트 매식체의 식립 방향과 일치시킨 상태에서 단층을 자르고 치조골정에서 하악관까지 거리를 파악한 후에 드릴링했다. 콘빔CT 컬러 영상에는 하악관 상부에 D4, D5(파랑)의 골이 존재하는 것으로 보인다.

그림 7b. 술중 콘빔CT상. 임플란트 매식체가 예정보다 깊게 식립되고 하악관을 압박하였다. 식립와에서 박동성 출혈이 보이지 않아 혈관손상에 이르지 않았다고 판단했다. #36 해당부에는 하치조신경이 하악관 내에서 하방에 위치하는 경우가 많으므로[12] 신경 손상도 피했을 가능성이 높다.

그림 7c. 술후 콘빔CT상. 치관측으로 임플란트 매식체를 들어 올려 하악관의 압박 상태를 해소했다. 다음날 내원했을 때 구순과 이부에 마비가 없었다. 술중에 콘빔CT 촬영하고 상황을 정확하게 판단해 사고를 피할 수 있었다.

까다로운 증례라고 생각했는데 콘빔 CT로 안전하게 치료할 수 있었다!

이차원 진단에서 까다로운 증례라고 생각했는데 콘빔 CT영상을 이용해 치료를 안전하게 진행한 증례를 소개한다(그림 8~10).

이차원 및 삼차원 진단의 차이를 강하게 느낀 증례이다.

까다로운 증례하고 생각했는데 콘빔CT로 안전하게 치료한 증례 1 : 골흡수와 하악관의 위치를 정확하게 파악할 수 있다

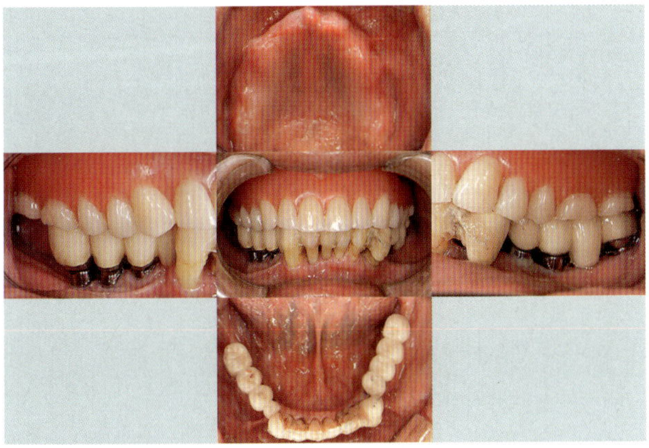

그림 8a. 환자는 58세 남성. 주소 : 씹지 못한다. 임플란트를 원한다. 아래 전치가 흔들리고 구취가 신경 쓰인다. 기왕력 : 10년 전에 다른 의원에서 하악에 임플란트를 했다. 환자는 의치가 맞지 않고 제거하기가 귀찮아 임플란트를 했으면 하는 생각에 소개로 내원했다고 한다. 먼저 교합을 조정하고 의치부터 안정시켰다.

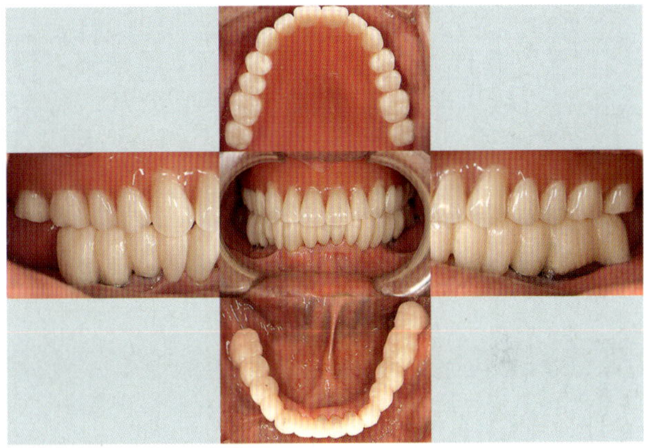

그림 8d. 먼저 교합을 조정해 의치가 어느 정도 안정되었다. 교합을 진단하고 초기 치료에 들어갔다. 하악의 수복물을 임시수복물로 변경하고 상악은 치료용 의치를 제작해 교합관계를 안정시켰다.

그림 8b
그림 8c

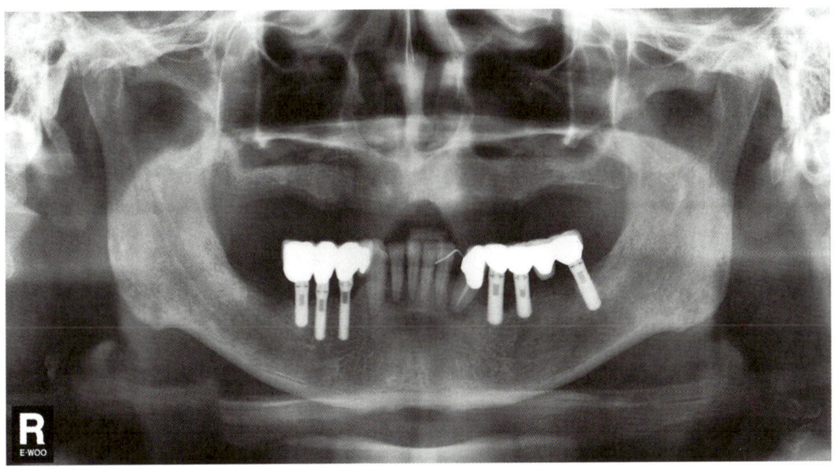

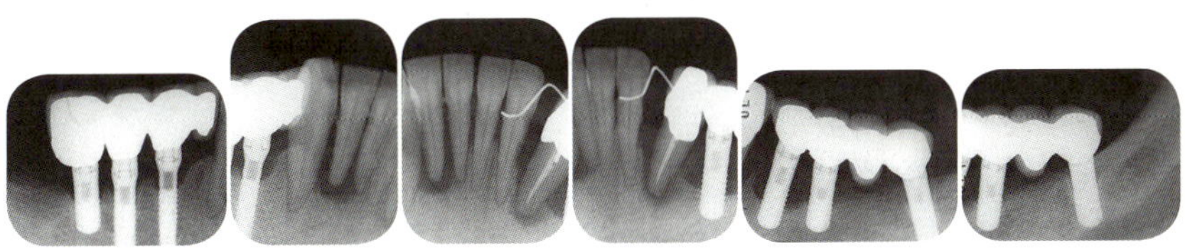

그림 8b, c. 하악에는 총 6개의 임플란트를 식립했는데 #34, 35 임플란트는 임플란트 주위염과 배농이 있고 골흡수가 현저해 결국 제거하기로 했다.

#36 술전

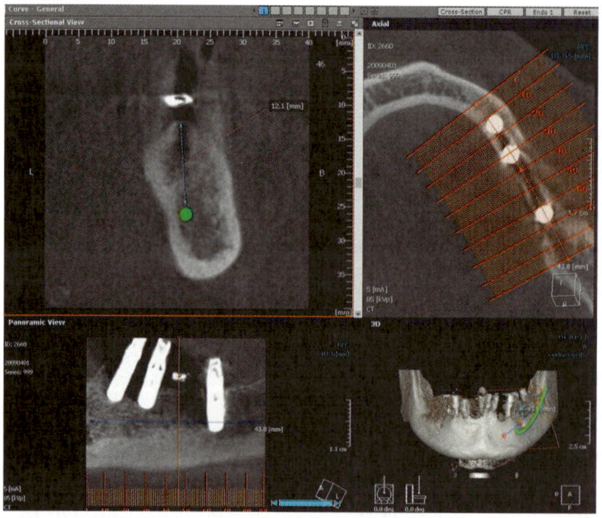

#36 식립 후

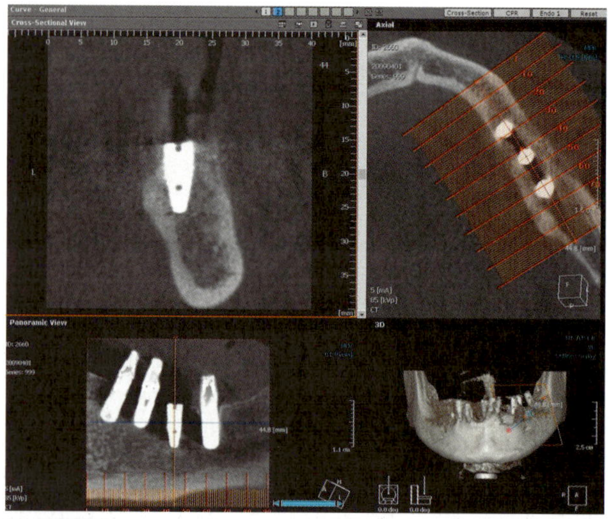

그림 8e, f. 먼저 #36에 임플란트를 식립하고 다른 곳도 순차적으로 임플란트를 식립한다.

그림 8e | 그림 8f

#47 술전

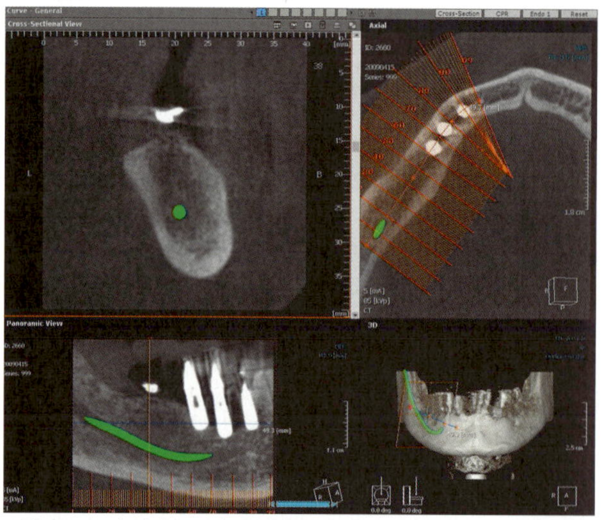

#47 식립 후

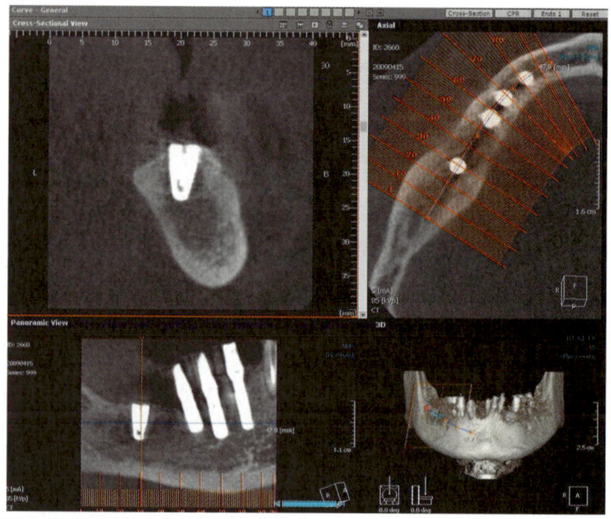

그림 8g, h. 술전에 #47의 하악관의 위치와 치조정에서의 거리를 확인하여 임플란트를 안전하게 식립할 수 있다.

그림 8g | 그림 8h

#34 술전

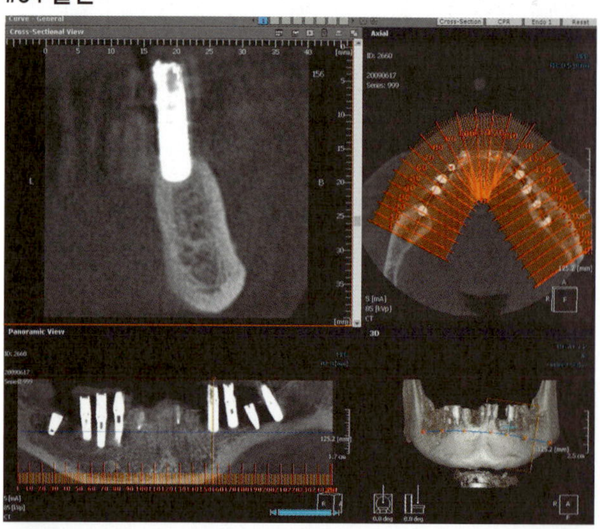

#34 식립 후

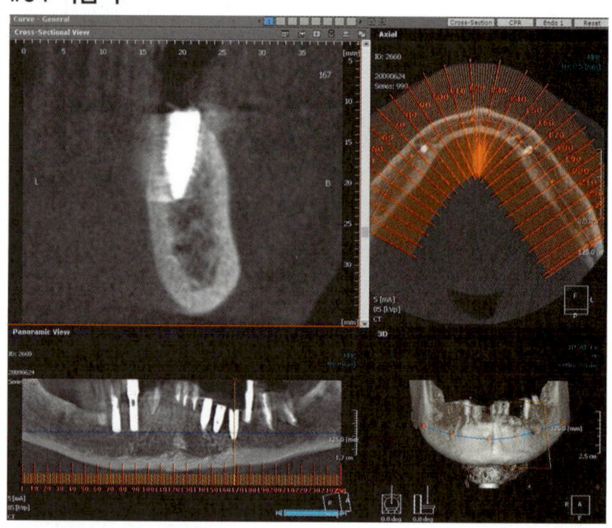

그림 8i, j. 술전 영상에서 #34의 임플란트는 골흡수가 현저하므로 제거와 동시에 임플란트를 식립한다.

그림 8i | 그림 8j

#32, 33 술전

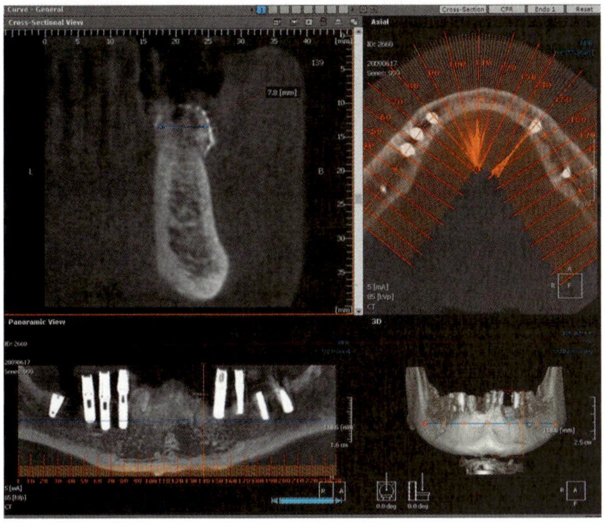

#32, 33 식립 후

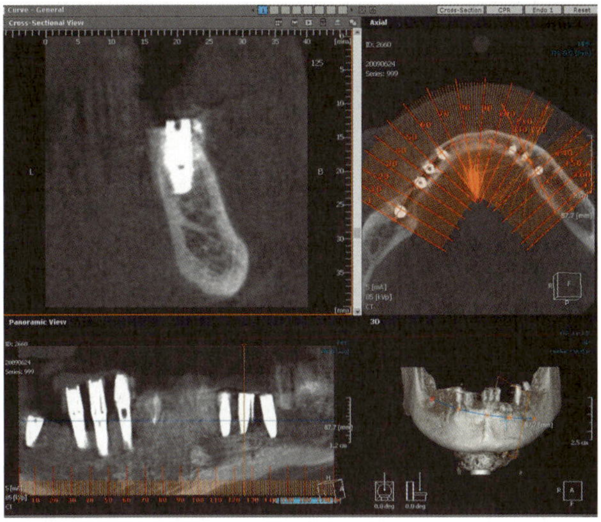

그림 8k, l. #32, 33은 치주병이 있어 골결손이 심각하므로 발치 후에 GBR을 진행했다. 그 후 임플란트를 식립했다.

그림 8k | 그림 8l

그림 8m
그림 8n

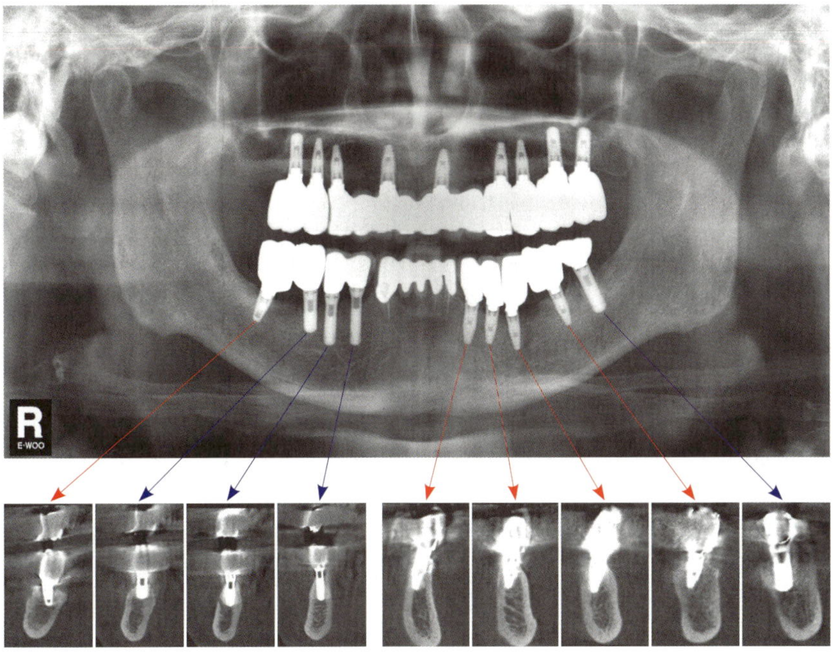

그림 8m, n. 술후 파노라마방사선 및 하악 임플란트의 절단면 영상(기존의 임플란트→, 새롭게 식립한 임플란트→).

그림 8o. 술후 구강 내 사진. 콘빔CT를 사용해 확실하게 진단하고 임플란트를 안전하게 식립할 수 있었다. 상하악 모두 콘빔CT가 없으면 임플란트가 불가능했을 증례이다.

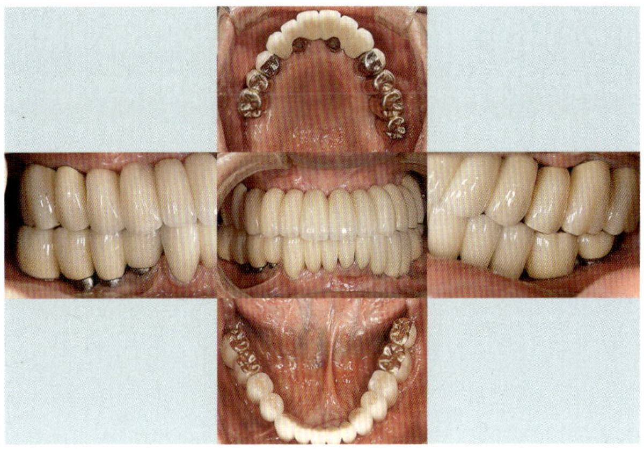

Point 62 술전에 임플란트가 식립된 증례는 까다롭다

다른 의원에서 식립한 임플란트가 들어있는 증례도 있다. 이런 증례는 제거가 필요하거나 이미 식립된 임플란트 때문에 식립 위치에 제한이 생기는 경우가 있어 면밀한 검사와 진단이 필요하다.

까다로운 증례라고 생각했는데 콘빔CT로 안전하게 치료한 증례 2 : 백악질형성이상을 피해 임플란트를 식립

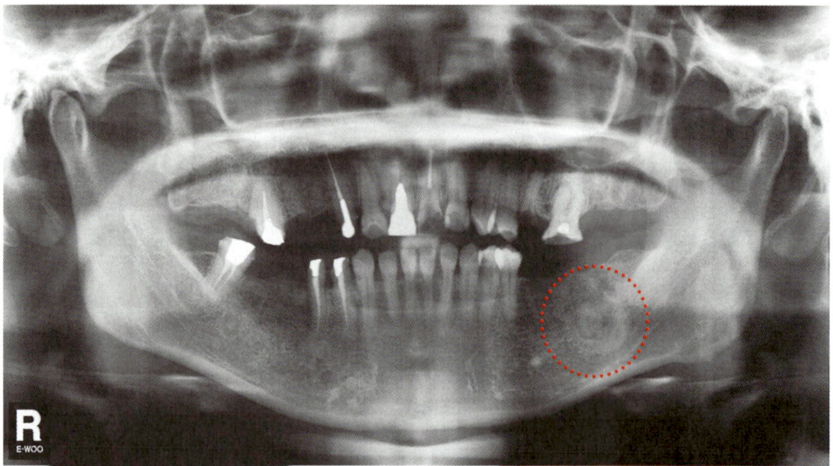

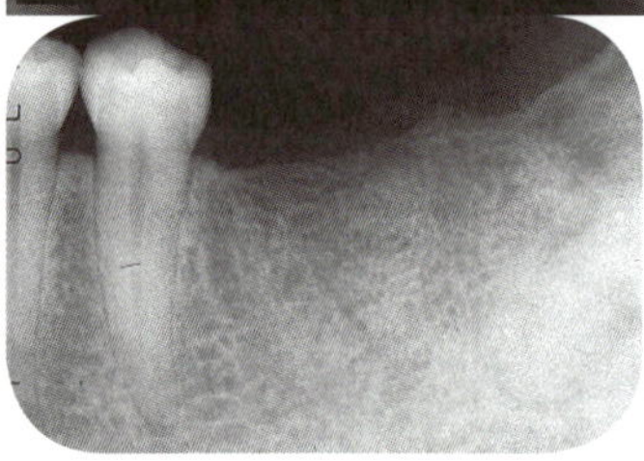

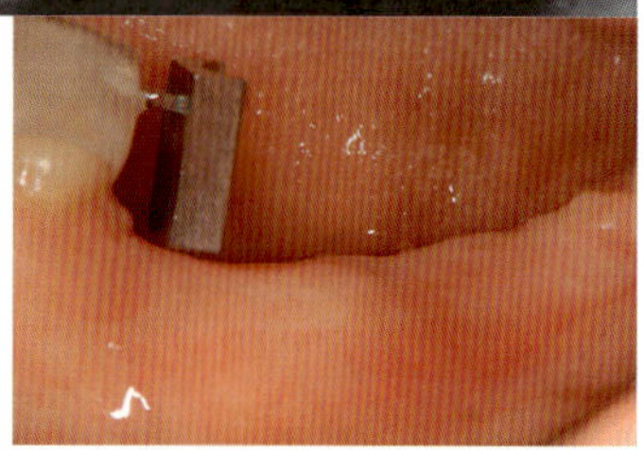

그림 9a
그림 9b | 그림 9c

그림 9a~c. #37부위에 백악질형성이상이 확인되었다. 위치 때문에 수술적 제거를 포기하고 백악질형성이상을 피해 임플란트를 식립하기로 했다. 구내방사선사진에서는 삼차원의 위치를 파악할 수 없으므로 콘빔CT로 확실한 위치와 형태, 크기를 확인할 필요가 있다6.

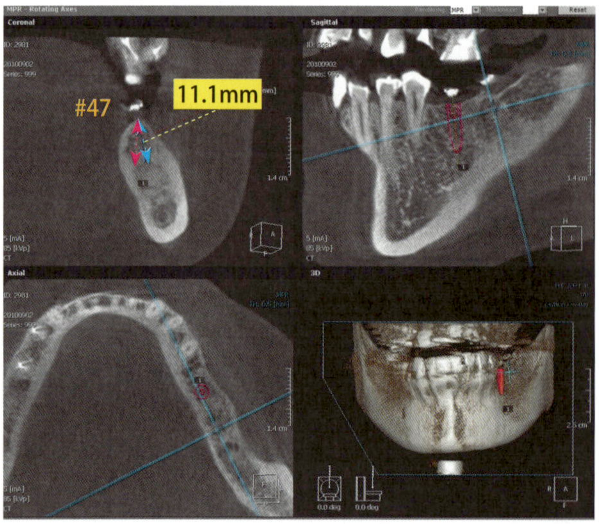

그림 9d. 치조정에서 11mm되는 곳에 백악질형성이상을 확인. 골내에 길이 10mm 임플란트를 식립하려면 협설적으로 임플란트를 기울여 식립해야 한다.

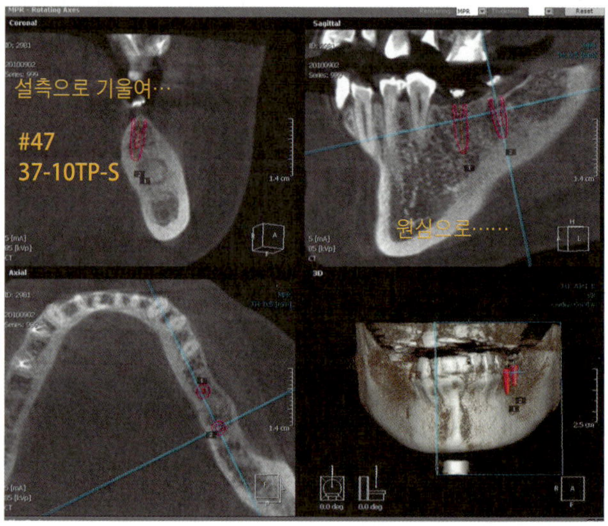

그림 9e. 임플란트를 설측으로 기울여 식립하면 백악질형성이상을 피할 수 있다고 진단했다.

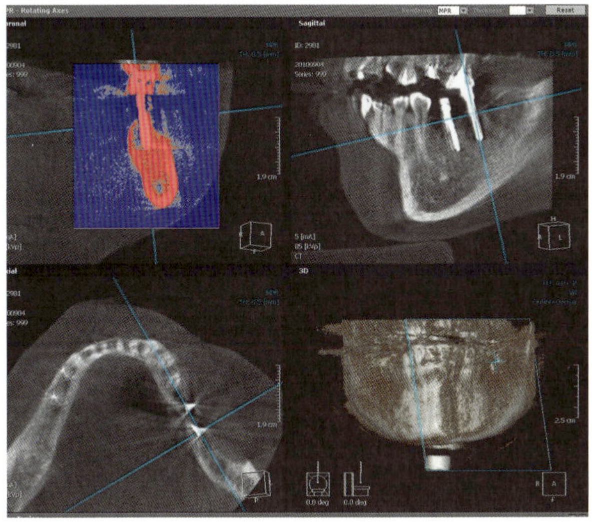

그림 9f. 1차 드릴링 단계에서 trial guide를 삽입해 콘빔CT를 촬영하면 백악질형성이상과 위치 관계를 재확인할 수 있다. 이 시점에서 방향을 수정하면 위험을 피할 수 있다.

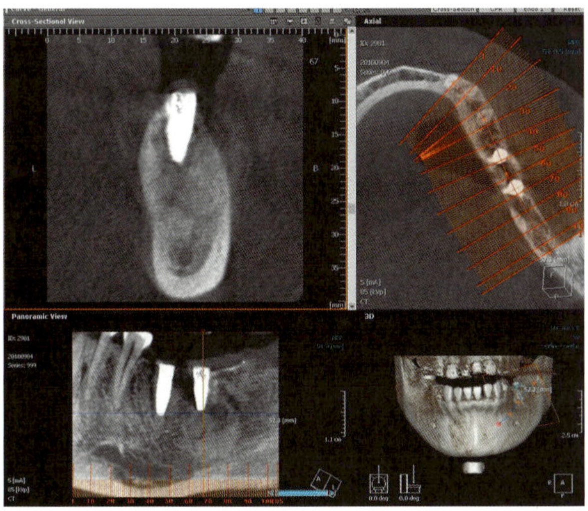

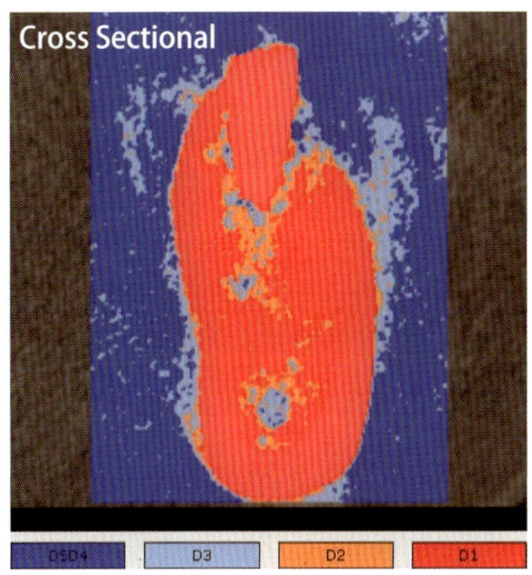

그림 9g, h. 임플란트 식립 후 절단면상. 백악질형성이상을 피해 임플란트를 식립할 수 있었다.

그림 9g | 그림 9h

Point 63 **골내 병소는 반드시 콘빔CT로 촬영한다!**

골내에 병소 혹은 비정상적 구조물이 있을 때에는 삼차원으로 위치와 크기를 파악해야 한다.

까다로운 증례라고 생각했는데 콘빔CT로 안전하게 치료한 증례 3 : 골질 D1 증례

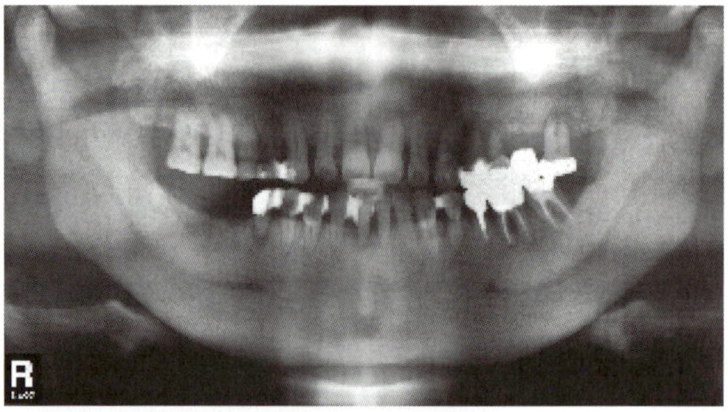

그림 10a. 초진 시 파노라마방사선사진. 골질이 D1의 경우는 골내 혈액 공급이 부족하므로 임플란트가 부적합한 경우가 많다[10].

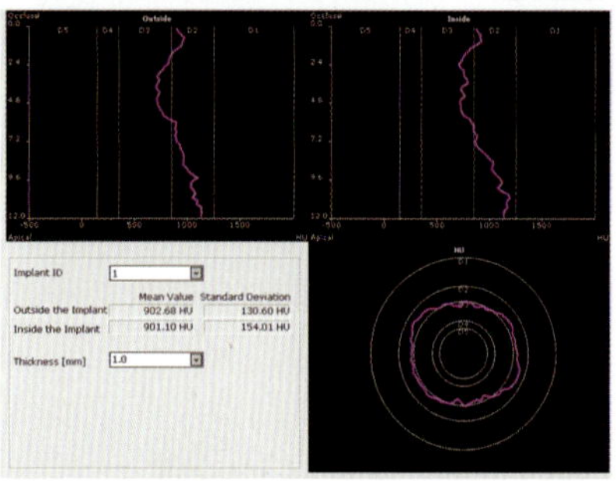

그림 10b. 임플란트 식립 예정 부위의 치관측에서 근첨측 골밀도의 분포, 형성와 주위와 내부 골밀도의 평균치를 표시한다.

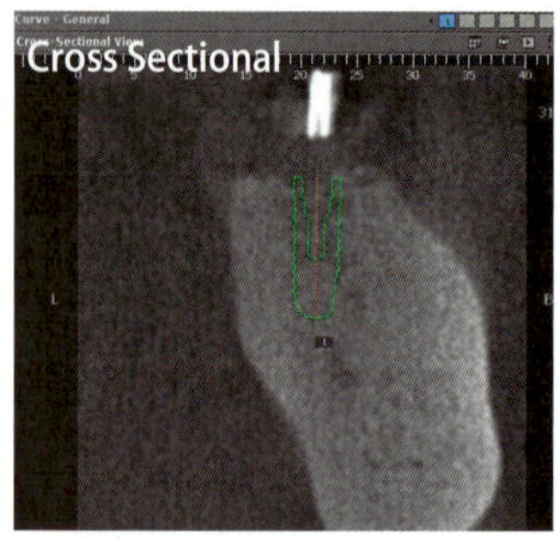

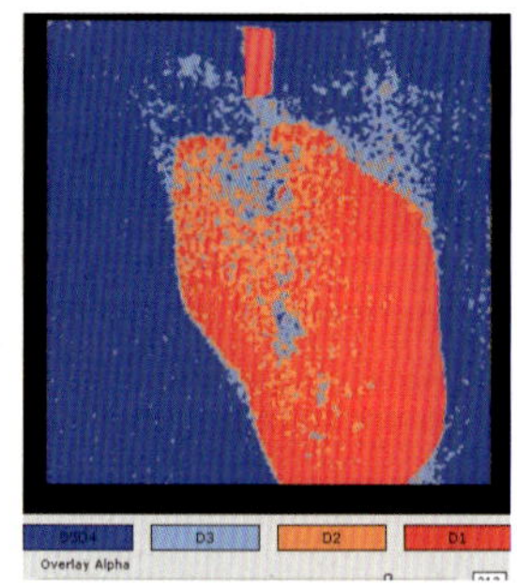

그림 10c, d. #47의 절단면상과 컬러 영상. 협설의 골폭이 크고 전체적으로 D1의 골질을 보이는데, 임플란트 식립부는 D2~D3의 골질을 볼 수 있다.

그림 10c | 그림 10d

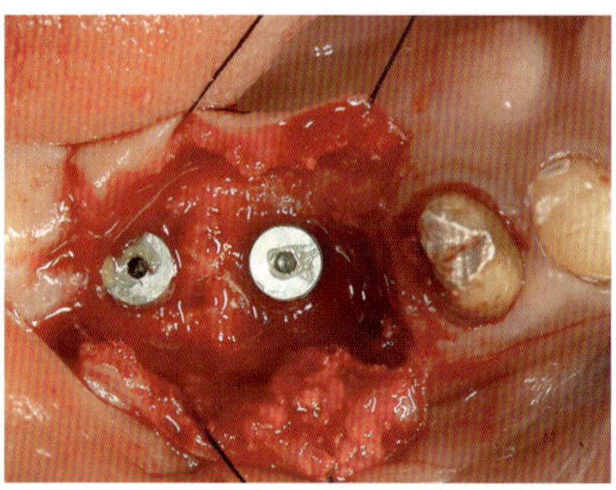

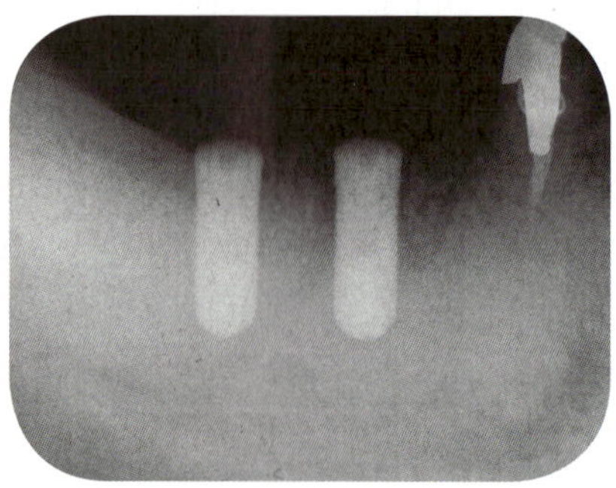

그림 10e | 그림 10f

그림 10e, f. 드릴링할 때 골에서 출혈(혈액 공급)이 있는지 확인이 필요하다.

Point 64 골질 D1은 요주의!

너무 단단한 D1의 골은 혈액 공급이 빈약하고 임플란트의 초기 고정은 좋지만, 임플란트가 탈락하는 원인이 되기 쉽다. 임플란트와를 형성할 때 골내에 출혈이 있는지 확인이 필요하다. 골질이 D1이고 골내 출혈이 보이지 않는 경우에는 임플란트 식립을 단념하기도 한다. 또한 하악관 주위는 골질이 D1인 경우가 많고 드릴링에 어려움이 있다.

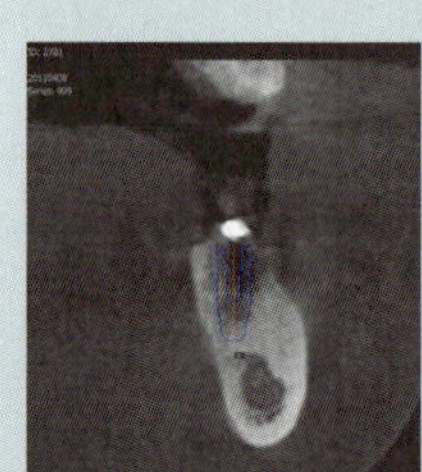

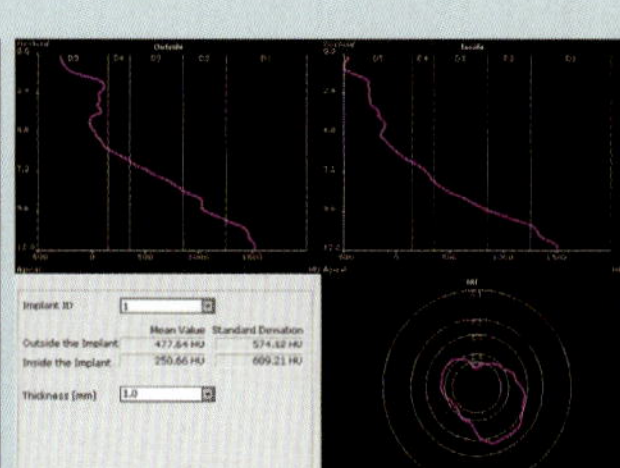

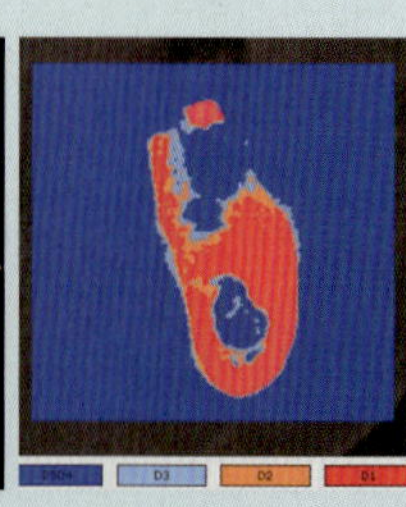

그림 11a | 그림 11b | 그림 11c

그림 11a~c. 식립 전에 시뮬레이션해 임플란트 선단부에 해당하는 골질이 D1임을 알 수 있다.

나의 콘빔CT 활용법

'향후 과제는 악관절증을 유발하지 않는 임플란트 치료이다'

콘빔CT로 악관절을 촬영할 수 있다[13]. 좌우 악관절의 형태와 개폐구 시 좌우 차이를 진단할 수 있고 치료를 진행하는데 매우 유효하다.

특히 임플란트 치료를 진행하기 전에 악관절을 검사·진단하지 않으면 이후에 문제가 발생하기 쉽다. 자연치에는 치근막이 존재하지만 임플란트에는 치근막이 없다. 의치의 경우 교합에 문제가 생기면 의치가 동요해 탈락하고 결국 부적절한 힘을 해소시켜 준다. 구강 내 임플란트 매식체의 개수가 많을수록 악관절에 직접적인 힘이 전달되기 쉽다. 즉 부적절한 악위에서 bone anchored bridge같은 임플란트 치료를 진행하면 자연치만 있을 때에 비해 악관절을 훼손할 가능성이 높다고 말할 수 있다.

'임플란트 치료에 콘빔CT가 필수 아이템'이 되는 시대가 도래하지 않을까 생각한다.

요즘의 치과치료는 '나무는 보고 숲을 보지 못하는 치료'가 되기 쉬운데, 정확하게 검사·진단하고 환자의 신체 상황을 고려해 치료를 진행할 필요가 있다고 생각한다.

'임플란트 거품(implant bubble)의 시대에서 임플란트 사고(implant trouble)의 시대로'라는 말이 있듯이 향후 과제는 악관절증을 일으키지 않는 예후가 좋은 임플란트 치료에 있다고 생각한다.

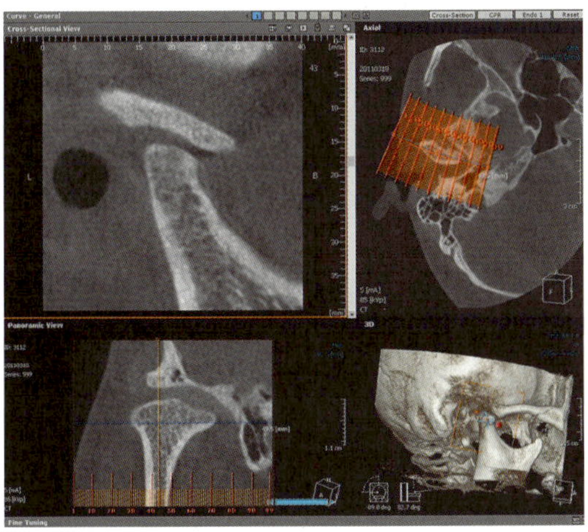

그림 12a. 우측 악관절 콘빔CT영상.

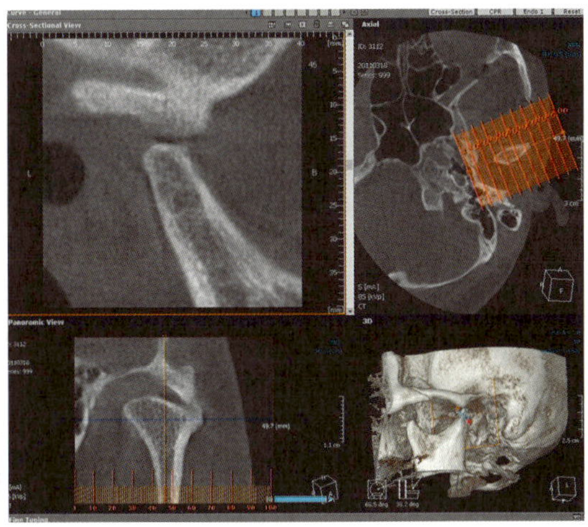

그림 12b. 좌측 악관절 콘빔CT영상.

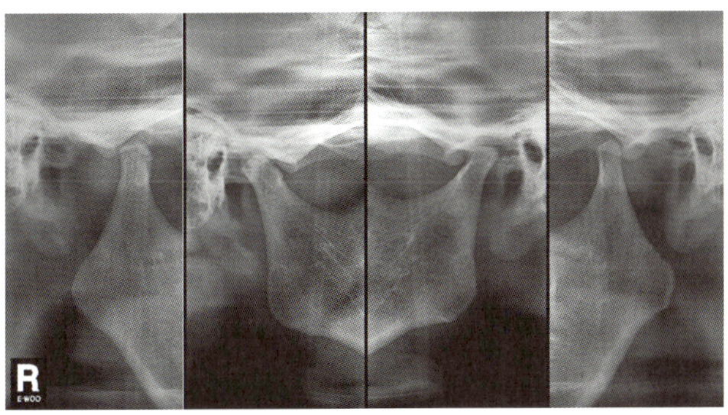

그림 12c. 좌우 파노라마 악관절 영상.

그림 12. 콘빔CT에서는 악관절도 촬영할 수 있다. 이차원 영상에 비해 보다 상세한 정보를 수집할 수 있다.

결론

임플란트 치료에서 콘빔CT는 이미 필수 장비가 되었다. 이차원 방사선영상으로 판독이 불가능했던 정보를 삼차원으로 상세하게 알 수 있고 임플란트 수술을 안전하게 진행할 수 있다. 콘빔CT는 술전 검사, 시뮬레이션, 술중·술후 경과에 이르기까지 구체적인 정보를 제공해 준다. 또한 술자·환자 쌍방에게 안전·안도감을 주며 술자의 기술 향상에도 기여하는 바가 있어 치과치료에 큰 역할을 한다고 생각한다.

참고문헌

1. 北村清一郎，高橋章，安田清次郎．インプラント植立の手技のエビデンスを考える．①下顎インプラント．歯界展望 2006；107(4)：738 - 743.
2. 上條雍彦．口腔解剖学．4. 神経学．東京：アナトーム社，1965.
3. 林美穂，原田武洋，山口康介，梶原浩喜．CT なしではできない診断を知ろう！／明日に役立つ臨床アドバイス：CT 画像診断編：第６回(最終回) 下顎インプラント治療での CBCT の使いどころ．the Quintessence 2010;29(12):156 - 162.
4. 上條雍彦．口腔解剖学．1．骨顎．東京：アナトーム社，1965.
5. 山道信之，林佳明，牧角新蔵，河原三明，水上哲也．インプラントイマジネーション．東京：クインテッセンス出版，2004.
6. 山道信之，糸瀬正通．バーティカルボーンオグメンテーション―形態からみる難易度別アプローチ―．東京：クインテッセンス出版，2011.
7. 山道信之，原田武洋，糸瀬辰昌，山田昭仁，茂岡優子，糸瀬正通．歯科用コーンビーム CT による下顎臼歯部骨形態の検証．Part2. 下顎前歯部における有歯顎群，欠損顎群の比較検討．Quintessence DENT Implantol 2009;16(5):11 - 20.
8. 山道信之，原田武洋，糸瀬辰昌，山田昭仁，茂岡優子，糸瀬正通．歯科用コーンビーム CT による下顎臼歯部骨形態の検証．Part3. 下顎における垂直的骨造成の難易度別アプローチ．Quintessence DENT Implantol 2009;16(6):39 - 48.
9. 金成雅彦，山道信之．ソケットプリザベーションによる歯槽骨容積の保存率．Quintessence DENT Implantol 2008;15(1):51 - 56.
10. 林孝文，佐野司，岡野友宏．画像診断ガイドラインから見るインプラント治療における骨の質の評価．シリーズ：安全と安心を提供するための CT による三次元画像の活用．日本歯科評論 2008；68(12):101 - 107.
11. Miles DA. Color atlas of cone beam volumetric imaging for dental applications. Chicago : Quintessence Publishing Co Inc, 2008.
12. 矢島安朝, 阿部伸一, 井出吉信. 臨床家のための解剖学 Lecture. 下顎：インプラント医療事故回避のための解剖学．歯界展望 2010;116(2):280 - 285.
13. Peltonen LI, Aarnisalo AA, Käser Y, Kortesniemi MK, Robinson S, Suomalainen A, Jero J. Cone-beam computed tomography: a new method for imaging of the temporal bone. Acta Radiol 2009;50:543 - 548.

찾아 보기

글을 마치며

치과용 콘빔CT가 등장하기 전에 일반 개업의가 이용할 수 있는 영상은 구내방사선사진과 파노라마방사선영상이었다. 그동안 이차원 영상을 이용해 검사하고 그것을 토대로 진단을 내렸는데, 콘빔CT로 구성된 삼차원 영상은 지금까지 볼 수 없었던 정보를 보여주고 보다 정확한 검사 진단과 치료 계획을 수립하는 데 도움을 주었다. 그리고 술자들은 환자에게 안전한 의료를 제공하고 환자는 안심하고 진료를 받을 수 있게 되었다. 이런 축복을 안겨준 콘빔CT를 chair side에서 활용할 수 있도록 본서가 해설서의 역할을 하기 바란다. 마지막으로 내용을 정리해 보면 다음과 같다.

1장은 초보자도 이해할 수 있도록 콘빔CT의 시스템과 특징을 소개했다.

2장부터는 실제 임상에서 어떻게 활용할지 7가지 치료영역으로 분류해 소개했다.

2.1 콘빔CT에 기초한 치주치료 검사, 진단에 이르는 구체적인 방법과 임상 예를 해설. 앞으로는 재생 치료처럼 고도의 기술이 요구되므로 콘빔CT에 의한 진단이 반드시 필요하다.

2.2 치근의 형태와 개수를 정확하게 검사하고 치근 주위의 병변에 대해 삼차원으로 파악함으로써 정확한 근관치료가 가능해진 점을 명확히 밝혔다.

2.3 발치·소수술 치료에서 문제가 되는 것은 술 중, 술 후 문제이다. 술전 정확한 검사 진단은 문제 발생을 피하는 데 큰 도움이 된다. 또한 삼차원 영상을 이용해 술전 시뮬레이션을 하면 술중에 불안해하지 않고 신속하게 수술을 진행할 수 있다.

2.4 교정치료 시 해부학적 검사·진단에 콘빔CT를 이용하는 유효성을 소개했다. 치조골과 치아의 관계를 Volume rendering으로 파악하면 치료법의 선택과 치료 기간을 보다 정확하게 예측할 수 있다고 생각한다.

2.5~7 임플란트 치료 시에 술전 검사, 술 중 문제 발생의 감소, 술후 경과 관찰에 활용하는 방법을 소개했다. 임플란트 식립에서 해부학적 진단의 중요성을 이해하기 위해 악골의 형태와 신경혈관의 해부학적 구조에 중점을 두었다.

이상으로 어떻게 활용하면 임상 현장에서 효과를 극대화할 수 있을지에 초점을 맞춰 해설했다. 본서를 접한 독자 여러분은 반복해서 읽고 콘빔CT의 장점을 임상에서 하루빨리 접하기 바란다.

콘빔CT의 활용은 환자에게도 이익이 되며 이제는 환자가 콘빔CT 치과 치료를 요구하는 시대가 오리라 생각한다. 우리들은 그동안 많은 시행착오를 거쳐 왔다. 앞으로 콘빔CT를 활용한 치과 치료는 보다 확대될 것이며 많은 발전 가능성을 안고 있다. 치과 치료의 더 많은 발전을 기대한다.

본서를 간행하며 수많은 조사와 자료를 제공해주신 많은 분들, 北峯康充씨를 비롯해 Quintessence 편집부 일동께 깊은 감사를 드립니다.

2011년 8월 좋은 날

山道信之 (Yamamichi Nobuyuki)

집필자 약력

● 감수

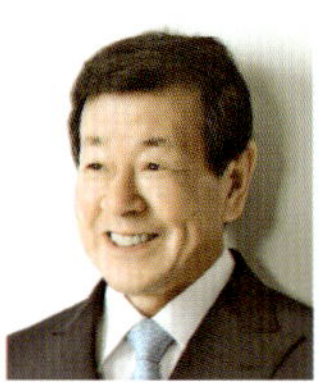

糸瀨正通 (Itose Masamichi)
나가사키현 출신
1970년 나라가와치과대학 졸업
현재 후쿠오카현 후쿠오카시 이토세마사미치치과의원 개원

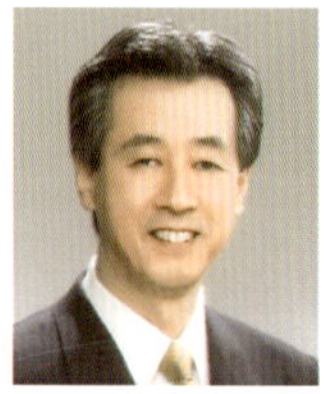

山道信之 (Yamamichi Nobuyuki)
후쿠오카현 출신
1972년 나라가와치과대학 졸업
현재 후쿠오카현 후쿠오카시 야마미치치과의원 개원

● 저자

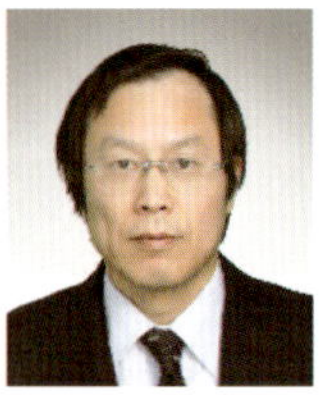

水上哲也 (Mizukami Tetsuya)
후쿠오카현 출신
1985년 큐슈대학 치학부 졸업
현재 후쿠오카현 후쿠쯔시 미즈카미치과클리닉 개원

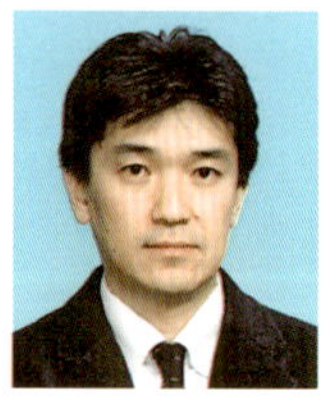

安東俊夫 (Ando Toshio)
후쿠오카현 출신
1988년 홋카이도대학 치학부 졸업
현재 후쿠오카현 오노조시 안도치과의원 개원

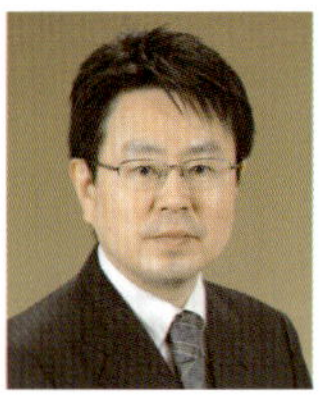

葛西秀夫 (Kasai Hideo)
후쿠오카현 출신
1984년 후쿠오카치과대학 졸업
현재 후쿠오카현 후쿠오카시 가사이치과의원 개원

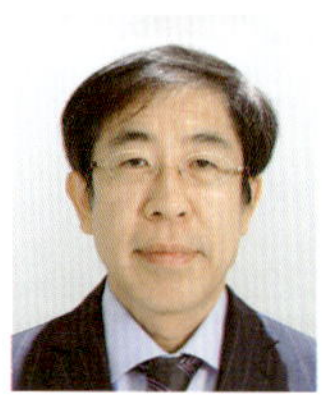

荒木秀文 (Araki Hidehumi)
후쿠오카현 출신
1989년 후쿠오카치과대학 졸업
현재 후쿠오카현 가스가시 아라키치과의원 개원

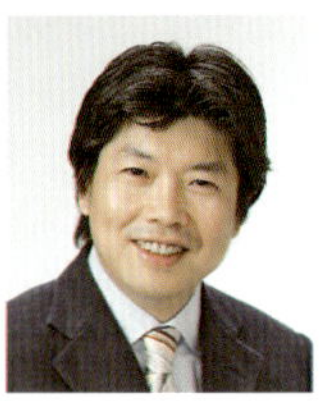

泥谷高博 (Hijiya Takahiro)
오이타현 출신
1991년 큐슈대학 치학부 졸업
현재 후쿠오카현 가스야군 히지야치과의원 개원

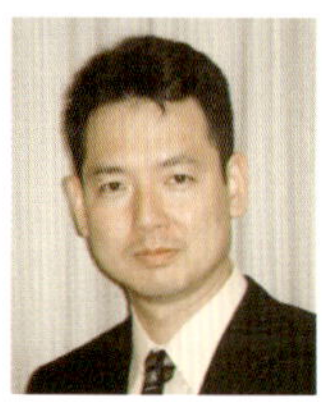

金成雅彦 (Kanenari Masahiko)
후쿠오카현 출신
1991년 큐슈치과대학 졸업
현재 야마구치현 호후시 크리스탈치과 개원

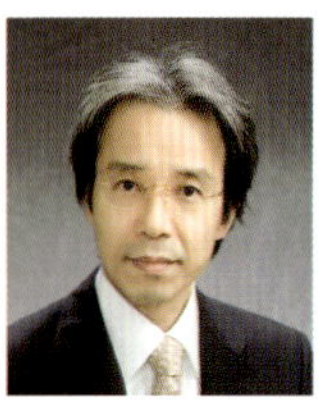

島田昌明 (Simada Masaaki)
시마네현 출신
1985년 히로시마대학 치학부 졸업
현재 야마구치현 호후시 시마다치과의원 개원

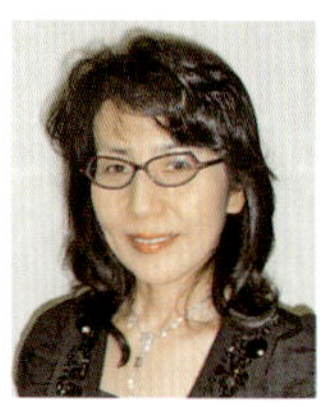

吉村理惠 (Yoshimura Rie)
가고시마현 출신
1983년 후쿠오카치과대학 졸업
현재 후쿠오카현 다자이후시 요시무라치과의원 개원

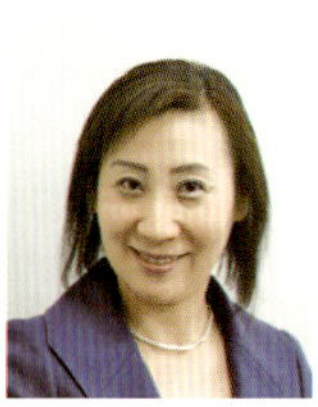

林 美穗 (Hayashi Miho)
후쿠오카현 출신
1992년 일본치과대학 졸업
현재 후쿠오카현 후쿠오카시 하야시미호치과의원 개원

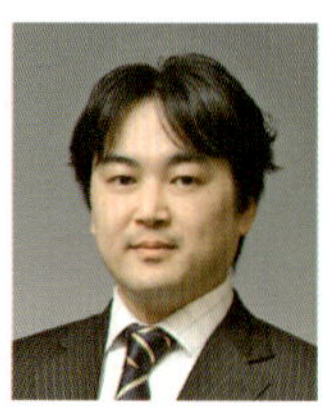

柳 智哉 (Yanagi Tomochika)
홋카이도 출신
1996년 도쿄치과대학 졸업
현재 홋가이도 타키카와시 타키카와치과의원 개원

[역자 약력]

허 민 석 (DDS, MSD, PhD)

현, 서울대학교 치과대학 구강악안면방사선학교실 주임교수
현, 서울대학교치과병원 구강악안면방사선과장
현, 대한영상치의학회 편집이사
현, Imaging Science in Dentistry 편집장
현, Dentomaxillofacial Radiology 부편집장
현, 서울대학교치과병원 의료정보센터장

Cone Beam CT를 이용한 치과치료

발행일 2015년 10월 5일
감 수 糸瀬正通 (Itose Masamichi)·山道信之 (Yamamichi Nobuyuki) 外
역 자 허 민 석
발행인 최 용 원
편 집 이 은 의
표 지 이 은 의
발행처 **대한나래출판사**
등 록 제2012-000051호(1994. 6. 10)

주 소 서울특별시 성동구 성수2로 147(성수동2가 289-319번지)
아이에스비즈타워 903호
전 화 (02) 922-7080
팩 스 (02) 922-0841
이메일 nrpub@naver.com

ISBN 978-89-5741-395-1 **정가 80,000원**

www.dhpub.com